드림

_____

당신께 맞는 운동으로

더 건강하고 행복해지길 바랍니다.

내 몸에 맞는 운동처방

핏Fit 운동법

내 몸에 맞는 운동처방 핏Fit 운동법

초판 1쇄 인쇄 2025년 3월 20일
초판 1쇄 발행 2025년 3월 25일

지 은 이 정일규
펴 낸 이 김형근
펴 낸 곳 서울셀렉션㈜
편   집 진선희 지태진
디 자 인 정현영

등   록 2003년 1월 28일(제1-3169호)
주   소 서울시 종로구 삼청로 6 대한출판문화협회 지하 1층 (우-03062)
편 집 부 전화 02-734-9567 팩스 02-734-9562
영 업 부 전화 02-734-9565 팩스 02-734-9563
홈페이지 www.seoulselection.com

© 2025 정일규

ISBN: 979-11-89809-77-5 03510

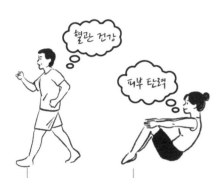

내 몸에 맞는 운동처방

핏 Fit 운동법

정일규 지음

혈관 건강

피부 탄력

근력 강화

면역 증진

유산소 러닝

심폐/혈관 건강 개선
총거리 5.02km
칼로리 408kcal
평균 심박수 142bpm

크런치 운동

복부 근력 개선
운동량 10회 5세트
칼로리 84kcal
운동 심박수 123bpm

벤치프레스

대흉근/상완 근력 개선
운동량 35kg×15회×5세트
칼로리 112kcal
운동 심박수 136bpm

사이클링

하지근력/심폐 능력 개선
총거리 42km (평균속도 36.8km/h)
칼로리 604kcal
평균 심박수 132bpm

서울셀렉션

I 내 몸에 맞는 운동 상식

II 살 빼며 건강 잡는 다이어트 운동

III 일상생활이 운동이다

IV 운동 ON: 효과적인 운동법

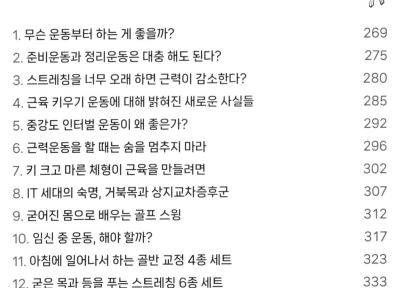

Ⅴ 운동으로 질병에서 탈출하기

부록: 심폐기능과 근력 향상을 위한 운동

예전에는 가끔 나 혼자 옷을 사 입기도 했다. 그런데 언제
부터인가 더는 그러지 않게 되었다. 혼자 고른 옷을 입을 때
마다 아내한테 좋은 이야기를 들은 적이 없기 때문이다. '조
금 촌스럽다' '나이 들어 보인다' '뚱뚱해 보인다'는 말이 대
부분이었다. 처음에는 아내의 평가를 수긍하지 못해 패션 감
각이 있는 딸에게 물어보기도 했다. 하지만 딸에게서도 마찬
가지 이야기를 들으니 내 패션 감각은 별로라는 점을 인정하
지 않을 수 없었다. 결국은 아내가 사주는 옷만 입게 되었다.

나는 키가 크지 않고 옆으로 벌어진 체형이어서 기본적으
로 핏fit한 몸과는 거리가 있지만, 그래도 잘 어울리는 옷을 입
고 싶었다. 생각해보니, 내가 옷을 고를 때마다 가장 먼저 눈
에 들어온 것은 마네킹이 입은 옷들이었다. 마네킹은 큰 키

에 날씬한 체형으로 나와 다른 체형이라는 사실을 잊은 채 그 옷들을 샀으니 별로였을 수밖에.

운동을 선택하는 것도 옷을 고르는 일과 비슷하다. 사람마다 운동하는 목적이 다르다. 어떤 사람은 체중을 줄이려고, 어떤 사람은 건강을 유지하려고, 또 어떤 사람은 질병에서 회복하려고, 어떤 사람은 경기에 승리하고자, 어떤 사람은 단지 즐거워서 운동한다. 따라서 각각의 목적에 더 핏fit한 운동 방법이 존재한다.

게다가 운동하는 목적이 같더라도 사람마다 체력 수준과 건강 상태, 나이와 성별, 운동 환경, 운동 경험, 운동 선호도가 모두 다르다. 이처럼 다양한 요인이 관계하기 때문에, 어떤 특정한 운동이 체중을 줄이거나 건강을 유지하는 데 가장 좋다고 획일적으로 말하는 것에는 무리가 따를 수밖에 없다.

그래서 운동을 각 개인에게 맞도록 처방하는 운동처방exercise prescription 분야가 생겼다. 운동처방은 당뇨병이나 고혈압, 심장질환과 뇌졸중, 근감소증, 암 같은 질환 등 만성 퇴행성 질환을 개선하는 데 중점을 두지만, 더 나아가 건강한 일반 성인이나 운동선수를 포함해 개개인의 상태에 가장 잘 맞는 운동 방법을 찾아내 적용하는 분야다.

운동처방의 핵심은 운동을 정량화定量化하는 것이다. 마치 약을 처방하듯 운동 유형exercise type을 먼저 정하고, 운동 강도나 시간, 빈도 등을 조절하여 개인에게 가장 적합한 운동량을 처방한다. 이때 유산소 형태의 심폐 순환계 운동에서는 심박수(심장의 분당 박동 횟수)를 운동 강도를 측정하는 가장 보편적인 지표로 이용하고, 저항운동(근력운동)일 때는 무게kg를 가장 일반적인 지표로 이용한다.

하지만 필자가 산 옷이 그랬듯이 아무리 치수가 잘 맞는다 해도 본인에게 어울리지 않는 옷이 있다. 옷의 크기만 맞을 뿐 디자인과 색깔 등이 옷을 입는 사람의 나이와 성별, 체형 등에 맞지 않는다면, 그 옷은 그 사람에게 핏하지 않은 것이다. 운동 역시 마찬가지다. 그러므로 이 책 뒤편에 심폐기능과 근력 향상을 위해 제시한 정량적인 운동법이 훌륭한 참고 사항은 될 수 있지만, 그걸 누구에게나 그대로 적용하는 것은 바람직하지 않다.

그렇다면 내게 핏한 운동이나 운동 방법은 무엇일까? 필자가 핏한 옷을 입고 싶을 땐 아내나 딸에게 부탁하면 된다. 그런데 옷이 아니라 운동이라면 누군가 다른 사람이 찾아주기 어렵다. 찾아야 할 사람도 잘 찾을 수 있는 사람도 바로 당

사자다. 물론 그 과정에서 전문가의 도움을 받을 수 있으면 좋지만, 사실 본인만큼 자신에게 맞는 운동을 잘 찾을 수 있는 사람도 없다.

각자에게 가장 핏한 운동을 정하는 기준은 무엇일까? 그것은 운동으로 내 몸의 기능적 능력functional capacity을 얼마나 개선할 수 있느냐다. 근육이나 관절의 기능적인 상태를 개선하는 것뿐만 아니라 심질환이나 당뇨, 암과 같은 만성 퇴행성 질환을 예방, 개선하는 것까지 포함한다.

이루고자 하는 기능적인 목표를 정하여 운동으로 목표를 달성하도록 도와주는 것이 더욱 확장된 개념의 운동처방이다. 예를 들어 어깨 통증이 있는 사람이 통증을 느끼지 않고 팔을 자유롭게 움직일 수 있게 되거나, 골반 부위 통증 때문에 잘 걷지 못하는 사람이 좀 더 빠르게 걸을 수 있게 되거나, 일정한 거리를 전보다 숨이 덜 차면서 빠르게 걷거나 뛸 수 있는 능력 등이 여기에 해당한다. 이러한 기능 개선은 대부분 통증 개선이나 그 밖의 건강상 문제 해결, 병리·생리적 지표 개선과 연결되어 있다.

이처럼 누구에게나 맞는 운동 기준이 없다 보니, 몸이 아픈데 운동을 해도 좋을까 고민하는 환자들이 가장 흔히 듣는 말은 "운동을 하는 것이 좋습니다. 그런데 무리는 하지 마세요"일 것이다. 사실 이러한 모호한 충고조차도 환자들에게는 큰 도움을 줄 때가 많지만, 21세기에 이르러 새롭게 밝혀진 운동의 병리 생리 기전과 스포츠의학의 발달 수준에 비추어 볼 때 환자에게 너무 단편적인 정보와 부족한 도움만 주고 있다는 생각이 든다.

한 예를 들면, '걷기'는 질환이 있는 환자뿐만 아니라 일반인에게 가장 많이 추천하는 운동이다. 걷기는 곧바로 실천할 수 있고 안전하며 체력이나 건강이 좋지 않은 대부분 사람에게 효과 좋은 운동임은 분명하다. 그러나 상담자의 머릿속에서도 '안전하고, 실천 가능한 운동'으로서 '걷기' 외에 당장 다른 운동이 떠오르지 않다 보니 걷기를 추천하게 된다. 그러다 보니 마치 걷기를 운동의 전부이자 해결책인 양 생각하는 부작용이 생기게 되었다.

걷기는 이루고자 하는 건강 목표를 달성하기 위한 중요한 단계일 수 있지만, '1만 보를 걸었으니 오늘 운동은 다 했다'는 생각은 바꿔야 한다. 걷기는 인체의 가장 기초적인 기능을 회복하는 데는 효과적이지만, 더욱 기능적인 상태로 나아가도록 해주지는 못한다. 걷기만으로는 일정 수준 이상의 근육 형성이나 심폐기능 향상, 근골계 통증 해결에 이를 수 없기 때문이다. 무엇보다도 진정한 건강이란 병이 없는 상태만을 의미하는 것이 아니라 '기능적인 몸'을 의미하는 적극적인 개념이라고 보면 걷기만으로는 부족하다.

필자는 스포츠의학을 공부한 사람으로서 부지불식간에 퍼져 있는 이러한 인식을 포함하여 운동과 건강에 대한 잘못된 상식과 오해가 적지 않은 것을 안타깝게 여기고, 이를 블로그와 여러 매체를 통해 바로잡으려 노력해왔다. 이 책은 운동에 대해 과거부터 잘못 전해진 정보들을 바로잡고, 최근에 새롭게 밝혀진 과학적 정보들을 소개함으로써 개인마다 핏한 운동을 찾아 행할 수 있기를 바라는 마음으로 쓰게 되었다.

이 책을 쓰면서 무엇보다 아내 문미정에게 감사의 말을 전한다. 37년 동안 의식주 전반을 통해 필자가 건강을 유지하는 데 가장 큰 도움을 주었고, 요즘도 이 책을 쓰면서 가끔 요령을 피우고 운동을 빼먹는 필자를 일깨워준다.

장인·장모의 강권으로 운동을 시작해서 요즘에는 운동에 맛을 들인 큰사위 정종현과 운동을 막 시작한 둘째 사위 손대선, 얼마 전 출산한 큰딸 유진과 작은딸 유림 그리고 막내

성호가 영육의 건강을 위해 이 책을 유용하게 읽고 적용하기를 바란다.

마지막으로 이 책을 쓰면서 편집과 출간까지 아낌없는 도움을 준 서울셀렉션의 김형근 대표와 진선희 편집고문, 지태진 편집팀장을 비롯한 편집진의 노고에 감사의 말씀을 드린다.

2025년 이른 봄

정일규

내 몸에 맞는 운동 상식

1 | 최고의 보험은 근육 저축보험

　최고의 보험은 '근육 저축보험'이라는 말이 있다. 한 살이라도 더 젊을 때 근육을 만들어놓으면 나중에 더 유용하다는 뜻이다.

　근육이 하는 가장 중요한 일은 우리 몸을 움직이고 이동시키는 것이다. 마음대로 몸을 움직이는 것은 가장 기본적인 자유를 누리는 일이기도 하다.

　서른이 넘으면 우리 몸의 근육이 서서히 줄어들고, 몸에 활력을 주는 성장호르몬GH, growth hormone과 테스토스테론testosterone 분비도 줄어들기 시작한다. 노화가 진행되기 시작하는 것이다. 여성은 갱년기에 에스트로겐estrogen 분비가 중단되면서 몸이 급격하게 변한다. 의도적이고 계획적으로 노력하지 않는다면, 일상적인 활동만으로는 점차 근육이 줄고 근력이 떨어지는 것을 막을 수 없다.

젊을 때부터 100세를 살아갈 준비를 해야 하는 시대가 왔지만, 삶의 이른 시기부터 활력이 줄어 늘 피곤해하며 어쩔 줄 몰라 하는 사람이 많다. 나이가 들어간다고 해서 근력이 떨어지는 것을 당연하게 받아들여서는 안 된다. 인생 후반기에 대비하여 근력과 근육을 길러놓아야 한다.

근력과 근육을 기르는 최고의 방법은 중량 또는 저항을 이용하여 근육을 자극하는 운동을 하는 것이다. 덤벨이나 바벨, 아령 같은 프리 웨이트^{free weight}, 탄성 밴드 등을 이용하면 근력을 효율적으로 기를 수 있다. 짐^{Gym, 피트니스센터}에서 중량 운동기구, 즉 머신^{machine}을 이용하는 방법도 있다. 또 도구나 장비 없이 자기 체중을 이용하여 운동하는 방법도 있는데, 팔굽혀펴기, 턱걸이, 플랭크, 스쾃, 런지, 윗몸일으키기 등이다. 어떠한 방법이든지 자신의 상황과 여건에 맞추어 근육을 자극하는 운동을 하면 된다.

근육운동은 혈당을 조절하는 데 도움을 주고, 항염증 작용을 하는 마이오카인^{myokines}(근육에서 생성되어 혈액으로 분비되는 물질로, 근육을 뜻하는 '마이오'와 호르몬을 뜻하는 '카인'의 합성어)을 분비하는 등 건강에 유익한 여러 효과가 있다. 또한 인생 후반기까지 장애 역치^{障碍閾値, disability threshold}(근력이 약해져 독립적인 생활이 어려워지는 상태)를 최대한 늦추는 최선의 방법이기도 하다. 역치의 '역' 자는 '문턱' 또는 '경계'의 의미로, 장애 역치는 장애가 시작되는 임계점을 뜻한다.

근육의 역할은 단지 몸을 움직이거나 이동시키는 데만 그치지 않는다. 적당한 근육량을 유지하면 혈당을 조절하기도 쉬워진다. 근육이 혈당을 흡수하는 역할을 하기 때문이다. 나이가 들면서 근육이 위축될수록 혈당을 흡수하는 능력도 줄어들고, 그 결과 '인슐린 저항성insulin resistance(혈당을 받아들이는 세포에 대한 인슐린 작용이 저하되어 혈당이 세포에 유입되지 못하고, 그 결과 인슐린이 과도하게 분비되는 현상)'이 증가할 위험이 커진다. 혈당을 세포 내로 흡수하려면 인슐린과 세포막의 인슐린 수용체가 원활하게 상호작용해야 하는데, 인슐린 저항성은 이 과정에 문제가 생겨 혈당이 제대로 흡수되지 않아 고혈당이 발생하는 상태를 가리키는 말이다.

인슐린 저항성이 생기면 우리 몸은 이를 해결하기 위해 더 많은 인슐린을 분비하게 되고, 공복 혈당과 식후 혈당이 상승하여 혈관이 손상되기 시작한다. 따라서 점차 비만이 악화하거나 당뇨병으로 발전하며, 심장병을 비롯한 여러 합병증이 생길 위험 역시 커진다. 따라서 적당한 근육량을 유지하는 것은 우리 몸이 혈당을 조절하는 데도 큰 도움이 된다는 것을 유념하자.

근육의 역할은 여기서 끝나지 않는다. 근육은 세포 간 정보를 전달하는 신호 단백질인 마이오카인을 분비하는데, 이 물질은 항염증 작용을 하고, 뇌 신경세포의 생성을 자극한다. 최근에는 암세포의 성장을 억제하는 마이오카인도 발견되어, 근육을 내분비기관이자 면역기관이라고까지 부르고 있다.

나이가 더 든 다음에 근육을 만들어도 되지 않을까 생각할 수 있다. 물론 노년기에도 근육을 키울 수 있으며, 노년기 건강을 위해서는 근육운동이 필수적이다. 그러나 되도록 젊을 때부터 운동을 시작하는 게 더욱 유리하다. 나이를 먹을수록 근육을 생성하는 위성세포satellite cell(골격근 섬유막에 있는 방추형 단핵세포로, 근육이 손상되면 분열하여 근육을 재생하는 역할을 한다)의 기능이 떨어지고, 단백질합성에 중요한 역할을 하는 엠토어mTOR, mammalian target of rapamycine(내인성 및 외인성 신호를 받아 세포의 대사, 성장, 증식, 생존 등의 기능을 조절하는 단백질)의 활성도 감소하기 때문이다. 엠토어는 세포 내 다양한 신호 전달 과정, 특히 단백질합성 경로에서 핵심적인 역할을 하는 효소다.

근력운동을 경험한 근육은 더 많은 근세포핵을 갖게 된다. 운동 자극으로 근단백질이 합성되는 과정은 이 근세포핵에서 시작된다. 이후 노화로 인해 근육이 위축되더라도 한 번 생성된 근세포핵은 유지된다. 따라서 한 살이라도 더 젊을 때 근력운동을 통해 더 많은 근세포핵을 확보해두면, 나이가 들어서도 근육을 유지하거나 만드는 데 유리하다. 노화로 근육이 위축되더라도 젊은 시절에 형성된 근세포핵 수는 줄어들지 않기 때문이다. 바로 이 점이 '근육 저축보험'을 조금이라도 더 젊을 때 들어두어야 하는 이유다.

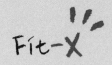

'근육 저축보험'을 하루라도 더 일찍 들어두어야 하는 이유가 있다?

1. 근육은 마음껏 움직일 자유를 주며, 혈당 조절과 항염증 작용 등 건강에
   유익한 여러 가지 역할을 한다.
2. 젊을 때 근력운동을 통해 더 많은 근세포핵을 확보해두면, 나이가 들어서
   도 근육을 유지하거나 만드는 데 유리하다.

근육, 이런 일도 한다

1. 인슐린 저항성을 감소시켜 혈당 조절과 당뇨에 좋다.
2. 항염증 작용을 하고 뇌 신경세포의 생성을 자극하는 마이오카인을 분비
   한다.

2 | 웃으면서 운동하면 뇌가 마법을 일으킨다

웃으면 뇌에서 엔도르핀endorphin이 분비된다는 말은 많이 들어보았을 것이다. 엔도르핀은 면역세포인 T세포(백혈구의 일종)의 활성을 높이는 작용을 하는 물질로, 많이 웃을수록 건강에 좋은 영향을 미친다.

웃음뿐만 아니라 운동도 엔도르핀 분비를 자극한다. 특히 일정 강도 이상의 운동을 하면 혈액 내 베타엔도르핀β-endorphin이 증가한다. 이 물질은 중추신경계에 있는 '아편유사수용체opioid receptors'에 가장 강하게 작용하는 엔도르핀으로, 운동을 최대한도로 하면 평상시보다 베타엔도르핀 농도가 2~5배 이상 높아진다.

참고로, 아편유사수용체란 신경계에 존재하는 단백질이다. 엔도르핀, 엔케팔린enkephalin 같은 천연 진통 물질과 결합하여 통증을 완화하고 기분이 좋아지게 하는 데 중요한 역할을 한다. 따라서 베타엔도르핀 호르몬은 운동 중 나타나는 통증을 줄여주고 힘든 상태를 견딜 수 있는 운동 내성 및 운동을 통한 기분 전환mood change과 밀접한 관련이 있다.

운동을 막 시작했을 때는 가슴이나 옆구리의 통증, 심한 숨참, 두통이나 현기증, 근육통 같은 증상을 경험하는 경우가 많다. 그러나 이 초기 단계를 지나면 어느 순간 편안해지면서 통증이 완화되는데, 이를 '세컨드 윈드second wind'라고 한다. 운동을 막 시작했을 때의 불편함이 사라지면서 마치 두 번째 바람이 불어온 듯한 편안한 상태가 되는 것을 가리키는 명칭이다. 이 현상은 인체가 운동이라는 자극에 일정 시간 적응하는 과정에서 나타나는 것으로 여겨진다.

또한 운동 중에 느끼는 심리적 행복감을 의미하는 '러너스 하이runner's high' 역시 엔도르핀의 작용과 관련이 있다.

사실 러너스 하이의 원인을 과학적으로 규명하는 과정에서 그동안 우여곡절이 많았다. 러너스 하이와 관련해 처음에 주목받은 물질은 베타엔도르핀이었다. 그런데 뇌하수체에서 분비되는 베타엔도르핀이 뇌의 신경세포에 작용하려면 혈액에서 뇌로 들어가는 관문인 혈액-뇌 장벽BBB, blood-brain barrier을 통과해야 하는데, 베타엔도르핀은 분자 크기가 너무 커서 이 혈액-뇌 장벽을 통과하기 어렵다는 사실이 밝혀졌다. 그러자 지구력 운동 중에 나타나는 러너스 하이의 원인으로 엔도카나비노이드endocannabinoid(마리화나에서 발견되는 아편유사물질로 뇌 등 체내에서 생성됨)가 주목받게 되었다. 엔도카나비노이드는 분자 크기가 작고 지용성이어서 혈액-뇌 장벽을 더 쉽게 통과하기 때문이다.

그러나 베타엔도르핀에 관한 새로운 사실이 밝혀지면서 반전이 일어났다. 강도 높은 운동을 하던 중 베타엔도르핀이 뇌하수체뿐만 아니라 다른 뇌 부위, 특히 감정 중추emotional core에서도 매우 높은 농도로 발견된 것이다(보에커Boecker 외, 2008). 감정 중추의 베타엔도르핀 농도가 높을수록 더 큰 행복감을 경험한다는 사실 또한 확인되면서, 러너스 하이가 베타엔도르핀과 깊은 관련이 있음이 드러난 것이다.

2010년 이후, 엔도르핀이 뇌에서 국소적으로 분비되는 것을 확인할 수 있는 다양한 실험 방법이 적용되면서, 실제로 웃음이 뇌에서 엔도르핀 분비를 자극한다는 사실을 명확히 확인한 연구 결과들이 발표되었다.

예를 들어, 2017년 영국 옥스퍼드대학교Oxford University, 핀란드 알토대학교Aalto University, 그리고 핀란드 투르쿠 양전자방출분석센터^{Turku PET Center}가 발표한 연구에 따르면, 친밀감을 나타내는 사교적 웃음^{social laugh}이 각성 상태와 긍정적 정서를 높여주는 엔도르핀과 몸 안에서 자연적으로 생성되는 아편유사 펩타이드^{peptide}의 분비를 촉진하는 것으로 확인되었다.

이 연구에서는 양전자방출단층촬영^{PET, positron emission tomography}을 이용하여 대상자들에게 뇌의 아편유사수용체와 결합하는 방사성 화합물을 정맥 주사로 투여한 뒤 뇌에서 나타나는 방사성 활동을 PET 카메라로 촬영하여 관찰했다. 대상자들이 가장 친한 친구와 즐거운 시간을 함께 보내며 웃게 한 다음, 웃기 전과 후 이들 뇌에서 엔도르핀 및 아편유사 펩타이드가 분비되는 수준과 뇌 활동 변화를 개별적으로 측정한 것이다.

결론적으로, 사교적인 웃음은 실제로 엔도르핀 및 아편유사 펩타이드 분비를 촉진하며, 아편유사수용체가 더 많은 사람일수록 자주 웃는 경향을 보였다. 이는 아편유사수용체의 밀도와 웃음 빈도 간의 관계가 개인의 사교성 차이를 설명할 수 있음을 보여준다.

사교적 웃음은 사회적 연대감을 형성하는 한 방법이며, 이러한 연대를 강화하고 지속시키는 데 중요한 역할을 한다. 웃을 때 분비되는 엔도르핀은 즐거움을 느끼게 하고 불안을 가라앉히며 안전하다는 신호를 전달하는 효과가 있다. 또한 웃음은 매우 전염성이 커서 집단의 규모가 클수록 엔도르핀 반응이 더욱 증폭되며, 함께 웃을 때 그 반응이 쉽게 퍼진다. 더 많은 사람이 모이는 음악 콘서트, 스포츠 경기, 스탠드업 코미디 쇼 등에서 이러한 효과를 확인할 수 있다.

이처럼 웃거나 운동할 때 분비되는 엔도르핀은 통증을 완화하는 데도 효과가 있다. 예를 들어, 15분간 웃으면 통증 역치(자극에 대해 통증을 느끼기 시작하는 기준점)가 약 10% 상승할 만큼 충분한 엔도르핀이 분비된다. 따라서 승부를 가르는 치열한 경기를 할 때도 전략적으로 표정을 조절할 필요가 있다. 진심을 다하여 웃으며 운동하면 경기력을 끌어올릴 수 있는 것이다. 마라톤 세계기록(2시간 1분 39초)을 보유한 케냐의 엘리우드 킵초게Eliud Kipchoge 선수는 달리는 중에 계속 웃는 표정을 짓는 것으로 유명하다. 그는 이렇게 말했다.

"달리기는 다리로 하는 게 아니지요. 심장과 마음으로 하는 거지요.It's not about the legs; it's about the heart and mind."

육체적인 힘만큼이나 정신적, 감정적 강인함이 중요하다는 그의 철학을 잘 드러내는 말이다. 2022년 세계선수권대회 높이뛰기 경기에서 우리나라 선수로는 최초로 우승한 우상혁 선수도 높이뛰기 도약에 앞서 항상 활짝 웃는다.

최근에는 달리는 중에 느끼는 기분의 고양 상태, 즉 러너스 하이에는 베타엔도르핀과 함께 엔도카나비노이드가 작용한다는 결론이 내려졌다. 베타엔드로핀은 중강도 이상의 운동을 할 때 분비되고, 엔도카나비노이드는 그보다 낮은 강도로 30분 넘게 운동할 때 나온다.

우리가 웃어야 할 이유는 이렇게 충분하다. 웃는 동안에는 슬퍼할 수 없다. 물리적으로 불가능하다. 여기에 더하여 웃으며 운동하면 건강에 더더욱 좋다. 웃으며 운동하면서 뇌가 부리는 마법을 마음껏 누리자. 자신이 좋아하는 운동을 하면서 더 많이 웃을수록 행복해지고 더 행복할수록 더 많이 웃게 되는 웃음-행복 회로를 가동하자.

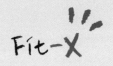

경기할 때도 웃으면 복이 오는 이유가 있다?

운동할 때뿐만 아니라 평상시에도 웃으면 심리적 행복감이 증폭된다. 따라서 웃으며 경기하면 경기력이 좋아져 당연히 결과는 좋을 수밖에 없다.

운동하면서 웃으면 생기는 일

1. 행복 호르몬인 엔도르핀이 분비된다.
2. 통증이 완화되고, 감정이 안정된다.

3 | 운동은 최고의 천연수면제

"신은 현재 여러 근심의 보상으로 우리에게 희망과 수면을
주었다."

프랑스의 계몽주의 사상가이자 작가인 볼테르^{Voltaire}가
한 말이다.

잠은 우리가 깨어 있는 동안 일상의 크고 작은 일들을 처리
하느라 지친 육체와 정신을 쉬게 해준다. 잠든 시간 동안 우리
는 완전한 무방비 상태에 놓이지만 그렇다고 생명 활동이 멈
추는 것은 아니다. 오히려 인체의 세포들은 더욱 역동적인 상
태가 된다. 이 시간 동안 낡은 세포는 새로운 세포로 교체되고
열심히 분열하여 전체로서의 몸을 회복시키고 성장시킨다.

우리 몸에 프로그램된 생체시계는 때가 되면 잠이 오게
하고, 또 잠에서 깨어나게 한다. 이 생체시계의 리듬을 일주
기 리듬^{circadian rhythm}이라고 한다. 이 시계는 동쪽에서 떠서

서쪽으로 지는 태양의 움직임에 맞추어져 있다.

이 리듬에 따라 내분비기관에서의 호르몬 분비도 큰 변화를 보인다. 예를 들어, 잠에서 깨어나 일과를 시작하면 부신에서는 코르티솔cortisol 같은 호르몬 분비가 증가한다. 반대로 해가 지면 뇌의 송과체에서 멜라토닌melatonin 호르몬의 분비가 서서히 증가한다. 잠자리에 들어가서 점점 깊은 수면에 들어가면 뇌하수체에서 성장호르몬이 분출된다.

연구들에 따르면, 수면에 장애가 있는 사람의 40%가 불안이나 우울증으로 고통받는다고 한다. 과다 수면(10시간 이상)이나 과소 수면(5시간 이하)은 조기사망과 밀접한 관련이 있는 것으로 보고되고 있다. 또 대표적인 수면장애인 수면무호흡증sleep apnea은 고혈압, 뇌졸중, 심근경색, 그리고 암과도 높은 상관관계가 있는 것으로 밝혀지고 있다.

수면은 일반적으로 렘REM수면과 논렘non-REM, non-rapid eye movement수면으로 구분한다. 잠이 막 들었을 때는 논렘수면 상태가 되지만, 이후 약 90분을 주기로 렘수면과 논렘수면이 4~6회 교대하면서 하룻밤 동안의 수면이 이루어진다.

논렘수면은 뇌파의 유형에 따라 4단계로 구분하며, 단계가 진행될수록 깊은 수면에 들어간다. 뇌파도 처음 논렘수면의 3, 4단계에서는 서파(알파파보다 주파수가 느린 파)가 많이 나타나므로 서파수면徐波睡眠, slow wave sleep이라고 한다. 이 때 사람은 더욱 깊은 무의식 상태에 들어가며 성장호르몬도 가장 활발하게 분비된다. 이처럼 서파수면은 수면의 질을 좌우할 뿐만 아니라 피로하거나 손상된 조직세포를 회복시키고 성장시켜 주는 매우 중요한 요소다.

반면에 렘수면에서는 파장이 짧고 빠른 뇌파가 많이 나타나는데, 이는 깨어 있는 상태에서 더 많이 나타나는 뇌파라고 할 수 있다. 렘수면 상태에서는 안구가 빠르게 움직이는 특징을 보이며, 주로 이때 꿈을 꾼다. 렘수면 상태에서는 호흡이나 심박수, 혈압이 증가하는 반면에 근육은 매우 이완되어 렘수면을 역설적 수면이라고도 한다.

여러 연구에 따르면, 낮에 적절한 운동을 하면 가장 깊은 수면 단계인 서파수면 시간이 늘어난다고 한다. 특히 자신의 최대 운동능력의 약 60% 강도로 60분 정도 운동했을 때, 서파수면이 크게 증가했는데(박Park IS, 2021), 대체로 저항운동에 비해서 심폐계를 자극하는 전신운동이 더 효과적이었다.

운동은 렘수면 시간은 줄이고, 렘수면이 나타나는 시간을 지연시키는 것으로 밝혀지고 있다. 이러한 연구 결과는 운동이 정신건강을 증진하는 효과, 특히 우울증을 개선하는 것과 관련 있음을 말해준다. 우울증 환자에게서는 수면장애와 함께 렘수면이 증가하는 특징적인 현상이 나타나기 때문이다. 매일 일정 시간 운동하면 수면의 질을 좋게 함으로써 인체의 일주기 리듬을 정상화하고 자연적인 회복력을 높여주는 효과를 볼 수 있다.

주의할 점은 잠자기 직전에 하는 과도한 운동은 오히려 서파수면을 감소시킬 수 있다는 것이다. 과격한 운동으로 흥분한 교감신경계가 미처 가라앉지 않은 상태에서는 깊은 수면에 들어가기 어렵다. 코르티솔의 분비가 증가하고 대사물질을 처리해야 하는 부담도 늘어나고 멜라토닌 분비는 억제되어 오히려 수면장애를 초래할 수도 있다.

밤이 되어 잠자리에 누울 때 찾아오는 '기분 좋은 피로'는 새로운 회복과 성장을 위한 분명한 약속이다. 잠자리에서 느끼는 그 기분 좋은 피로는 운동을 해본 사람만이 맛보는 특권이다.

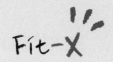

운동은 잠을 보약으로 만든다!

적절한 운동은 깊은 잠을 자게 하여 수면의 질을 높인다. 인체의 일주기 리듬을 정상화하고 자연적인 회복력을 높여준다. 잠들 때 느끼는 '기분 좋은 피로'는 운동한 사람만이 누리는 특권이다.

수면장애가 있는 사람의 40%가 불안이나 우울증으로 고통받으며, 너무 많이 자는 것뿐만 아니라 적게 자는 것 역시 조기사망과 밀접한 관련이 있다. 수면무호흡증은 고혈압, 뇌졸중, 심근경색, 그리고 암과도 높은 상관관계가 있다.

4 | 성장호르몬 분비를 증가시키는 일곱 가지 방법

성장호르몬은 키 성장과 관련한 호르몬이라 해서 많은 주목을 받고 있지만, 그 정체를 알고 보면 사실 평생에 걸쳐 광범위한 대사 작용을 하는 뇌하수체 호르몬이다. 그래서 성장호르몬은 '호르몬의 왕'이라는 영예로운 별명으로 불리고 있다.

혈중 성장호르몬은 30세 이후로 10년마다 10~15%가 감소하여 60세 이상이 되면 3분의 1 이하로 떨어진다. 그러나 그 감소폭은 개인차가 매우 큰데, 수면과 영양, 운동, 스트레스, 질병, 부상 등과 같은 환경요인의 영향을 많이 받기 때문이다.

나이가 들면서 근 손실, 체지방 증가, 피부 탄력 감소, 눈가 처짐, 탈모, 기억력 감소, 활력 감소 등과 같은 노화현상이 일어나는데, 이는 성장호르몬이 줄어든 결과다. 성장호르몬이 부족한 사람에게는 주사로 성장호르몬을 투여하기도 하는

데, 성장호르몬이 부족하지 않은 성인에게 성장호르몬을 투여하는 것은 그 효과가 불명확하며 상반된 연구 결과들이 보고되고 있다. 또 성장호르몬 분비를 촉진한다고 광고하며 분말, 액체, 알약 등의 형태로 식이보충제를 판매하고 있으나, 과학적 연구들은 뚜렷하게 일치된 결과를 보이지 않아 많은 논란을 낳고 있다.

성장호르몬 주사로 혈중 성장호르몬 수준이 과도하게 높아지면 부작용이 나타날 수 있다. 가장 뚜렷한 부작용은 인슐린 민감도가 감소하는 것이다. 그래서 성장호르몬 주사를 남용하는 보디빌더들은 당뇨의 위험에 노출되기 쉽다. 또 너무 높은 혈중 성장호르문 수치는 특정 암이 발생할 위험 및 수명 단축과 관련있는 것으로 보인다.

최근에는 인공적으로 합성한 성장호르몬을 함유한 피부에 바르는 형태의 제품이 미국에서 개발되어 우리나라에서도 해외 직구를 통해 구할 수 있게 되었다. 그러나 제품의 효과가 과학적 연구를 통해 입증된 것이 아니다. 특히 미국 FDA의 '승인approval'을 받은 것처럼 되어 있으나 실제로는 생산자의 시설이 FDA에 등록registration되어 있을 뿐인 경우가 많다. 제품 승인과 생산시설 등록은 엄청나게 다른 이야기니 잘 확인해야 한다.

이렇게 과학적으로 효과가 입증되지 않은 제품을 사용하는 대신, 우리 몸속에서 성장호르몬이 잘 분비되도록 할 수는 없을까?

첫째, 가장 확실한 방법은 역시 운동이다. 성장호르몬은 중간 강도 이상의 운동을 할 때 분비되며, 고강도 운동을 할 때 가장 잘 분비된다. 예를 들어 10분 이상의 고강도 운동은 혈중 성장호르몬을 300%까지 증가시키는데, 증가한 상태가 24시간 정도 유지된다. 특히 고강도 인터벌 운동이나 저항운동이 성장호르몬 분비를 가장 효과적으로 자극한다.

둘째, 체지방, 특히 복부지방을 감소시키면 된다. 연구에 따르면, 복부지방이 정상인에 비해 3배인 사람은 혈중 성장호르몬이 절반 수준에 불과했다. 복부지방을 감소시키자 성장호르몬 수준이 정상으로 회복되었다.

셋째, 잠을 잘 자는 것이다. 성장호르몬이 가장 큰 폭으로 증가하는 시점은 잠들고 나서 처음 논렘수면의 서파수면 단계이며, 잠자기 시작한 후 50~90분 사이다. 잠자는 동안 먼저 논렘수면 상태로 시작하여 렘REM수면 상태가 교대로 반복되는데, 밤새 5~6회 정도 반복된다.

렘수면 상태에서는 안구가 빠르게 움직이는 현상을 볼 수 있어서 렘REM, rapid eye movement이라는 용어가 만들어졌다. 이때 각성 상태에서 보이는 베타파와 유사한 뇌파가 많이 나타나며, 꿈도 주로 이때 꾸게 된다. 반면, 논렘수면에서는 더 깊은 무의식 상태에 이르게 되며, 델타파와 같은 서파가 많이 나타난다. 성장호르몬도 이때 더욱 활발하게 분비된다.

수면 부족은 성장호르몬 분비를 현저히 감소시킨다. 그러므로 늦은 시간에는 카페인 섭취를 피하고, 스마트폰의 빛 같은 블루라이트blue light에 노출되지 않도록 하며, 편안한 수면을 위해 조명과 소음, 온도 등을 적절하게 맞춘 환경을 만드는 것이 좋다.

넷째, 정제 탄수화물이나 설탕 섭취를 피한다. 당류는 인슐린 분비를 촉진하는데, 이는 성장호르몬 분비에 방해가 된다. 혈당을 빨리 올리는 형태의 탄수화물일수록 인슐린 반응을 크게 일으킨다.

다섯째, 적정량의 단백질 섭취는 성장호르몬 분비에 도움을 준다. 그러나 너무 많은 단백질 섭취는 성장호르몬 분비를 오히려 방해하므로 적정량을 섭취하도록 한다. 단백질 섭취도 정제 탄수화물만큼은 아니지만 인슐린 반응을 일으키므로 수면 전에는 섭취하지 않는 것이 좋다.

여섯째, 간헐적인 단식은 성장호르몬 분비를 자극한다. 3일간 금식하면 성장호르몬 분비가 2~3배 증가한다고 보고한 연구들이 많다. 간헐적 단식을 하면 하루 중 대부분 동안 혈중 인슐린 수준이 낮은 수준으로 유지되므로 성장호르몬 분비가 자극된다.

일곱째, 야식을 피한다. 밤에 자기 전에 음식을 먹는 것은 혈당 수준과 그로 인한 인슐린 분비를 자극한다. 높아진 수준의 인슐린이 식전 상태로 돌아가려면 적어도 두 시간이 걸린다. 따라서 잠들기 전에 음식을 먹는 것은 수면 상태에서 가장 많이 분비되는 성장호르몬의 분비를 억제한다. 이는 섭취 칼로리가 같더라도 밤에 먹는 음식이 체지방을 더 붙게 하는 원인으로도 작용한다.

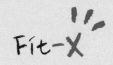

성장호르몬은 왜 중요할까?

성장호르몬은 뇌의 뇌하수체에서 분비되며, '호르몬의 왕'이란 영예로운 별명이 붙을 정도로 중요한 호르몬이다. 신체의 성장, 발달 및 재생을 자극하는 호르몬이며, 평생에 걸쳐 광범위한 대사 작용을 한다.

성장호르몬 분비를 늘리는 7가지 방법

첫째, 운동. 특히 고강도 인터벌 운동이나 저항운동이 좋다.

둘째, 복부지방을 줄이면 성장호르몬 수준이 정상으로 회복된다.

셋째, 잠을 잘 자는 것으로, 논렘수면 시 성장호르몬이 활발하게 분비된다.

넷째, 정제 탄수화물이나 설탕 같은 당류 섭취를 줄인다.

다섯째, 적정량의 단백질 섭취는 성장호르몬 분비에 도움을 준다.

여섯째, 간헐적인 단식은 성장호르몬 분비를 자극한다.

일곱째, 야식을 피한다. 잠들기 전에 음식을 먹는 것은 수면 상태에서 가장 많이 분비되는 성장호르몬의 분비를 억제한다.

5 | 자율신경실조증과 내 몸의 자율주행 시스템

자율주행차량 시대의 도래가 멀지 않았다는 소식이다. 그때가 되면 운전자라는 개념이 아예 없어지고 모두가 승객이 되는 꿈같은 시대가 오는 것이다. 그런데 우리 몸을 자동차에 비유한다면, 인체는 이미 자율주행 모드로 운행 중이다.

우리 몸의 심장, 혈관, 위나 창자 같은 내장 기관, 땀샘, 방광 등은 자율주행 모드로 움직이고 있다. 이 기관들은 우리가 의식하지 않아도 자율신경계에 의해 조절되고 있기 때문이다.

자동차의 자율주행 모드가 오작동하면 사고가 나거나 차가 멈추어 서게 되듯이, 우리 몸도 마찬가지다. 자율신경계에 이상이 생기면 여러 가지 증세가 나타나고 질병의 위험이 커진다.

자율주행차량은 운전자가 조작하지 않아도 스스로 환경

에 반응하면서 작동한다. 이를 위해 시시각각으로 변화하는 내외부 환경과 상황을 감지하는 수많은 센서가 필요하다. 그중에서 가장 중요한 것이 눈과 귀의 역할을 하는 센서다. 이 센서들은 도로 위 차량과 보행자들, 교통신호, 노면 상태 같은 도로 상황을 감지하는 기능을 한다. 이 센서들이 보내는 정보에 따라서 자동차는 가속과 감속, 회전과 정지를 한다. 그뿐만 아니라 차량 운행과 관리에 필요한 정보들, 즉 거리와 속도, 엔진 온도, 조도, 타이어 공기압 등을 감지하는 수많은 센서가 차량에 장착되어 있다.

우리 몸에는 자동차보다 수백만, 수천만 배 많은 센서가 존재한다. 시각 및 청각 정보를 감지하는 눈과 귀는 가장 기본적이고 중요한 감지기관이다. 피부나 혈액의 온도, 내장이나 혈관의 압력과 이산화탄소 농도 등 화학적 변화를 감지하는 각종 감지기, 근육이나 관절의 위치와 움직임을 감지하는 고유수용기 등 무수한 센서들이 온몸 안팎에서 작동하고 있다.

자율신경계는 이 센서들이 보내주는 정보를 바탕으로 우리 몸을 운행한다. 예를 들어 걷거나 뛰기 시작하면 관절이나 근육의 센서에서 보낸 신호가 다시 뇌에 있는 심장 운동중추에 보고되고, 이어서 자율신경을 통해 심장이 더 빨리 뛰게 한다. 운동을 해서 혈중 이산화탄소 농도가 높아지면 이를 혈관 내벽에 있는 화학 센서가 감지하고, 이어서 자율신경을 통해 심장박동과 호흡 활동을 더욱 빠르게 한다.

자율신경에는 교감신경과 부교감신경이 있다. 심장이나 호흡의 활동 수준이 올라가는 것은 교감신경을 통해서 이루어진다. 반대로 부교감신경에 의해서 심장박동과 호흡은 다시 안정 상태로 돌아가게 된다. 온몸에 분포된 자율신경은 이처럼 우리가 의식하지 않는 가운데 인체 외부나 내부의 환경에 반응하여 수많은 생리적 조절을 하고 있다.

평소에 교감신경과 부교감신경은 절묘한 균형을 이루며 우리 몸을 운행하고 있다. 하지만 이 균형이 깨져 자율신경계가 제대로 조절되지 않는 경우 이와 직간접적으로 관련된 광범위한 증세, 즉 자율신경실조증을 겪게 된다. 일상에서 여러 스트레스원에 지속적으로 노출되면 교감신경계가 더욱 항진되어 자율신경이 균형을 잃게 된다. 이처럼 인체의 자율주행 모드는 평소 계속되는 긴장이나 분노, 불안과 같은 정서적인 불안정 때문에 망가질 수 있다.

우리 몸의 자율신경 균형을 잘 유지하도록 하는 매우 좋은 방법이 있다. 바로 운전자 모드로 바꾸어서 몸을 활발하게 움직이는 것이다. 그렇게 하면 자율주행 모드가 일시적으로 크게 활성화한다. 즉 운동을 하면 인위적으로 교감신경의 활동 수준이 높아졌다가 다시 원래의 안정 상태로 돌아가는 과정이 반복된다. 운동 중에는 호흡이 가빠지고, 심장이 더 강하고 빠르게 뛰며, 혈관은 확장되거나 수축하면서 혈류량을 조절하고, 체온은 상승하여 땀을 분비하며, 호르몬과 신경 가지를 통한 정보의 교통량은 엄청나게 증가한다.

이처럼 운동은 우리 인체가 교감신경의 활동 수준을 한동안 급격하게 올렸다가 다시 안정 상태로 되돌아가는 과정을 반복해서 경험하도록 해준다. 그 결과 평소에는 부교감신경이 더 우세한 상태로 잘 유지하게끔 만드는 것이다. 필요할 때는 반대로 교감신경을 재빠르게 활성화해 그 상황에 더욱 잘 대처하는 능력을 길러준다. 운동은 인체의 자율주행 모드를 최적으로 관리하는 최상의 방법이다.

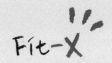

운동을 많이 하면 자율신경의 균형이 깨질 수 있다?

그렇지 않다. 운동은 우리 몸의 자율신경 균형을 잘 유지하게 해주는 매우
좋은 방법이다. 운동으로 교감신경의 활동 수준을 급격하게 올렸다가 다시
안정 상태로 되돌아가는 과정을 반복해서 경험하면 평소에는 부교감신경이
더 우세해져 몸과 마음의 평화를 유지하는 데 도움이 된다.

6 | 지방살은 줄이고 물살은 늘리자

몇 년 사이 체중이 많이 늘어난 성욱 씨는 부쩍 땀을 많이 흘리게 되었다. 조금만 움직여도 겨드랑이와 등에서 땀이 나서 옷이 몸에 달라붙고, 맵거나 뜨거운 음식을 먹으면 이마에 땀방울이 송골송골 맺힌다. 아내는 그런 성욱 씨를 보며 혀를 차며 말한다.

"땀을 그렇게 뻘뻘 흘리는 거 보니, 당신 물살 좀 빼야겠어요."

하지만 이 말은 오해에서 비롯된 것이다. 살이 찐 사람은 몸에 수분이 많을 것이라는 가정이 바탕에 깔려 있다. 실제로는 몸에 지방이 많을수록 수분은 적다. 지방조직은 인체의 다른 조직에 비해 수분이 훨씬 적기 때문이다. 지방조직에서 수분이 차지하는 비율은 20% 미만에 불과하다.

물살은 근육질인 사람일수록 많다. 근육조직은 수분 함유량이 70% 이상이기 때문이다. 그러므로 생리학적으로 엄밀하게 말하면 근육을 물살이라고 해야 한다. 남성의 경우, 평균적으로 전체 체중의 약 40% 정도가 근육이므로 체중의 약 25%가 근육인 여성보다 몸에 수분이 많다. 체지방이 적고 근육이 발달한 사람일수록 당연히 체내 수분량이 많다.

비만한 사람이 땀을 쉽게 흘리는 이유는 몸의 피하지방층이 두꺼워 몸에서 발생하는 열을 밖으로 잘 배출하지 못하기 때문이다. 피하지방은 열전도를 막는 단열재 역할을 한다. 몸에서 발생한 열을 빨리 배출하지 못하니 조금만 움직여도 체온이 쉽게 올라 땀을 흘리게 되는 것이다. 이처럼 비만한 사람은 몸의 수분량이 오히려 적으니 굳이 정확하게 표현한다면, 물살이 아니라 지방살이 많다고 말해야 한다.

복싱이나 레슬링 선수 같은 체급별 선수들이 아주 짧은 기간에 체중을 줄일 수 있는 이유는 몸에 지방이 적고 근육이 많기 때문이다. 근육이 발달해 있어서 체내 수분량도 일반인보다 많다. 그래서 시합을 1~2주 앞두고 체중 감량에 들어가면 5~10kg도 쉽게 줄일 수 있다. 물론 이때 체중 감량은 대부분 체지방이 아니라 수분 배출로 이루어진다. 즉 땀복을 입고 운동하거나 사우나를 하며 땀을 많이 흘려 체내 수분을 배출하거나 식사량을 크게 줄여 체내 수분을 줄이는 것이다.

식사를 제한하면 근육과 간에 저장한 글리코겐glycogen이 고갈된다. 글리코겐은 체내에 저장되는 탄수화물의 형태로 근육과 간에 약 400g 정도 저장되어 있다. 글리코겐이 저장될 때는 수분도 함께 저장되므로, 단식이나 제한식으로 글리코겐 저장량이 줄어들면 수분도 함께 줄어들어 1~2kg 정도 추가 감량 효과가 나타난다. 하루 정도 굶는 것으로 체중 1~2kg을 줄일 수 있는 것은 이러한 효과 덕분이다.

선수들이나 하는 이러한 체중 감량 방법을 간혹 따라 하는 사람이 있는데, 이는 매우 어리석은 행동이다. 경기를 앞두고 체급을 맞추기 위해 일시적으로 수분을 배출하는 방법은 인체에 매우 큰 부담이 될 수 있다. 이러한 체급 운동선수라면 체중 계체를 한 다음에는 곧바로 회복을 위한 식사를 하며, 경기를 바로 앞두고는 거의 원래 체중으로 돌아간다.

하지만 일반인의 경우, 탈수 상태가 되면 혈액량이 줄어들 뿐만 아니라 혈액의 점성도가 높아져서 혈전이 생성될 위험도 그만큼 높아진다. 또 인체 조직세포 내에서 이루어지는 모든 생화학적 반응도 수분을 매개로 이루어지므로 탈수 상태가 되면 대사 기능이나 신경전도 기능도 영향을 받게 된다.

더운 환경에서 운동할 때 혈액량이 감소하면 매우 치명적인 결과가 나타날 위험이 높다. 몸에 적절한 수분이 있어야 땀 분비와 피부 혈류량이 증가하여 효과적으로 열을 발산해 체온을 낮출 수 있는데, 탈수 상태가 되면 제대로 열을 발산하지 못해 열사병 등이 발생할 수도 있다.

똑같은 운동을 하더라도 몸에 더 많은 수분이 있을수록 심장 순환계의 부담이 줄고, 근육에서 에너지 생성과 피로물질 제거가 더 쉽게 이루어진다. 그러므로 지방살은 되도록 줄이고 물살인 근육을 더 길러야 한다. 근육이 많을수록 체내 수분을 더 많이 보유할 수 있고, 체내 순환이나 체온 조절도 더욱 원활하게 이루어진다. 지방살은 줄이고 물살을 늘리자.

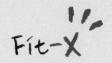

뚱뚱한 사람이 땀을 더 쉽게 흘리는 이유는?

물살이 많아서가 아니라 지방살 때문이다. 몸의 피하지방층이 두꺼워 몸에서 발생한 열을 잘 배출하지 못하기 때문이다. 피하지방은 열전도를 막는 단열재 역할을 한다. 그래서 조금만 움직여도 체온이 쉽게 올라 땀을 흘린다.

물살은 근육질인 사람일수록 많다. 근육조직은 수분 함유량이 70% 이상이며, 지방조직에서 수분이 차지하는 비율은 20% 미만에 불과하다. 지방살은 줄이고 물살인 근육을 더 길러야 체내 순환이나 체온조절이 더욱 원활하게 이루어진다.

7 | 키 크기 운동에 대한 오해와 진실

대부분 부모들의 큰 관심사 중 하나는 우리 아이 키가 얼마나 자랄지이다.

성장기의 뼈 끝부분에는 연골세포로 이루어진 골단연골판^{뼈끝판}이 있는데, 일명 성장판이라고 불린다. 성장판은 엑스선^{X-ray}이나 초음파 촬영을 통해 확인할 수 있다.

사람은 언제까지 키가 자랄까? 개인차가 크지만, 위팔뼈^{상완골}를 기준으로 평균적으로 남자는 18.1세, 여자는 15.5세가 되면 성장판이 뼈로 봉합된 상태가 되어 사라진다. 성장판이 봉합된 이후에도 키는 한동안 자라지만 사춘기처럼 빠른 성장은 기대하기 어렵다.

성장판에 대한 압박, 늘림, 비틀림, 굽힘과 같은 기계적 자극은 전기적 자극으로 전환되어 성장판에서의 연골세포 증식과 성장, 그리고 조골세포의 활동을 촉진한다. 따라서 성장판을 물리적으로 자극하는 다양한 형태의 운동은 뼈의 길이 자람과 밀도 증가를 촉진한다. 아울러 운동은 뇌하수체에서 성장호르몬의 분비를 촉진하는데, 성장기에 성장호르몬은 뼈의 길이 성장을 더욱 도와준다.

키 크는 운동으로 줄넘기를 권장하는 이유가 여기에 있다. 그러나 여기엔 지나친 추론이 개입되어 있다. 즉 줄넘기는 성장판을 자극하여 키의 성장에 도움을 줄 수 있는 많은 운동 중 하나일 뿐이다. 오로지 키를 키우기 위해 줄넘기를 하게 하면 자칫 지루하게만 만들어 줄넘기 효과를 반감시킬 위험이 있다. 그러므로 성장기 어린이나 청소년의 경우 즐기면서 뛰어노는 다양한 놀이 형태의 운동을 하는 것이 성장에 효과적이다.

또 다른 오해는 농구를 하면 키가 큰다는 생각이다. 그래서 어린 시기에 키를 키우려고 아이에게 농구를 시키는 경우가 많다. 물론 농구를 하면 건강과 키 성장에 도움이 되는 것은 사실이다. 그러나 농구가 다른 운동보다 키를 키우는 데 유달리 더 효과가 있는 것은 아니다.

농구는 아무래도 키가 큰 선수에게 유리한 운동이라서 초등, 중등, 고등학교를 거치며 키가 자라지 않는 선수는 대부분 도중에 하차하게 된다. 그 결과 성인이 되면 대체로 키가 큰 선수들만 남게 된다. 이 현상을 보고 키가 크려면 농구를 해야 한다고 생각하는 것은 원인과 결과를 혼동한 데서 비롯된 오해이다.

그렇다면 어떤 운동이 키 성장에 좋을까?

키를 결정하는 중요한 요인 중 하나가 다리의 정강뼈^{경골}와 넙다리뼈^{대퇴골}의 길이다. 대체로 걷거나 뛰면서 신체를 움직이는 운동은 자기 체중으로 뼈와 근육을 자극하기 때문에 하체 엉덩뼈^{장골}의 양쪽 끝^{골단부}에 있는 성장판을 자극하는 효과가 크다. 그러므로 달리기나 구기 운동 같은 체중부하운동(자신의 체중을 이용해 뼈와 근육을 자극하는 운동)이면 어느 운동이나 성장판을 구성하는 연골세포의 분화와 증식, 성장을 도와주므로 키가 자라는 데 도움을 준다. 이와 함께 적절한 강도의 운동은 성장호르몬의 분비를 자극하여 성장을 촉진한다.

또 하나의 오래된 속설은 무거운 것을 들거나 중량을 이용한 근육운동을 하면 키가 크지 않는다는 믿음이다. 이러한 속설의 기원을 찾아보면, 지금부터 160여 년 전인 1860년대 독일의 카를스 호이터^{Charles Heuter}와 리하르트 폰 폴크만

Richard von Volkmann의 연구에서 시작되었음을 발견할 수 있다. 이들은 이 연구에서 토끼 뒷다리를 스테이플러로 압박하면 뒷다리가 더는 성장하지 않고, 압박을 풀면 다시 토끼의 뼈가 성장하는 현상을 발견하였다.

이 발견을 바탕으로 '뼈의 성장은 압박에 의해 저해되고, 압박의 감소와 늘림에 의해서 자극된다'는 원리가 알려졌고, 이후 '호이터와 폴크만 법칙Heuter & Volkman's law'으로 명명되면서 유명해졌다. 그런데 이러한 원리가 엉뚱하게도 무거운 것을 들면 키가 크지 않는다는 속설로 비약되어 널리 퍼지게 된 것이다.

이 연구에서는 일정 기간 지속적으로 뼈를 압박한 것이었다. 체육관에서 중량 운동을 할 때 뼈에 가해지는 리드미컬한 압박과는 완전히 다른 형태의 압박 스트레스다. 물론 성장기에 한쪽 어깨로만 무거운 가방을 메는 것과 같은 습관은 척추측만증척추옆굽음증의 위험을 높이므로 조심해야 한다. 또 어린 시기에 너무 과도한 중량을 반복해서 드는 형태의 운동 역시 성장판이 찢어지게 할 위험이 있다. 어린 시기의 성장판은 다른 뼈조직에 비해 상대적으로 손상을 입기 쉽기 때문이다.

그렇지만 계획적인 근력운동은 성장판에 적절하면서도 리

드미컬한 자극을 줄 뿐만 아니라 뇌하수체에서 성장호르몬의 분비를 촉진하는 최적의 자극이 된다. 결론적으로 중량을 드는 운동은 키 성장을 방해하는 것이 아니라 도움이 된다.

또 다른 오해는 어린 시기에는 살이 쪄도 나중에 키로 간다는 생각이다. 그러나 청소년기 비만은 성호르몬 분비 시기를 앞당기는 원인이 된다. 너무 이르게 분비되는 성호르몬은 성장판을 더 이른 시기에 봉합되도록 해서 결국 작은 키의 원인이 된다.

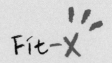

키 성장과 관련한 상식 OX 퀴즈

1. 키 크는 운동으로 줄넘기만 해도 된다: X

2. 농구를 하면 키가 큰다: X

3. 무거운 것을 드는 근육운동을 하면 키가 크지 않는다: X

4. 어릴 때는 살쪄도 다 키로 가니 괜찮다: X

　(정답 해설은 본문 참조)

어떤 운동이 키를 키우는 데 좋을까?

키를 결정하는 데는 다리 정강뼈와 넙다리뼈 길이가 중요하다. 그러므로 달리기나 구기 운동처럼 자기 체중을 이용해 뼈와 근육을 자극하는 운동은 키가 자라는 데 좋다. 이와 함께 적절한 강도의 운동은 성장호르몬 분비를 자극하여 더 빨리 자라게 돕는다.

8 | 내 몸엔 두 종류의 근육이 있다

어떤 사람은 100m 달리기를 잘하지만, 어떤 사람은 장거리달리기를 더 잘하는 이유는 무엇일까? 그러한 차이가 생기는 선천적 요인 중 하나는 근섬유의 구성이다.

근섬유를 구분할 때는 근섬유의 단백질 구조나 효소를 조직화학적으로 구분하는 방법을 주로 이용한다. 가장 일반적인 구분 방법은 신경 자극이 전달될 때 얼마나 빨리 수축반응을 일으키는지에 따라서 지근섬유^{slow twitch muscle fiber} 또는 Type I fiber(이하 '지근'으로 표시)와 속근섬유^{fast twitch muscle fiber} 또는 Type II fiber(이하 '속근')로 나누는 것이다.

지근은 속근에 비해 느린 수축반응을 일으킨다. 그 대신 모세혈관이 발달해 있고, 산소를 이용하여 에너지를 생산하는 미토콘드리아가 많으며, 근육세포 내에 미오글로빈^{myoglobin}(혈액 중 헤모글로빈과 비슷한 물질로 근육에서 산소를 받아들이는 역할을 한다)이라는 물질의 함량이 높다. 이 미오글로빈 함량이 많으면 붉은색을 띠게 되므로 지근을 적근^{赤筋}이라고도 한다. 지근은 산소를 이용하는 능력이 높아서 피로를 쉽게 느끼지 않으므로 지구력이 필요한 운동에 유리한 근육이다.

반면에 속근은 수축 속도가 빠른 특성이 있어서 큰 힘이나 순발력이 요구되는 운동에 적합하다. 그렇지만 모세혈관이 적게 분포되어 있고 미토콘드리아 수, 미오글로빈 함량은 적어서 산소를 이용하는 능력이 떨어지고, 지근보다 더 쉽게 피로를 느낀다. 속근은 미오글로빈이 적어서 백근^{白筋}이라고도 부른다. 한마디로 지근은 지구력 운동에 적합하고, 속근은 순발력 운동에 유리한 근육이다.

우리 몸에서 보통 척추를 잡아주거나 척추와 골반의 안정화에 도움을 주는 몸 안쪽 코어근육들에는 주로 지근섬유가 많이 분포되어 있다. 온종일 척추를 붙잡아 자세를 유지하도록 하는 근육은 쉽게 피로해지면 안 되기 때문이다. 그와는 다르게 큰 힘을 요구하거나 빠른 이동이 필요할 때 작용하는 큰가슴근^{대흉근}이나 장딴지근^{비복근} 같은 겉근육들은 속근섬유의 비율이 더 높다.

운동할 때는 힘을 쓰는 단계에 따라서 지근이나 속근이 동원되는 양상이 달라진다. 예를 들어, 걷거나 가볍게 조깅할 때는 지근만 동원된다. 그러나 속도를 올려서 달리면 속근이 참여하는 비율이 상대적으로 높아진다. 또 가벼운 물건을 들 때는 지근만 활성화하지만, 무거운 물건을 들수록 지근과 함께 속근이 참여하는 비율이 높아진다. 그리고 최대의 힘을 발휘할 때는 지근과 속근 모두 동원된다. 이처럼 운동할 때는 언제나 지근이 먼저 참여하는데, 이는 지근에 분포된 신경의 발화점이 속근에 비해 낮기 때문이다.

구조적 측면에서는 속근이 기계적인 스트레스에 더 취약한 단백질 구조로 이루어져 있다. 즉 근섬유가 수축을 일으키는 기본단위를 근절筋節이라고 하는데, 이 근절의 경계를 이루며 구조적 안정에 중요한 역할을 하는 제트라인Z-line은 지근이 두꺼운 반면에 속근은 더 가느다란 형태다. 그래서 기계적인 장력이 가해지면 속근의 미세구조는 더 쉽게 손상된다. 또 이 제트라인과 세포핵, 미토콘드리아 등을 연결하여 세포의 골격을 형성하는 데 중요한 역할을 하는 데스민desmin 단백질도 속근에서 손상에 더 취약한 특성을 보인다. 그래서 근육에 기계적인 장력(당겨지는 힘)이 발생할 때, 특히 중량운동이나 급격한 방향전환을 요하는 축구에서처럼 근육이 늘어나면서 힘을 발휘하는 신장성수축 형태의 운동을 할 때 속근이 상대적으로 더 쉽게 손상된다.

속근의 이러한 특성 때문에 근력운동 초기 6~10주 동안에는 속근이 먼저 발달한다. 중량 부하 운동은 결국 근섬유 미세구조의 손상을 유발하고 그 손상을 복구하는 과정에서 근육이 비대해지기 때문이다.

나이를 먹으면서 겪게 되는 노화는 속근이 지근보다 더 일찍 진행된다. 또 속근에는 세포핵과 함께 근세포의 줄기세포라 할 수 있는 위성세포 수가 줄어들어 손상이 있을 때 이를 복구하는 능력도 지근보다 떨어진다. 그래서 운동선수가 30세를 넘기면 해가 지날수록 지구력보다는 순발력 감소를 더 크게 느끼게 된다. 또 부상에서 회복하는 기간도 예전보다 길어지면서 은퇴를 결심하게 된다. 이러한 이유로 일반적으로 지구력이 많이 요구되는 종목보다 순발력이 요구되는 종목의 선수들이 더 일찍 은퇴하는 경향이 있다.

건강 측면에서 볼 때 나이를 먹으면서 중량을 드는 운동이 필요한 이유도 여기에 있다. 속근이 노화가 더 일찍 진행되는데, 걷는 것으로는 지근섬유만 활성화하고 속근섬유는 참여시킬 수 없기 때문이다. 유산소 형태의 전신운동은 심장이나 혈관 건강에 도움을 주고, 근력운동은 노화와 함께 진행되는 근육 손실을 막아주어서 근감소증의 위험을 막아준다.

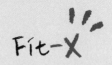

서른이 넘어가면서 순발력이 떨어지는 이유가 있다

우리 몸엔 지구력이 필요한 운동에 유리한 근육인 지근과 큰 힘이나 순발력이 요구되는 운동에 적합한 속근이 있다. 그런데 지근보다 속근이 노화가 더 일찍 일어나므로 나이 들수록 중량을 드는 근력운동을 해야 한다. 유산소 형태의 전신운동은 심장이나 혈관 건강을 돕고, 근력운동은 근육 손실을 막아 근감소증의 위험을 줄여준다.

9 | 활성산소 대비법, 운동과 빨주노초파남보

활성산소라는 용어를 한번쯤 들어보지 않은 사람은 없을 것이다. 그런데 활성산소가 몸에 나쁘다는 막연한 상식을 넘어 활성산소가 무엇인지 제대로 아는 사람은 많지 않다. 이 활성산소에 관한 사전적 정의에는 화학적 배경지식이 포함되어 있어서 쉽게 이해하기 어렵기 때문이다. 활성산소를 다른 말로는 반응성 산소종ROS, reactive oxygen species이라고도 한다.

간단히 설명하자면, 우리가 생명을 유지하기 위해 호흡을 통해 받아들이는 산소가 대사 과정에서 해로운 상태로 변한 것이 활성산소다. 들숨으로 우리 몸에 들어온 산소는 인체를 구성하는 여러 세포에서 필수적으로 이용된다. 더 구체적으로는 세포 내 소기관인 미토콘드리아에서 에너지를 생산하는 데 이용되며, 최종 과정에서 산소는 수소와 결합하여 물H_2O이 만들어진다.

그런데 이 과정에서 물이 되지 않고 독성을 갖게 된 산소가 바로 활성산소로, 우리가 호흡하는 산소의 약 2~3% 정도가 활성산소로 변해 세포 여기저기에 손상을 입힌다. 활성산소의 공격은 '산화적^{산화에 따른} 스트레스'라고 표현하며, 그로 인해 생긴 세포 구조나 물질 피해를 '산화적 손상oxidative damage'이라고 한다.

활성산소가 산화적 손상을 입히는 대표적인 부위는 세포막이다. 세포막은 세포에 필요한 물질은 받아들이고 대사물질을 내보내는 기능을 하므로 세포막이 손상되면 세포의 정상적인 기능에 문제가 생긴다. 산화적 손상은 세포핵에도 일어날 수 있다. 세포핵 안의 DNA가 손상되면 세포는 괴사하거나 돌연변이를 일으킬 위험이 높아진다.

세포 내 에너지 생성 공장인 미토콘드리아도 활성산소의 공격을 받는다. 특히 미토콘드리아의 DNA는 산화적 손상에 취약한데, 미토콘드리아 손상은 노화를 비롯한 여러 병리 현상의 원인으로 지목되고 있다. 당뇨병이나 비만한 사람은 지방세포 미토콘드리아가 변형되거나 기능이 저하되어 있는 경우가 많다.

그렇다면 활성산소는 몸에 필요 없는 해로운 물질일까? 사실 활성산소는 세포 내에서 신호전달 물질로 작용한다. 세포 내에서 세포증식이나 분화, 염증 억제, 세포자멸사apoptosis 신호 경로를 자극하는 메신저의 역할을 하는 것이다. 세포자멸사란 DNA 손상으로 돌연변이 위험이 있을 때 세포 스스로 죽음의 길을 택하는 것을 말한다. 만일 손상된 DNA를 수선하는 데 실패하거나 세포자멸사 과정이 정상적으로 진행되지 못하면 암이 발생할 수도 있다. 그러므로 적정량의 활성산소는 꼭 필요하다.

문제는 우리 몸의 방어 능력을 넘어서는 활성산소가 다량으로 발생하는 것이다. 활성산소를 발생시키는 요인은 오존이나 아황산가스 같은 공해물질, 과도한 자외선이나 방사선 흡수, 흡연, 살충제, 알코올, 중금속 축적, 심한 스트레스 등을 들 수 있다. 또 과식이나 체력 수준보다 너무 과도한 운동도 인체의 항산화 방어력을 초과하는 활성산소를 생성시킬 수 있다.

과도하게 생성된 활성산소는 세포 내 지질이나 단백질 변성을 초래하고, 이는 결국 비만, 당뇨, 치매, 동맥경화, 심장질환, 골다공증, 그리고 암 같은 병리 현상과 관련된다.

활성산소의 공격은 어떻게 막을 수 있을까? 평소 정기적으로 운동을 하면 항산화 효소가 활성화되어 산화스트레스에 대한 방어 능력이 상승한다.

물론 운동을 하면 일시적으로 활성산소가 더 많이 생성된다. 하지만 규칙적으로 적절하게 운동하면 인체는 똑같은 운동에 대해서 활성산소의 생성량을 점점 줄여나가는 적응 현상을 보인다. 그뿐 아니라 활성산소의 공격에서 세포를 보호하는 슈퍼옥사이드 디스뮤타제^{SOD, superoxide dismutase}, 카탈라제^{CAT, catalase}, 글루타티온 퍼옥시다제^{GPx, glutathione peroxidase} 같은 항산화효소를 더 많이 생산하여 인체의 항산화 방어 능력을 높여준다.

또 다른 활성산소 대처법은 음식으로 항산화 작용을 하는 영양소를 공급하는 것이다. 가장 바람직한 방법은 칼로리를 적정하게 섭취하고, 빨주노초파남보의 색깔이 있는 채소나 과일을 많이 섭취하는 것이다. 규칙적인 운동과 건강한 식생활이 활성산소의 발생과 제거를 적절한 수준에서 조절하여 건강을 지키는 최선의 방법이다.

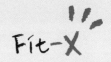

활성산소의 공격을 막는 법

첫째, 규칙적으로 운동하는 것이다. 운동을 하면 슈퍼옥사이드 디스뮤타제, 카탈라제, 글루타티온 퍼옥시다제 같은 항산화 효소가 더 많이 생산되어 인체의 항산화 방어 능력이 높아진다.

둘째, 음식으로 항산화 작용을 하는 영양소를 공급하는 것이다. 적정한 칼로리를 섭취하고, 빨주노초파남보의 색깔이 있는 채소나 과일을 많이 섭취하자.

10 | 기능적인 몸이 좋은 몸이다

'피트니스'라는 말은 이제 우리 일상에서 자주 보고 듣는 말이 되었다. '신체적성' 또는 '체력'을 뜻하는 '피지컬 피트니스physical fitness'를 줄여서 피트니스로 쓰게 된 것이다. 전에는 전문영역에서 사용하는 말이었지만, 이제는 누구나 쉽게 쓰고 있다. 피트니스의 원형인 '핏fit'은 '무엇엔가 잘 맞는(맞는다)' '적합한(적합하다)'이라는 뜻이다. 요즘은 '핏이 좋다'처럼 '옷에 몸이 잘 맞는다'는 뜻으로도 자주 쓰인다.

그렇다면 피트니스란 무엇에 적합한 몸을 갖기 위한 것일까? 여기에는 두 가지 측면이 있다. 하나는 기능적으로 우수한 몸이며, 다른 하나는 미적으로 멋있는 몸이다. 이 두 측면은 운동 훈련과 식이조절로 대부분 자연스럽게 만족시킬 수 있다.

그런데 이 두 가지가 항상 일치하는 것은 아니다. 겉으로는 매우 매력적으로 보이지만 기능적인 능력은 떨어지는 몸이 있다. 실례로 복부에 선명한 식스팩이 있지만 실제로는 굽은 등과 어깨통증에 시달리는 사람도 있다.

반대로 신체 능력은 우수하지만 외견상 그다지 매력적으로 보이지 않을 수도 있다. 최정상 수준의 무제한급 역도 선수나 씨름 선수가 그런 예일 것이며, 대표적으로 한때 이종격투기계를 호령한 표도르 선수를 들 수 있다.

요즘 피트니스 개념은 거의 미적인 측면에 편향되어 있으며, 피트니스 시장도 대부분 신체 디자인 관점에서만 접근한다. 즉 기능적인 측면은 상대적으로 매우 한정되어 있다.

그런데 우리는 인체의 기능적인 측면에 좀 더 주목해야 할 필요가 있다. 왜냐면 기능적인 몸을 추구하는 과정에서 더욱 많은 웰빙well-being 또는 삶의 질을 개선하는 효과를 기대할 수 있기 때문이다. 특히 편리와 안락함을 추구하는 현대의 생활 방식은 인체의 움직임을 매우 제한하며, 이는 결국 인체 기능의 쇠퇴로 이어지기 때문이다. 또한 이러한 기능적인 쇠퇴는 필연적으로 통증이나 질병으로 연결된다.

예를 들어보자. 우리는 일상생활 중에 팔을 어깨 위로 들어 올리는 동작을 얼마나 할까? 출퇴근 길에 대중교통을 이용하면서 버스나 지하철 손잡이를 잡을 때나 하품할 때를 뺀다면 말이다. 또 온종일 책상에 앉아 있는데, 이때 굽은 엉덩관절hip joint, 고관절을 펴는 동작은 얼마나 할까? 고작 몇 번 일어서서 매우 짧은 거리를 오갈 뿐일 것이다. 생각해보면 온종일 굽어 있던 엉덩관절을 의도적으로 펴거나 돌리는 동작은 한 번도 한 적이 없음을 깨닫게 된다.

평생 직장 생활로 바쁘게 지내며 별다른 운동을 하지 않다가 은퇴하고 나서야 비로소 산에 다니기 시작하는 사람들이 많다. 그나마 몸을 움직이니 다행스럽고 바람직하다. 실제로 이렇게 지내는 사람들에게서 나이는 더 먹었지만, 이전보다 더 건강해진 것 같다는 체험담도 자주 듣는다. 그러나 단순히 등산만 하는 건 기능적인 몸의 측면에서 보면 100점이 아니라 70점짜리다.

기능적인 몸은 잘 조직되고 목적이 분명한 운동을 해야 더 잘 만들 수 있다. 그저 뱃살을 뺀다든지 식스팩을 갖기 위해서 운동하는 것이 아니라 구체적으로 신체 기능을 개선하기 위한 운동을 찾아서 해야 하는 것이다.

사실 조금만 관심을 기울이면 기능적인 몸의 움직임을 개선하기 위한 운동법을 어렵지 않게 접할 수 있다. 요즘 유튜브 등에 넘쳐나는 운동 동작이나 훈련 방법 중에서 자신에게 맞는 것을 택하여 자신만을 위한 운동 프로그램을 만들어보길 추천한다.

특정한 스포츠를 배우는 것도 고려해볼 수 있다. 자신의 체력이나 선호도, 나이 등을 고려해 축구, 탁구, 배드민턴, 수영 등을 배우면 기능적인 몸을 갖기 위한 동기를 얻을 수 있다. 이때 단순히 운동 기술^{skill}만 배우는 것이 아니라 그 기술을 구현하기 위한 몸의 기능과 체력을 개선하는 과정에서 내 몸이 그 종목에 '핏'하게 된다.

운동을 하면서 가장 중요한 것은 다치지 않고 안전하게 하는 것이다. 운동하다가 부상당한다면 기능적인 몸이라는 목표는 자칫 물거품이 되고 만다. 기능적인 몸이 좋은 몸이다.

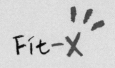

식스팩이 있지만 굽은 등과 어깨통증에 시달리는 사람도 있다?

피트니스를 미적 측면, 즉 신체 디자인 관점에서만 접근했을 때 생길 수 있는 현상이다. 신체 기능이 쇠퇴하면 우리 삶의 질이 나빠질 뿐만 아니라 필연적으로 통증이나 질병으로 연결된다.

피트니스란 기능적으로 우수한 몸이자 미적으로도 멋있는 몸이다. 운동과 식이조절로 자연스럽게 만족시킬 수 있으며, 특히 잘 조직되고 목적이 분명한 운동으로 신체 기능을 개선하면 더 핏한 몸을 만들 수 있다. 그것이 겉과 속 모두 건강하고 아름다운 몸을 만드는 방법이다.

11 | 물부터 마시고 운동하자

운동하면서 체온이 올라 몸이 더워지면 땀이 나면서 몸 안의 수분이 일시적으로 감소한다. 그러나 일정 기간 운동을 계속하여 적응하면 체내 수분량과 혈액량은 오히려 많이 증가한다. 이렇게 체내 수분량과 혈액량이 늘어나면, 우리 몸은 체온을 더 잘 조절할 수 있고 혈액의 점도가 낮아지면서 혈류 순환이 원활해지고, 대사 기능에도 좋은 영향을 미친다.

그런데 이런 적응 과정이 잘 이루어지려면 운동할 때 수분을 잘 섭취해야 한다. 예전에는 운동할 때 물을 마시지 말아야 몸이 단련된다고 생각한 적도 있었다. 그러나 그것은 전적으로 잘못된 생각임이 밝혀졌다.

또 운동하면서 갈증이 날 때만 물을 마시는 사람이 있다. 하지만 이것은 바람직하지 않다. 운동하다 갈증이 느껴진다면 혈액량이 상당히 감소한 것으로, 이러한 상태는 생리 기능과 운동능력에 이미 부정적인 영향을 미치기 때문이다.

갈증은 언제 느낄까? 혈액 중 수분량, 즉 혈장량plasma volume(혈액의 액체 성분으로 90%가 물)이 8~10% 정도 감소할 때야 비로소 뇌 시상하부에 있는 갈증중추가 자극을 받는다. 이처럼 혈액 중 수분이 감소하여 혈액 점도가 올라가면 혈관의 감각수용기가 감지하여 뇌 시상하부에 있는 갈증중추에 보고한다. 또 입 속이나 식도 점막이 마를 때도 감각기가 이를 감지하여 갈증중추에 보고한다. 그럴 때 우리는 비로소 갈증을 느끼고, 물을 마셔서 끈적거리는 혈액을 희석하고 싶은 욕구가 생겨난다.

문제는 이렇게 혈액량이 감소하여 갈증을 느끼기까지 시간이 꽤 걸린다는 점이다. 따라서 우리가 갈증을 느낄 때는 이미 혈액량이 상당량 줄어들었고 혈액도 끈적거리는 상태가 되었음을 의미한다.

이렇게 몸의 탈수가 어느 정도 진행되어도 운동하고 있는 근육혈관으로 혈액을 보내야 할 뿐만 아니라 체온조절을 위해 피부혈관으로도 혈액을 보내야 한다. 가뜩이나 줄어든 혈액을 피부혈관과 근육혈관에서 더 필요로 하니, 혈액량을 맞추기 위해 우리 몸은 심장을 더 빠르게 박동시켜서 혈액순환

속도를 높이게 된다. 심장이 더 큰 부담을 받게 되는 것이다.

그 결과 체온이 올라가고 피로물질이 많이 생성되며 근육에 저장된 글리코겐이라는 에너지원도 더 빨리 고갈된다. 운동선수라면 경기력이 눈에 띄게 낮아지는 원인이 되며, 일반인도 마찬가지로 운동을 하면서 피로를 많이 느끼는 상태가 된다.

그러므로 운동하거나 활동할 때는 물을 조금씩 적당히 마시는 것이 중요하다. 등산을 한다면, 산 정상에 다 올라가서 갈증이 느껴질 때야 비로소 물을 마시기보다는 등산하기 전과 산을 오르는 중간중간에 물을 적당량 마시는 것이 좋다. 더운 환경에서 오랜 시간 운동해야 하는 경우라면 물 400~500mL 정도를 운동하기 20~30분 전부터 조금씩 나누어 마신다.

너무 차가운 물을 한꺼번에 마시면 위경련 같은 소화기 문제가 발생할 수 있다. 그러므로 몸을 식히는 효과를 얻으면서도 소화기 문제를 예방하려면 물 온도는 8~10℃가 적당하다.

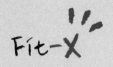

물은 갈증이 날 때만 마시면 된다?

아니다. 갈증을 느낄 때면 이미 우리 몸의 혈액량은 줄어들고 혈액은 끈적거리는 상태다. 체온이 오르며 심장은 부담스러워하고 피로가 생긴다. 운동하거나 활동할 때는 운동 전과 중간중간에 8~10℃의 물을 조금씩 적당히 마시는 것이 좋다.

12 목이 말라도 물을 벌컥벌컥 마시지 마라

대학 졸업 후 오랜만에 가본 초등학교 운동장이 기억 속의 크기보다 훨씬 작아 충격을 받은 적이 있다. 그 시절, 여름철 뜨거운 햇볕에도 아랑곳하지 않고 뛰어놀던 운동장이었다. 친구들 대부분이 학교 주변에 살아서 골목에서 놀다가도 학교 운동장으로 가는 일이 잦았다. 여름철이 되면 너 나 할 것 없이 피부가 시커멓게 그을린 모습이 빛바랜 사진에 남아 있다.

신나게 뛰어놀다 보면 땀범벅에 목이 타서 운동장 구석에 있는 수도꼭지에 입을 대고 물을 마시던 기억이 난다. 한참을 벌컥벌컥 물을 마시고 나면 별안간 주변이 빙글빙글 돌고 눈앞에 별 같은 것이 어른거린다. 도시의 아파트에 사는 요즘 아이들은 거의 경험하기 어려운 일일 것이다.

땀을 많이 흘린 상태에서 한꺼번에 물을 많이 마실 때 나타나는 이러한 증상을 '이차 탈수secondary dehydration'라고 한다. 혈액은 적정한 범위 내에서 일정하게 농도osmolality, 삼투질 농도가 유지되고 있는데, 갑자기 염분이 포함되지 않은 많은 물이 들어오면서 혈액 농도가 급격히 떨어지는 현상이다. 땀을 많이 흘려 수분과 염분이 몸에서 빠져나갔는데, 염분을 함께 섭취하지 않고 물을 다량으로 일시에 마시면 혈액이 갑자기 너무 묽어진다.

이처럼 혈액이 묽어지면 혈액량이 갑자기 다시 줄어드는데, 다음 두 가지 이유 때문이다.

첫째, 혈액이 많이 묽어지면 뇌하수체에서 분비되는 항이뇨 호르몬ADH, anti-diuretic hormone 분비가 억제된다. 항이뇨 호르몬은 콩팥에서 수분을 재흡수하는 비율을 높여 소변 생성량을 줄이는 작용을 한다. 그러므로 항이뇨 호르몬 분비를 멈추면 콩팥에서 여과한 수분을 혈관에서 재흡수하는 비율이 감소하면서 소변이 많이 만들어진다.

둘째, 혈액이 급격히 묽어지면, 삼투현상으로 인해 혈액 중 수분이 혈관 밖으로 나오게 된다. 삼투현상이란 물이 막을 통하여 물질 분자 농도가 낮은 곳에서 물질 분자 농도가 높은 곳으로 이동하는 현상을 말한다. 즉 갑자기 농도가 낮아진 혈액 중 수분이 혈관 밖 사이질 쪽으로 빠져나오는 것이다.

이처럼 수분이 급격하게 이동하면서 혈액량도 다시 감소하고 혈압도 일시적으로 급격히 떨어진다. 그래서 눈앞에 별이 돌아다니는 것 같은 어지럼증이 나타난다.

요즘 건강 또는 다이어트를 위해서는 물을 자주 마시는 것이 좋다고 널리 알려져 있다. 그렇다 보니 물을 너무 많이 마시는 경향이 있다. 더운 날 운동하면서 목이 말라서 한꺼번에 물을 벌컥벌컥 마시기도 한다. 하지만 물을 마실 때는 조금씩 씹어 먹듯 마시는 것이 좋다.

우리가 마신 물의 최종 목적지는 우리 몸의 세포 안이다. 물론 혈액 구성분으로서도 물은 중요하지만, 결국은 세포 안으로까지 물이 들어가야 한다. 뇌세포, 간세포, 근육세포, 피부세포 등 우리 몸을 구성하는 60조 개나 되는 모든 세포는 수분으로 채워져 있다. 그러므로 세포 안에서 일어나는 모든 화학반응은 결국 물속에서 물을 매개로 이루어진다. 물을 조금씩 마시면 장벽을 통해 흡수된 물은 혈액과 사이질액을 통해 세포 안으로 조금씩 이동하게 된다.

그렇지만 한꺼번에 물을 많이 마시면 앞서 설명한 대로 항이뇨 호르몬 분비가 중지되면서 수분이 소변을 통해서 급격히 체외로 배출된다. 대부분 물이 최종 목적지까지 도달하기도 전에 중간에 새어버리는 셈이다.

평소에 물을 조금씩 마시고, 운동하면서 땀을 많이 흘린 탓에 갈증을 빨리 해소할 필요가 있을 때는 염분이 조금 포함된 음료를 마시는 것이 좋다. 그러면 몸에서 빠져나간 전해질을 보충하면서도 삼투질농도가 급격히 떨어져서 일어나는 이차 탈수와 같은 문제를 예방할 수 있다.

땀을 많이 흘릴 것으로 예상되는 운동을 하게 된다면 특별히 목이 마르지 않더라도 운동 20~30분 전부터 물을 조금씩 마셔두는 것이 좋다. 운동 초기에는 세포 안으로 수분 이동이 증가하면서 에너지대사가 촉진되는데, 운동 전에 보충한 수분은 이러한 연쇄적인 수분 이동에 도움을 준다.

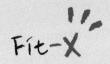

운동하면서 제대로 물 마시는 법

평소에 물을 조금씩 마시고, 운동하면서 땀을 많이 흘린 탓에 갈증을 빨리 해소해야 한다면 염분이 조금 포함된 음료를 마신다. 땀이 많이 나는 운동을 할 때는 운동 20~30분 전 별로 목마르지 않더라도 물을 조금씩 마셔둔다.

13 | 운동할 때 흘리는 땀과 사우나에서 흘리는 땀이 같을까?

    '땀'은 성실, 노력, 인내 같은 가치를 상징한다. "땀은 우리를 배신하지 않는다" 같은 말은 성실한 삶을 살아가려는 사람에게 위로와 영감을 준다.

    그렇다면 땀의 생리적 기능은 무엇일까? 체온이 어느 수준 이상 올라가지 않도록 열을 발산시키는 것이 땀이 하는 주요한 기능이다. 체온이 정상 범위(섭씨 36.5~37도)를 크게 초과하면, 인체를 구성하는 세포가 열로 인해 손상될 위험이 있다. 특히 열에 취약한 뇌세포가 영향을 받기 쉬우므로, 몸은 내부에 축적된 열을 효과적으로 방출하기 위해 땀을 배출한다.

    운동을 하면 체온 상승으로 인해 이런 현상이 심화된다.

    운동을 하면 근육세포는 탄수화물이나 지방 같은 연료를 활발하게 연소시킨다. 이렇게 연료를 연소시킬 때 발생하는 에너지의 약 75% 정도는 열에너지다. 근육은 이 열에너지를 제외한 나머지 에너지를 이용해서 움직인다. 그러므로 격렬하게 운동할수록 근육세포 안에서는 더 많은 열에너지가 발생한다. 이 열에너지는 결국 세포 바깥 간질액(세포 외 체액을 이루는 대부분의 액체. 세포에 영양분을 공급하고 노폐물을 제거하는 역할을 한다)을 데우고, 이어서 인접한 혈액으로 전달된다. 따뜻해진 혈액은 온몸을 순환하면서 심장을 포함한 온몸의 열을 올린다. 이렇게 몸의 중심 체온이 상승하면 열을 발산하기 위한 반응으로 피부혈관이 확장되고, 피부층 아래의 무수히 많은 땀샘에서 땀을 생성하여 내보내게 된다.

사우나에서 흘리는 땀도 운동할 때의 땀과 같은 땀일까?

사우나에서도 체온이 상승하며 땀이 나온다. 이때 우리는 심리적인 긴장 완화나 근육 이완, 온열 효과, 피부 혈류의 증가 등과 같은 긍정적인 효과를 기대할 수 있다.

그러나 땀을 흘리게 된 원인인 체온 상승 과정이 운동할 때와는 완전히 다르다. 운동할 때는 근육세포 내부에서 발생한 열에너지가 몸을 덥히지만, 사우나 시에는 외부의 더운 공기나 체온보다 높은 온도의 물이 피부를 통해 몸 안으로 열을 전달해 몸이 더워진다. 운동 중 땀은 체온을 발산하기 위한 단순한 반응으로 분비되기도 하지만, 근육수축, 신경계 전달, 호르몬 분비, 혈관 파동과 혈액 배분, 심장과 호흡계의 활동 같은 광범위한 변화가 함께 이루어진다.

따라서 똑같이 땀을 흘린다고 해서 사우나가 운동을 대신할 수는 없다. 물론 땀이 흐르는 현상 자체는 같지만, 운동 대신 사우나로 땀을 흘리면 된다고 여기는 것은 착각이다. 그렇게 착각하도록 만드는 것 중 하나는 땀을 통해서 몸 안의 노폐물을 제거한다는 막연한 믿음이다. 그러나 사우나 시 흘리는 땀으로 노폐물을 제거하는 효과는 기대할 수 없다.

운동 시 배출되는 땀이나 사우나 시 흘리는 땀의 성분 자체에 차이가 있는데, 각각의 경우 땀의 분비 속도가 확연히 달라서 이런 차이가 생겨난다.

온도가 높은 환경에서는 땀이 빨리 분비된다. 땀이 빨리 분비되면 땀샘관을 통과할 때 무기질이 재흡수될 짬이 없다. 그래서 땀에 무기질이 더 많이 함유되어 흘러나온다. 반면에 서서히 땀을 흘릴 때는 땀샘관 벽을 통과하면서 땀 속의 무기질이 재흡수되는 비율이 높아진다. 그래서 땀에 포함된 무기질 함량이 낮아진다. 그래서 땀의 분비 속도에 따라 땀 속에 포함된 무기질 함량에 차이가 나타나게 된다.

운동과 사우나를 할 때 흘리는 땀이 다른 또 다른 이유는 체온 상승 과정과 효과 면에서 차이가 있기 때문이다. 피로할 때 사우나를 해야 할까, 운동을 해야 할까? 필자는 두 가지 모두 필요하다고 말한다.

험한 산길이 산사태 때문에 차단되었다고 가정해보자. 인체에 비유하면 험한 산길은 피로를 부르는 일상생활이고, 산사태는 과로 상태가 발생한 것이며, 산길이 막힌 것은 과로에 따른 증상이나 질병이 나타난 것으로 비유할 수 있다.

산사태가 발생했을 때 차량 통행을 재개하려면 일단은 도로 위에 쌓인 돌과 흙무더기를 치워야 한다. 그렇게 해서 막힌 도로를 일단 개통시킬 필요가 있다. 사우나는 이처럼 막힌 도로의 흙과 바위 더미를 치우는 일에 비유할 수 있다. 하지만 한번 산사태가 난 곳은 지반이 매우 취약해진다. 또 폭우가 내리거나 지진이 일어나면 다시 산사태가 일어날 위험이 높다.

장기적으로 도로 통행의 안전을 확보하려면 어떻게 해야 할까? 산사태 방지 시설을 하여 사고가 재발할 위험을 낮추어야 한다. 그리고 우회도로를 설치해서 비상시에도 통행이 가능하도록 해놓아야 한다. 이렇게 구조적이고 근본적인 변화를 만들어내는 것을 운동에 비유할 수 있다.

만일 산사태가 발생할 때마다 근본 대책 없이 매번 도로에 쌓인 돌무더기만 치운다면 어떻게 될까? 결국 더 큰 산사태가 발생하면서 돌무더기를 치우는 임시방편만으로는 해결할 수 없게 될 것이다. 인체 역시 마찬가지다. 피로에 대한 근본적인 대처 없이 피로를 완화하는 임시방편에만 의존하면 거대한 피로의 쓰나미에 휩쓸릴 위험이 커진다.

땀을 흘리게 하는 근본 원인이 심장과 근육에서 비롯될 때 우리가 흘리는 땀은 더욱 높은 가치를 지닌다.

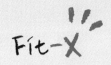

피로할 때 사우나를 해야 할까, 운동을 해야 할까?

두 가지 모두 필요하다. 산사태로 도로가 막혔을 때, 임시방편으로 도로 위에 쌓인 돌과 흙무더기를 치우는 것은 사우나를 하는 것과 같다. 또다시 산사태가 일어나지 않도록 방지 시설을 만들고 우회도로를 확보하는 등 장기적인 대책을 마련하는 일은 운동과 같다. 운동은 인체에 구조적이고 근본적인 변화를 일으킨다.

14 | 운동 후 단백질 보충,
언제 하는 게 좋을까?

운동할 때 단백질은 얼마만큼, 언제 섭취해야 하는지는 운동 목적과 운동량, 신체 상황에 따라 다르다. 신체활동을 많이 하지 않는 일반 성인 남녀의 일일 단백질 섭취 권장량은 체중 1kg당 0.8g이다. 체중 70kg인 사람이라면, 하루에 단백질을 56g 정도 섭취하라고 권장하는 셈이다. 참고로 시중에서 판매하는 닭가슴살 100g짜리 한 팩에는 단백질이 20~23g 정도 함유되어 있다.

체중 70kg 정도의 일반 성인 남자가 평소 일반적인 식사로 하루 2,300~2,700Kcal 정도의 열량을 섭취하고 있다면, 단백질 섭취가 부족할 가능성은 거의 없다. 또 하루 1,800~2,300Kcal의 열량을 일반적인 식사로 섭취하는 체중 58kg의 여성도 마찬가지다. 육류가 포함된 일반적인 식사를 하는 직장인이 퇴근 후 한두 시간 정도 운동하는 경우라면 단백질 보충제를 추가로 먹을 필요가 없다는 뜻이다.

그렇지만 신체활동 수준이 더 높아지면 단백질 수요량도 당연히 더 늘어나야 한다. 또 체중 감량을 위해 섭취 열량을 줄이는 경우라면 단백질을 좀 더 섭취해야 한다. 미 체력관리협회NSCA, National Strength and Conditioning Association에서는 지구력이 필요한 운동을 하는 선수에게는 하루에 체중 1kg당 1.4g의 단백질 섭취를 권장하며, 근력과 순발력이 요구되는 종목의 선수가 저항운동을 할 경우에는 체중 1kg당 1.6g의 단백질 섭취를 권장한다.

그러나 직업적인 선수가 아니고 단지 건강을 위해 피트니스센터에서 운동하는 일반 중년 성인이라면 정상적인 식사 외에 별도의 단백질 보충은 불필요하다. 단지 젊고 건강한 사람이 몸을 만들기 위해 높은 강도의 근력운동을 두 시간 내외로 한다고 가정하면, 운동 후 단백질 보충을 고려할 수도 있다. 그럴 때는 다음과 같은 방법으로 보충하자.

우선 운동 후 단백질 섭취에 따른 단백질합성 속도에 차이를 만드는 가장 큰 변수는 운동 전에 식사했는지와 식사한 후 운동할 때까지의 시간 간격이다.

초기 연구들은 대부분 공복 상태인 사람들을 대상으로

진행되었는데, 그로 인해 운동 후 단백질을 섭취하니 운동 근육에서 단백질이 합성되는 속도가 증가하였다는 결과들이 보고되었다. 특히 운동을 끝낸 후 최대한 이른 시간 내에 단백질을 섭취하는 것이 근육의 단백질합성에 유리하다는 결과였다. 즉 단백질합성에 유리한 특정한 시간을 의미하는 '기회의 창the window of opportunity'이 존재한다는 것이다.

공복 상태에서는 인슐린이 거의 분비되지 않고 운동을 끝낸 후에도 단백질 분해가 한참 동안 지속된다. 그러므로 운동을 끝내면 되도록 일찍 단백질과 함께 적정량의 탄수화물을 섭취하는 것이 근육 내 고갈된 글리코겐을 보충하고 인슐린 분비에 따른 순근육 단백질 균형NMPB, net muscle protein balance을 유지하여 근육을 회복하는 데 도움을 준다.

공복 상태로 운동을 마친 후 유청 단백질whey protein(우유의 고품질 단백질)을 섭취했을 때 혈중 아미노산과 인슐린 수준은 각각 운동 후 50분과 40분이 지났을 때 최고 수준에 도달한다. 즉 공복 상태에서 운동을 끝낸 후 되도록 이른 시간에 단백질을 섭취하는 것이 근육을 더 효과적으로 증가시킬 수 있다고 본다.

하지만 운동 전에 정상적인 식사를 했다면 이야기가 달라진다. 순근육 단백질 균형을 달성하는 데 필요한 인슐린 수준은 공복 상태 인슐린 수준의 약 3~4배인데, 이 정도의 인슐린 수준은 운동 전에 정상적인 식사를 하였다면 운동이 끝난 후까지 충분히 유지되기 때문이다.

연구에 따르면, 식사 후 4시간 이내에 운동할 경우, 운동 후 단백질 보충에 따른 시간 효과는 기대하기 어렵다(숀펠드 Schoenfeld 외, 2013). 예를 들어, 오후 1시에 점심을 먹고 오후 5시에 매우 힘든 운동을 두 시간 동안 하였다면, 근 손실을 걱정하며 재빨리 단백질을 보충하려고 애쓸 필요가 없다는 뜻이다.

결론적으로 식사 후 4시간 이상 지난 공복 상태에서 운동했다면 되도록 이른 시간에 식사나 보충제 형태로 단백질을 보충하는 것이 유리하며, 반대로 운동을 시작하기 4시간 이내에 식사를 마쳤다면 단백질 보충에 따른 근육 증가 효과는 기대할 수 없다.

공복 상태에서 운동한 후 근 손실을 예방하기 위한 차원에서 단백질을 섭취한다면 청년의 경우 약 20g만 섭취하면 된다. 그 정도 양으로도 단백질합성이 최대에 이른다. 노인의 경우에는 최대 단백질합성률에 도달하기 위해서는 그보다 많은 40g의 단백질을 섭취해야 한다.

    단백질 종류 가운데서는 유청단백질이 가장 좋은데, 세포 내에서 단백질합성에 주된 작용을 하는 효소인 엠토어^{mTOR}를 활성화하는 류신^{leucine}이라는 아미노산이 풍부하기 때문이다.

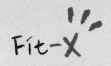

운동을 끝내면 무조건 단백질을 섭취하는 게 근육 증가에 좋다?

그렇지 않다. 운동 전 4시간 이내에 정상적인 식사를 했다면 운동 후 굳이 추가로 단백질을 섭취할 필요가 없다. 식사한 지 4시간 이상 지나 강도가 높은 운동을 장시간 했다면, 근 손실 예방 차원에서 나이에 따라 20~40g 정도 유청단백질 섭취를 권장한다.

15 | 운동 후 근육이 아플 때 어떻게 할까?

오랜만에 심하게 운동하거나 등산을 하고 나면, 하루나 이틀이 지나서 근육에 통증이 나타난다. 이렇게 운동한 당일에는 몰랐다가 뒤늦게 근육에 통증이 나타나는 현상을 지연성 근 통증DOMS, delayed onset of muscle soreness이라고 한다.

지연성 근 통증의 원인은 운동할 때 근육이나 힘줄의 미세구조가 손상되면서 백혈구가 손상 부위로 이동하고 이어서 염증 반응과 함께 근육 부종과 같은 통증 요인이 발생하기 때문이다. 이러한 근육이나 힘줄의 미세구조 손상은 근육세포 내에 많이 존재하는 크레아틴 분해효소CPK, creatine phosphokinase(크레아틴키나제. 근육에 존재하여 근수축을 위한 에너지를 즉각적으로 생산하는 반응을 일으키는 효소) 등이 혈액 중으로 유출되는 현상을 통해서 확인할 수 있다.

지연성 근 통증이 나타났을 때 어떻게 하는 것이 좋을까?

이를 운동을 하지 말라는 경고로 받아들여야 할까? 아니면 더 열심히 몸을 움직여야 할까?

　대부분 연구는 이 경우 적절한 운동을 하는 것이 오히려 통증을 완화해주며 빠르게 회복하는 것을 돕는다고 보고한다. 즉 지연성 근 통증은 일반적인 근육 파열과는 달리 근육의 미세구조에서 발생하는 것으로, 같은 운동을 반복해도 더 이상 손상되지 않도록 하는 적응 현상이 나타난다. 이를 '반복 바우트repeated bout 효과'라고 한다. 반복 바우트 효과는 단순히 통증을 완화하는 데 그치지 않고, 손상으로 인한 부종, 근력 감소, 운동 범위 제한 등의 증상을 완화하는 데에도 기여한다(미네토Minetto MA, 2019).

　하지만 실제로 근섬유 파열로 인한 부상이라면, 이를 지연성 근 통증으로 착각해 치료를 늦추면 안 된다.

　지연성 근 통증은 근육을 움직일 때 타는 듯한 통증이 나타나지만, 근섬유 파열은 더욱 날카로우며 참기 힘든 통증이 지속되는 특징이 있다. 지연성 근 통증은 보통 운동 후 24시간에서 48시간이 지난 다음 나타나지만, 근섬유 파열은 운동하는 중이거나 운동 직후에 바로 나타난다. 지연성 근 통증은 대부분 일주일 이내에 해소되며 스트레칭 등이 도움을 주지만, 근섬유가 실제로 파열되었을 때는 스트레칭을 하면 상태가 오히려 악화하기 쉽다.

또 지연성 근 통증을 관절 부위가 삐거나 그로 인한 인대와 연골 손상, 또는 활액낭염(관절 주변의 '윤활주머니'에 통증과 부종을 유발하는 염증) 등과 혼동해서도 안 된다. 이러한 종류의 손상이 나타났을 때는 먼저 염증과 통증을 치료해야 한다.

지연성 근 통증을 예방하는 가장 좋은 방법은 운동 전후에 스트레칭과 함께 준비 및 정리운동을 충분히 하고, 허벅지나 종아리 보호대calf sleeve 등을 사용하는 것이다. 또 마사지나 온열 찜질 등을 해주고, 운동 중이나 운동 후 '전해질이 포함된 음료(이온 음료나 생리식염수 등)'를 마시는 것이 좋다.

"운동 피로는 운동으로 풀어야 한다"는 말이 언제나 맞는 말은 아니지만, 지연성 근 통증의 경우에는 가만히 쉬기보다 적절한 운동을 하는 것이 좋다. 그래야 통증이 줄고 피로에서 빨리 회복할 수 있다. 물론 반복 바우트 효과를 기대하며 통증을 무조건 무릅쓰고 운동하면 좋지 않으니 운동 강도를 단계적으로 높이는 지혜가 필요하다.

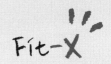

지연성 근 통증과 근섬유 파열로 인한 부상을 잘 구별하자!

지연성 근 통증의 특징

근육을 움직일 때 타는 듯한 통증이 나타난다.

보통 운동 후 24시간에서 48시간이 지난 다음 통증이 있다.

대부분 일주일 이내에 해소되며, 스트레칭 등 가벼운 운동이 회복에 도움을 준다.

근섬유 파열의 특징

지연성 근 통증보다 날카롭고 참기 힘든 통증이 지속된다.

운동하는 중이거나 운동 직후에 바로 나타난다.

염증과 통증 치료를 받아야 하며, 스트레칭이나 운동을 하면 상태가 악화하기 쉽다.

16 | 운동중독이 무섭다고요?

운동할 때 우리 몸의 뇌하수체 전엽^{前葉}에서는 마약보다 수십 배나 진통 효과가 높은 내인성 오피오이드^{opioid} 호르몬이 분비된다. 오피오이드는 아편에서 유래한 진통 효과가 있는 약물군을 말한다. 대표적으로 베타엔도르핀^{β-endorphin}이나 엔케팔린^{enkephalin}, 그리고 엔도카나비노이드^{endocannabinoid}와 같은 호르몬이다.

이들 호르몬은 신체의 염증이나 손상 부위에서 올라오는 통증 신호를 중간에서 차단하여 통증을 잠시 잊게 해준다. 운동에 따른 이러한 진통 작용을 운동성 무통증 효과^{EIA, exercise-induced analgesia}라고 한다. 그뿐만 아니라 뇌의 고위영역(전두엽, 측두엽, 후두엽 등 고등 인지 기능과 관련된 역할을 담당하는 뇌의 영역)에도 영향을 미쳐 기분이 고양된 상태를 맛보게 해준다. 운동중독은 이와 같은 러너스 하이를 맛본 사람이

거듭해서 그 상태를 추구하다가 빠지게 된다고 알려져 있다.

운동중독이 되면 하루라도 운동을 거르면 몸이 쇠약해질 것 같은 강박증이 나타난다. 그래서 다리에 염좌(인대가 늘어나거나 찢어지는 것)가 있어 절대 안정을 취해야 하는데도 진통제를 먹거나 그 부위에 압박붕대를 감고 운동하기도 한다. 또 바깥엔 비가 몰아치고 자신은 감기에 걸린 상태인데도 우비를 입고 나가서 운동하는 무리수를 두기도 한다. 이와 같은 운동중독에 대해 알고 경계해야 한다. 운동도 절제가 필요한 것이다.

그렇지만 정말 운동중독에 빠지는 사람은 그야말로 드문 사례에 불과하다. 연구들을 보면, 철인삼종경기나 크로스핏처럼 극도로 높은 강도로 운동하는 사람 중에서도 운동중독에 해당하는 비율은 5% 미만인 것으로 밝혀져 있다. 운동을 매우 좋아하고, 일상의 운동 루틴에 대해 다소 강박적인 성향이 있다고 해서 그것을 운동중독이라고 하지는 않는다.

오히려 운동은 마약과 같은 약물중독에서 벗어나도록 도움을 주는 매우 효과적인 방법이다. 알코올이나 코카인, 암페타민 같은 약물중독이나 도박중독은 도파민과 깊은 관련이 있다.

도파민은 어떤 자극에 대해 도취감이나 기쁨 등의 정서적 반응을 일으키는 작용을 하기에 쾌락 호르몬이라고도 부른다. 도파민은 특정한 행위를 하거나 외부 자극을 받을 때 기분이 좋아지게 하는 뇌의 보상 체계를 구성한다. 그러나 과도하게 생성되면 중독 증세를 일으키는 원인이 되기도 한다. 뇌에 자극이 없을 때와 비교해 흡연이나 알코올중독, 마리화나, 코카인이나 암페타민 등은 도파민 수준을 두 배에서 열 배 이상 증가시킨다.

뇌가 강렬한 '도파민 샤워(냉수 샤워 후 도파민이 급증하는 현상에서 유래한 말)'를 일단 경험하면 또다시 그 경험을 하고 싶은 강렬한 유혹에서 벗어나기 어렵다. 그래서 "한 번도 경험해보지 못한 사람은 있어도 한 번만 경험한 사람은 없다"는 말이 생겼을 것이다. 약물이나 도박에 따른 쾌감을 반복해서 경험하면, 뇌에서는 도파민수용체dopamine receptors의 수가 점차 감소하는 현상이 나타난다. 그러면 똑같은 용량의 약물이나 자극으로는 같은 쾌감을 얻지 못하게 되어 점차 더 많은 양의 약물과 자극을 원하게 된다.

마침내 중독되면 도파민수용체는 더욱 줄어들고 뇌의 보상 체계는 완전히 망가진다. 도파민수용체가 감소하면서 일상의 음식이나 영화 관람, 섹스, 대화 등으로는 즐거움을 얻을 수 없게 되고, 모든 일에 시큰둥해지는 일이 벌어진다. 점차 사회적으로 고립되고 인간관계를 정상적으로 이어가기 어려워지며 건강을 잃고 돈과 자유뿐만 아니라 종국에는 삶 자체를 잃어버리는 결과로 이어진다.

운동할 때도 도파민 수준이 증가한다. 물론 코카인을 흡입할 때만큼은 아니다. 코카인을 흡입하거나 암페타민을 먹을 때는 운동할 때보다 각각 2.5배와 8배 이상 도파민이 분비된다. 그런데 이와 같은 아편계 약물에 의존하면 도파민수용체가 점차 감소하지만, 정기적으로 운동하면 도파민수용체 수가 오히려 증가한다. 운동의 이러한 작용 때문에 약물중독 재활 프로그램에서 운동 프로그램은 약물중독의 재발을 막는 매우 효과적인 치료 방법으로 활용되고 있다.

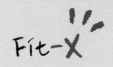

약물중독, 도박중독, 운동중독 등 모든 중독은 같다?

그렇지 않다. 모든 중독은 뇌의 도파민 호르몬 수준과 관계있다. 하지만 약물이나 도박중독은 반복해서 경험할 때 뇌의 도파민수용체가 감소해 점점 더 많은 약물과 자극을 원하게 되고 일상의 모든 일과 인간관계, 건강 등 삶 자체를 잃게 된다. 하지만 정기적인 운동은 뇌의 도파민수용체 수를 오히려 증가시켜 삶을 행복하게 만든다. 중독재활 프로그램에서 운동은 여러 중독의 재발을 막는 매우 효과적인 치료 방법으로 활용된다.

17 | 성관계는 근 성장이나 운동능력을 감퇴시킨다?

다음은 영화 〈록키〉의 한 장면. 일생일대의 타이틀매치를 앞두고 새로운 사랑에 빠지게 된 록키 발보아에게 트레이너인 미키는 이렇게 말한다.

"여자는 다리를 약하게 해.Women weaken legs."

고대 그리스나 로마 시대부터 운동선수들은 경기에 앞서서 맺는 성관계를 금기시해왔다. 이러한 생각은 오늘날까지도 이어지고 있어서 프로팀이나 국가대표 감독은 큰 시합을 앞두고 선수들에게 금욕을 요구하기도 한다. 물론 중요한 경기에 배우자나 애인을 동반하지 않도록 하는 것은 단순히 성관계에 따른 생리적 영향 때문이 아니라 경기에 대한 정신적 집중도가 떨어질까 우려하여 내리는 결정일 수도 있다.

어쨌든 성관계와 운동능력의 관계는 많은 사람이 궁금해하는 주제다. 그런데 이에 관해 진지한 과학적 관심을 갖게 된 지는 그리 오래되지 않았으며, 실제로 얻을 수 있는 데이터도 매우 제한적이다.

많은 운동선수나 보디빌더는 성행위가 운동능력을 저하시키거나 근육 형성에 방해가 되지는 않을까 고민한다. 이러한 걱정은 아마도 경험에서 비롯된 것이겠지만, 성행위 후 느껴지는 이완감과 졸림 현상이 신체를 일시적으로 나른하게 만들고 다리 힘을 풀리게 하여 운동능력을 감소시킬 수 있다고 보는 게 일반적인 인식이다.

성관계 직후 이러한 신체 변화가 나타나는 이유는 뇌하수체에서 옥시토신oxytocin이 대량으로 분비되기 때문이다. 옥시토신은 몸을 더욱 이완시켜 관계 전보다 신체가 약해진 느낌이 들게 한다. 성관계를 앞두거나 관계 중에는 도파민과 아드레날린 분비가 증가하여 각성 상태에 이르지만, 마친 직후에는 옥시토신 외에도 프로락틴prolactin 분비가 증가한다. 프로락틴은 욕구 감소, 기분 저하, 두통과 함께 테스토스테론 분비를 줄여 일시적으로 무기력함을 느끼게 할 수 있다. 이것이 바로 운동 전에 성행위를 피해야 하는 근거가 될 수 있다. 왜냐하면 옥시토신과 프로락틴 등의 영향과 테스토스테론의 감소로 운동에 대한 집중력이 떨어지고 투지 역시 줄어들

수 있기 때문이다.

하지만 다행히도 이런 상태는 오래 지속되지 않는다. 섹스 후에 호르몬 수준이 평소 상태로 돌아오는 데는 3~4시간 정도 걸리는 것으로 밝혀졌다.

한편, 성관계나 자위행위가 근 성장에 어떤 영향을 미치는지에 대해서는 단 1g의 근 손실조차 두려워하는 이른바 '헬스에 미친 사람'들에게는 큰 관심사가 아닐 수 없다. 물론 사정할 때 정액을 통해서 배출되는 단백질량은 무시해도 될 정도로 적다. 정상적인 일일 단백질 필요량으로 따지면 극소량에 불과하기 때문이다.

여기서 오히려 고려해야 할 것은 남성이 사정할 때 정액을 통해 아연^{Zn}이 배출된다는 점이다. 정자의 생산과 발달에 필수적인 영양소인 아연은 남성호르몬인 테스토스테론 수준과 밀접한 관련이 있다. 따라서 극단적인 예겠지만, 빈번하게 성행위를 하면서 적절한 영양을 통해 아연을 보충하지 않으면 테스토스테론 수준이 감소하고, 그 결과 성적 욕구가 감소하는 것은 물론이고, 근육 형성에도 불리하게 작용할 수 있다. 아연은 굴, 조개, 간, 피칸, 캐슈너트, 잣, 맥아 등을 통해 섭취할 수 있다.

실제로 어느 정도 빈도로 성관계를 할 때 아연이 부족해지고 그로 인한 테스토스테론 수치도 줄어드는지는 밝혀내기 어려운 문제다. 아마도 매우 극단적인 경우를 제외하고는 대부분 아연과 테스토스테론이 심각하게 감소하지는 않을 것이다.

혈중 테스토스테론 수치는 더 강한 성적 욕구와 관련 있으며, 근육 등 제지방량除脂肪量(체지방을 제외한 근육, 뼈, 장기 등 신체 무게) 형성 능력을 나타내는 중요한 지표가 된다. 따라서 테스토스테론 수치가 높을수록 근육 형성이 더 빠르게 이루어질 수 있다. 즉 테스토스테론은 성적 욕구와 밀접하게 연관돼 있을 뿐만 아니라 근 성장과 발달을 예측할 수 있는 인자로, 체내 테스토스테론 수치가 높다는 것은 근 성장 잠재력이 더 크다는 것을 의미한다고 볼 수 있다.

남성의 경우, 성행위 빈도가 증가할수록 성적 욕구도 더 높아지는 경향이 있다. 그러나 성행위를 쉬는 기간이 길어지면 처음에는 성적 욕구가 증가하지만, 시간이 지남에 따라 그 욕구는 점차 감소한다. 즉 성행위 빈도가 줄어들면 시간이 지나면서 성적 욕구 역시 점차 줄어드는 패턴을 보인다.

잘 알려진 바와 같이 저항운동은 혈중 테스토스테론 수

치를 상승시키며, 테스토스테론은 성적 본능을 높이고 근육 형성에 중요한 역할을 한다. 비록 성행위와 근력 간의 관계를 본격적으로 들여다본 연구는 많지 않지만, 발렌티^{Valenti}의 2018년 연구를 통해 이 주제를 살펴볼 수 있다.

발렌티는 이 연구에서 20대 중반의 건강한 남성 12명을 대상으로, 성관계를 가진 후 12시간이 지난 상태와 성관계를 하지 않은 상태에서 등속성 근력isokinetic muscle strength(관절의 움직임이 일정한 상태에서 근력을 최대로 발휘하는 장비로 측정된 근력)을 비교했다. '무릎 신전 및 굴곡 근력(무릎을 펴고 구부리는 힘)'을 측정한 결과, 성관계 유무에 따른 등속성 근력의 차이는 나타나지 않았다.

오래전 미국 케이블TV 프로그램인 〈스포츠 사이언스 Sports Science〉는 전 세계 복싱 챔피언인 크리스 버드Chris Byrd를 대상으로 흥미로운 실험을 진행했다. 일주일 동안 부부관계를 한 후와 하지 않은 상태에서 버드의 운동능력을 비교 측정하는 실험이었다.

그 결과, 운동 중 심박수는 분당 180회로 차이가 없었으나, 스쾃으로 측정한 근력과 펀치력은 부부관계를 했을 때 더 높아졌다. 또한 그의 혈중 테스토스테론 수치는 부부관계를 하지 않았을 때보다 약 20% 증가한 것으로 나타났다. 성관계가 이처럼 긍정적인 영향을 미칠 수 있는 이유는 첫째, 숙면에 도움을 주고, 둘째, 경기 전 불안감을 완화하며, 셋째, 테스토스테론 분비를 증가시키도록 자극을 준 덕분으로 해석되었다.

그러니 성행위가 근육 형성에 방해가 될 것이라는 걱정은 접어두어도 좋다. 다만 성행위 후 너무 짧은 시간 내에 운동이나 경기를 하거나 수면이 부족하면 이차적인 문제가 발생할 수 있으니 주의해야 한다.

요약하자면, 선수가 경기를 앞둔 상태이거나 근육 형성을 목적으로 운동할 때 성관계나 자위행위를 한다면, 적어도 5시간의 간격을 두면 영향을 받지 않는다. 단, 너무 잦은 성관계로 정기적인 운동 스케줄에 영향을 미친다면 근 성장에 부정적인 영향을 줄 수 있다. 또한 영양 관리 측면에서, 정확하게 말하면 테스토스테론 관리 차원에서 성관계 빈도가 잦다면 식사를 통해 아연을 충분히 섭취하는 것이 바람직하다.

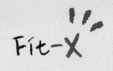

"성관계는 다리를 약하게 해." 진실 또는 거짓?

거짓이다. 성관계 후 근력과 혈중 테스토스테론 수치는 더 증가한다. 성관계가 긍정적인 영향을 미치는 이유는 잠을 푹 잘 수 있도록 도움을 주고, 불안감을 완화해주며, 테스토스테론이 더 많이 분비되도록 자극하기 때문이다.

11

살 빼며 건강 잡는

다이어트 운동

1 | 중요한 건 몸무게가 아니라 몸매

다이어트의 궁극적인 목표가 보기 좋은 몸매를 갖는 것이라고 하더라도, 신체를 건전하게 구성하기 위한 노력이 필요하다. 즉 몸에 체지방이 많으면 체지방을 줄이고, 근육량이 적으면 근육량을 늘리는 양방향의 노력을 해야만 몸매라는 목표를 달성할 수 있다.

지방조직은 크게 피하지방과 내장지방으로 나눌 수 있으며, 일부 적은 양이 등허리 쪽 척추 뒤에 '복막후지방'으로 존재한다. 피하지방은 온몸에 걸쳐서 피부 아래 근육 사이에 존재하는 지방이다. 내장지방은 복부와 가슴안의 내장들 사이에 존재하는 지방을 말하며, 주로 위와 창자를 덮고 있는 그물망 조직에 저장되어 있는 지방이다.

우리가 살을 뺀다고 할 때, 그 '살'은 바로 내장지방과 피하지방을 뜻한다. 그런데 진짜 목표를 깜박 잊어버리고 체중계에 나타나는 숫자에 일희일비하는 사람이 많다. 수분이나 근육이 줄어들어 체중계 숫자가 낮아졌는데 이를 보며 기분 좋아하거나, 실제로 체지방은 감소했지만 근육과 수분량이 늘어나 체중계의 숫자가 변화가 없는 것을 보고 실망하기도 한다.

우리는 인터넷을 비롯한 온갖 매체를 통해 '2주 만에 5kg 책임 감량' 같은 엄청난 광고를 쉽게 접한다. 사실이라면 매우 획기적인 방법일 것이다. 그러나 이렇게 단기간에 체중을 줄여주겠다고 하는 광고일수록 신뢰해서는 안 된다. 또 특정한 식품이나 식이요법으로 체중을 쉽게 감량할 수 있다는 광고는 장삿속 사탕발림에 불과한 경우가 대부분이다.

레슬링, 복싱, 격투기 선수 같은 체급별 운동선수는 체중에 민감하다. 특히 경기를 앞두면 이들 대부분은 매우 짧은 기간에 체중을 감량한다. 경기 하루 전인 계체량 날까지 단 5~7일 만에 5~10kg의 체중을 줄이기도 한다. 그 정도의 체중을 줄이는 데 길어도 2주를 넘기는 경우는 드물다.

이들 대부분이 운동량을 늘리기도 하지만, 그보다는 식사량을 대폭 줄이고 시합 날이 다가오면 땀복이나 사우나를 이용해서 수분을 배출하는 방법으로 체중을 감량한다. 어떻게 그토록 단기간에 체중을 그만큼 줄일 수 있을까? 지방을 빼는 것은 분명 아니다. 왜냐면 직업적인 체급별 선수들의 체지방률(전체 체중에서 체지방이 차지하는 비율)은 대부분 10% 이내의 매우 낮은 수준이어서 더 뺄 지방이 몸에 남아 있지 않기 때문이다. 예를 들어, 체중 70kg인 선수의 체지방률이 평균적인 수준인 8%라고 가정하면, 몸속 지방량은 5.6kg에 불과하다.

사실 이들이 단기간에 체중을 감량할 수 있는 것은 몸 안의 수분을 배출하기 때문이다. 여기에 더하여 금식을 하면 근육에 저장된 글리코겐이 감소하는데, 그로 인해 글리코겐과 1:3의 비율로 결합한 수분이 추가로 배출되어 이것만으로도 체중 몇 kg이 더 감소한다.

단련되고 근육량이 많은 선수는 일반인보다 몸에 수분이 훨씬 많아서 이렇게 단기간에 체중을 줄이는 데 유리하다. 지방조직은 약 20% 정도의 수분만을 함유하고 있지만, 근육조직의 수분 함유량은 약 70% 정도다. 따라서 몸에 체지방이 적고 근육량이 많은 사람일수록 체내 수분이 더 많아 수분 배출을 통해 더 쉽게 체중을 감량할 수 있다.

계체량을 통과한 바로 다음 날에 경기가 있다면 계체량이 끝난 후 곧바로 음식과 수분을 섭취하여 경기에 대비하는데,

놀랍게도 경기를 앞두고 거의 감량 전의 체중으로 돌아간다.

이는 선수처럼 체중을 줄여서는 다이어트 효과가 전혀 없다는 의미다. 그런 방법을 다이어트를 위해 따라 한다면 몸은 탈수 상태에 빠져서 매우 큰 생리적 부담을 받게 되고, 혈전이 발생하여 급성 심근경색증이나 뇌졸중의 위험도 높아진다. 간혹 한 주 또는 한 달 정도의 짧은 기간에 체중을 많이 줄인 것을 다이어트 성공의 무용담처럼 이야기하는 것을 보면 속으로 걱정이 앞선다.

다이어트의 가장 궁극적인 목적은 체중계 위의 숫자가 아니라 '몸매'라는 것을 다시 강조한다. 다이어트의 목표를 체중에 두는 사람들은 찜질방이나 사우나를 다니며 체중을 빼려고 하거나, 해마다 찾아오는 유행성 다이어트법을 맹신하게 된다. 목표를 잘못 잡으니 방법도 잘못되는 것이다. 그러다 보니 사우나에서 땀을 뺀 다음 체중계 위의 숫자를 보고 일희일비하는 일이 생긴다.

또 무조건 끼니를 굶거나 극단적인 원푸드 다이어트one-food diet('고구마 다이어트'처럼 특정 한 가지 음식만 섭취하는 다이어트법)로 일시적으로 체중이 빠진 것에 고무되었다가 금세 다시 돌아간 몸무게를 보고 처절한 실망감을 맛보게 된다. 체지방이 아니라 일시적으로 제지방이나 수분을 빼서 체중을 줄인다면 몸은 더욱 살찌는 체질로 변할 뿐이다.

그러므로 다이어트를 하는 본래 목적은 몸무게 자체가 아니라 '몸매'임을 잊지 말아야 한다. 체중은 몸매를 좋게 하기 위한 참조 값일 뿐이며 궁극적인 목적은 아니다. 몸매를 멋지게 보이기 위해서는 건강한 체구성, 즉 적절한 체지방과 근육량이 필요하다. 목표를 제대로 인식할 때 더욱 건강하고 장기적이며 요요현상이 일어나지 않는 다이어트를 할 수 있다.

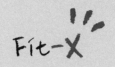

몸무게를 빼는 것이 다이어트가 아니다?

그렇다. 몸무게는 몸매를 좋게 하기 위한 참조 값일 뿐이다. 다이어트의 진짜 목적은 몸무게 자체가 아니라 건강하고 좋은 '몸매'여야 한다. 우리가 빼려는 살은 바로 내장지방과 피하지방이며, 다이어트는 몸에 넘쳐나는 체지방을 줄이고, 부족한 근육량을 늘려 멋진 몸매를 만드는 것임을 잊지 말자.

2 | 다이어트 전쟁에서 이기는 방법

흔히들 다이어트를 전쟁으로 표현한다. 그만큼 승리를 위해서는 욕구와의 치열한 싸움이 수반되며 굳건한 의지가 필요하다. 그런데 무엇과의 전쟁일까? 우리에겐 '살과의 전쟁'이라는 말이 익숙하지만, 생리적으로 말하자면 '인슐린 저항성 insulin resistance'과 '렙틴 저항성leptin resistance'과의 전쟁이다. 그런데 이 싸움을 순전히 우리 의지에만 맡겨서는 승리할 확률이 높지 않다. 전쟁에서 이기려면 현재 내 몸에서 전선을 형성하고 있는 적군의 실체를 바로 이해해야 한다.

살이 찌는 가장 주된 원인 중 하나가 인슐린 저항성과 렙틴 저항성이다. 쉽게 말해, 몸에서 인슐린과 렙틴이라는 호르몬이 나와도 그 효과가 제대로 나타나지 않으면 살이 쉽게 찌는 것이다.

먼저 인슐린은 췌장이자에서 식사할 때 분비된다. 음식을 먹으면 혈당 수준이 올라가면서 인슐린 분비를 자극하는 것이다. 인슐린은 혈당을 세포 안으로 들여보내는 역할을 한다. 세포막에는 혈당이 들어가는 문이 있는데, 인슐린은 이 문을 열어주는 열쇠와 같다. 근육세포, 지방세포, 간세포, 피부세포 할 것 없이 인슐린이 문을 열어야 혈당이 세포 안으로 순조롭게 들어갈 수 있다.

그런데 어떤 이유로 인슐린이 분비되어도 혈당이 세포로 잘 들어가지 못하는 경우가 생긴다. 열쇠가 제대로 작동하지 못해 문이 열리지 않는 것이다. 여기에는 유전적 요인도 작용하지만, 운동 부족과 비만, 특히 복부비만이 가장 큰 원인으로 작용한다. 그렇게 되면 췌장에서는 점점 더 많은 열쇠, 즉 인슐린을 만들어 이 문제를 해결하려 한다. 이처럼 인슐린을 많이 만들어도 혈당이 세포 안으로 잘 들어가지 못하는 상태를 '인슐린 저항성'이라고 한다.

인슐린 저항성이 지속되면 결과는 두 가지로 나타난다. 하나는 혈액 중에 늘어난 인슐린이 더 많은 혈당을 지방으로 전환하여 지방조직에 저장한다. 이렇게 되면 점점 지방조직이 발달하게 되고 비만해진다. 비만은 그 자체로 인슐린 저항성을 더 악화시키고, 이에 따라 지방조직이라는 에너지 저장 창고는 더욱 확장되는 결과로 이어진다.

또 다른 나쁜 결과는 이러한 악순환의 과정에서 췌장의 인슐린 분비 기능이 점점 감퇴하여 당뇨병으로 진행되는 것이다. 즉 인슐린 저항성이 진행되면서 계속해서 인슐린을 생산하던 췌장의 베타세포$^{\beta\text{-cell}}$는 마침내 인슐린 생산 기능을 상실하게 된다. 나중에는 마치 마른 수건에서 물을 짜내듯 인슐린 생산량이 줄어들다가 마침내 완전히 분비를 멈추게 되는 것이다. 이렇게 되면 결국 식사할 때마다 인슐린주사나 인슐린펌프에 의존해야 하는 인슐린 의존형 당뇨병이 된다.

한편, 렙틴 호르몬은 지방조직에서 분비된다. 원래 렙틴은 뇌의 식욕 중추에서 식욕을 억제하고 포만감을 느끼게 하는 역할을 한다. 즉 식사하고 나서 지방조직에 에너지원이 저장되기 시작하면, 지방조직에서는 렙틴을 분비하기 시작한다. 많은 양의 에너지원이 들어올수록 지방조직에서는 더 많은 렙틴을 분비하여 뇌의 식욕 중추를 억제한다. 그런데 비만한 사람은 지방조직도 비대해져 있으므로 렙틴 분비도 만성적으로 증가하고, 그로 인해 혈액 중 렙틴 수준이 오히려 높아진다.

이렇게 되면 시상하부에 있는 렙틴 수용체의 렙틴 민감도가 떨어지고, 이를 만회하려고 지방조직에서는 더 많은 렙틴을 생산하게 된다. 이러한 상태를 '렙틴 저항성'이라고 한다. 렙틴 저항성이 있으면 많이 먹어도 포만감을 잘 느끼지 못하니 식욕이 잘 억제되지 못하고 더욱 살이 찌는 악순환을 일으킨다.

결국 다이어트의 성패는 이 두 가지 저항성을 낮추는 것에 달려 있다. 물론 먹는 것을 건강하게 조절하면서 운동하는 것이 최선의 방법이다. 그런데 한 가지 꼭 알아야 할 점이 있다. 짧은 기간에 무리하여 체중을 줄였더라도 원래 체중으로 돌아가는 것은 순식간인데, 그 이유는 렙틴 저항성과 인슐린 저항성이 해결되지 않았기 때문이다.

이 두 가지 저항성 문제를 해결하기 위해서는 적어도 6개월 동안은 생활 습관의 근본적인 변화를 위해 노력하는 것이 중요하다. 그중에서 가장 좋은 방법은 운동을 꾸준히 하는 것이다. 정기적인 운동과 함께 단순당류의 섭취나 야식 또는 과식하는 습관을 고치는 것이 큰 도움이 된다. 또 수면 부족이 되지 않도록 하고, 규칙적으로 생활하는 습관을 들이는 것이 이 저항성과의 전쟁에서 이기는 최선의 방법이다.

결론적으로 다이어트는 인슐린 저항성과 렙틴 저항성과의 전쟁이다. 이 전쟁에서 이긴다면 다이어트는 분명히 성공한다.

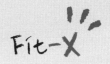

비만이라는 적군의 실체를 알아야 다이어트 전쟁에서 이길 수 있다

살이 찌는 생리적 배경에는 인슐린 저항성과 렙틴 저항성이 있다. 인슐린 저항성으로 더 많은 혈당이 지방으로 바뀌어 지방조직에 저장되고, 렙틴 저항성으로 포만감을 잘 느끼지 못해 식욕 폭발로 더욱 뚱뚱해지는 악순환이 일어난다.

두 가지 저항성 문제를 해결하고 다이어트에서 승리하려면 적어도 6개월 동안은 생활 습관을 근본적으로 변화시키고 이를 유지해야 한다. 특히 꾸준히 정기적으로 운동하면서 단순당류의 섭취나 야식 또는 과식하는 습관을 고치고, 충분히 자고 규칙적으로 생활하는 습관을 들이는 것이 좋다.

3 ｜ 운동으로 비만 유전자 스위치를 끌 수 있다

"물만 먹어도 살이 찐다"고 말하는 사람들이 있다. 맞는 말은 아니지만, 살이 잘 찌는 체질의 사람들이 늘 내뱉는 푸념이다. 과연 살을 찌게 하는 유전적 요인은 있는 걸까? 그 가능한 요인을 몇 가지 소개하면 다음과 같다.

인체에는 지방을 연소시켜서 열을 발생시키는 갈색지방조직BAT, brown adipose tissue과 지방을 저장하는 역할을 하는 백색지방조직WAT, white adipose tissue이 있다. 갈색지방이 우리 몸에 있는 지방을 소모하는 역할을 하는 반면, 백색지방은 우리 몸이 사용하고 남은 열량을 중성지방 형태로 저장하며 위치에 따라서 피하지방과 내장지방을 이룬다. 갈색지방조직이 활성화하는 현상은 우리 몸이 추위에 노출되었을 때 볼 수 있는데, 몸에서 열이 나게 해 체온을 유지하려는 반응이다.

근육이 아직 발달하지 않아 몸을 떨어서 열을 발생시킬

수 없는 신생아들에게는 가슴 흉골, 겨드랑이, 어깨뼈(견갑골) 부위에 갈색지방조직이 약 150g 정도 있다. 이 갈색지방조직엔 교감신경이 많이 분포되어 있고, 미토콘드리아 수도 많으며, 미토콘드리아 내막에서 열에너지를 생성시키는 효소인 UCP-1$^{uncoupled\ protein\ 1}$도 많다.

그런데 비만한 사람은 추운 날씨에 노출될 때 열적외선으로 보면 갈색지방이 마른 사람에 비해 잘 활성화하지 않는 현상을 발견할 수 있다. 이는 비만한 사람은 인체의 열 생성 반응이 감퇴되어 있으며, 이것이 비만의 한 원인이라는 점을 말해준다.

그 외에도 베이지색을 띠는 지방세포$^{beige\ adipocyte}$가 비교적 최근에 발견되었다. 베이지색 지방세포도 갈색지방과 마찬가지로 열 생성 작용을 하며 주로 피하지방조직에서 발견된다. 베이지색 지방세포는 백색지방조직 내 전구세포(특정한 세포로 분화할 가능성이 있는 미성숙 세포)에서 분화하는데, 이때 추위에 노출되거나 교감신경의 자극을 받으면 활성화되는 PRDM16$^{PR\text{-}domain\text{-}containing\ 16}$ 유전자가 매우 중요한 역할을 한다는 사실이 밝혀졌다. 즉 베이지색 지방세포의 전구세포는 이러한 특정 자극을 받을 때 베이지색 지방세포로의 분화가 촉진되는 것이다.

연구들에 따르면, 쥐를 대상으로 인위적으로 PRDM16 유전자를 제거했을 때 베이지색 세포로의 분화가 억제되고 지방세포의 섬유화가 촉진되는 현상을 볼 수 있었다. 또 PRDM16 유전자 변이를 일으킨 쥐들은 비만해지고 인슐린 저항성과 지방간이 진행되는 현상을 보였다. 그뿐만 아니라, PRDM16이 없는 쥐에서는 피하지방이 내장지방처럼 변하면서 열을 만드는 기능이 줄어들었고, 염증을 일으키는 유전자의 활동이 증가했으며, 지방조직에 면역세포인 대식세포가 많이 모이면서 염증이 심해졌다(마카도Machado, 2022).

결론적으로 PRDM16은 백색지방의 갈색화browning에 필요하며, 지방세포 내 미토콘드리아에 존재하는 UCP-1을 포함하는 건강한 피하 지방조직의 기능을 유지하는 데도 매우 필요한 유전자로 볼 수 있다.

또 한 가지, 식욕과 관련하여 밝혀진 중요한 유전자는 제16번째 염색체에 위치한 FTOfat mass and obesity-associated protein 유전자다. 대표적인 비만 유전자로 알려진 이 유전자에 특정 변이가 일어난 사람은 식사를 마친 후에도 그렐린ghrelin 호르몬이 잘 줄어들지 않는 것으로 나타난다. 그렐린은 위에서 30분 간격으로 분비되며 배고픔을 느끼게 하는 호르몬으로 음식을 먹어 위가 차면 더는 분비되지 않아야 하는데, 그렇지 않게 된 것이다.

또 다른 식욕 관련 호르몬으로 지방조직에서 분비되는 렙틴^{leptin}이 있다. 렙틴은 지방조직에 일정량의 에너지원이 들어오면, 지방조직 세포에서 생산·분비하여 뇌의 식욕 중추를 억제하는 작용을 한다.

초기 연구에서 렙틴을 생산하지 못하는 유전자 변이가 있는 'ob/ob형(두 개의 대립유전자가 모두 돌연변이)' 생쥐가 극도로 뚱뚱해지는 것을 발견하였다. 이러한 발견은 렙틴을 보충하면 비만을 해결하는 길이 열릴 것이라는 희망을 불러일으켰다. 그러나 곧 비만한 사람은 오히려 혈액 중 렙틴 농도가 높은 상태임이 밝혀졌다. 결국 사람의 경우에는 렙틴 분비에 문제가 있는 것이 아니라, 뇌의 시상하부에 있는 렙틴 수용체와 원활하게 결합하지 못하는 게 문제이며, 이는 유전적 소인으로 인해 발생할 수 있음이 밝혀진 것이다.

그래도 위안이 되는 점은 이러한 유전의 영향력을 운동으로 어느 정도 줄일 수 있다는 것이다. 몇몇 연구들은 운동을 하면 근육에서 분비되는 아이리신^{irisin}이라는 호르몬이 백색지방조직에 있는 전구세포의 갈색화를 촉진하며, 운동은

FTO 유전자 변이의 영향력을 감소시킨다는 것을 보여준다 (라히미Rahimi, 2024).

비만 유전자의 스위치는 운동과 식사 습관, 수면 같은 환경적 요인에 의해 켜질 수도, 꺼질 수도 있다.

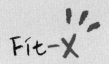

운동은 비만 유전자 스위치를 조절할 수 있다!

운동할 때 근육에서 나오는 아이리신 호르몬은 지방조직에서 포도당과 지질 대사를 조절하고, 백색지방조직이 갈색지방조직으로 전환될 수 있도록 촉진한다. 운동은 대표적인 비만 유전자인 FTO 유전자 변이의 영향력을 감소시킨다.

4 | 나이 들며 변한 체형, 괜찮을까?

나이를 먹으면서 인체 대사에서 나타나는 뚜렷한 변화는 기초대사량이 줄어드는 것이다. 기초대사량이란 생존에 필요한 최소한의 에너지 소비량으로, 대략 일일 에너지 소비량의 3분의 2를 차지한다. 기초대사량이 줄어들면 체형이 변하는데, 몸에 지방이 붙고 근육이 빠진다.

지방은 주로 몸통 부위에 축적되며 특히 복부의 내장지방이 증가하면서 당뇨병이나 심장질환, 뇌졸중과 같은 만성 퇴행성 질환에 걸릴 위험이 커진다. 게다가 나이를 먹으면서 성장호르몬 분비도 지속적으로 줄어들고, 남성호르몬인 테스토스테론 분비도 감소하면서 근육량, 특히 하체의 근육량이 줄어든다. 배는 볼록해지면서 엉덩이와 다리는 가늘어지는 ET형 체형이 되기 쉬운 것이다.

근육의 질 측면에서도 특히 순간적으로 강한 힘을 내는

속근의 감소가 더 뚜렷하게 나타나 근력이나 순발력 같은 체력 요소가 더 빠르게 감퇴하는 현상을 볼 수 있다.

이렇게 근육이 현저하게 감소하는 현상을 '사르코페니아sarcopenia' 또는 '근감소증'이라고 한다. 사르코페니아는 그리스어로 '근육'을 뜻하는 사르코sarco와 '상실'을 뜻하는 페니아penia를 합친 용어다. 사르코페니아는 노화나 영양결핍이 원인이 되어 근육량과 근력이 병적으로 저하된 상태를 가리키는데, 노년기에 잘 나타난다.

사르코페니아는 인슐린 저항성과 깊은 관련이 있다. 인슐린 저항성이란 인슐린에 작용하는 세포막 인슐린 수용체의 민감도가 떨어져 인체의 조직 세포들이 혈당을 잘 받아들이지 못하는 현상을 뜻한다. 즉 식사하면서 높아진 혈당이 세포 내로 잘 들어가지 못하면서 고혈당 상태가 지속되며, 이를 해소하기 위해 인슐린이 더욱 과잉 분비된다. 너무 많은 인슐린은 고지혈증을 일으키는 원인이 되고, 마침내 고혈당 상태가 제대로 조절되지 않는 상황에 이르면 혈관이 손상되기까지 한다.

고혈당으로 심장혈관이나 경동맥 같은 큰 혈관이 손상되면, 관상동맥질환이나 뇌졸중이 생길 수 있다. 망막이나 신장의 혈관, 또는 발가락 부위의 작은 혈관이 손상되면 당뇨성 백내장이나 신부전, 당뇨성 괴저와 같은 심각한 합병증으로 발전하기도 한다. 그러므로 나이를 먹으면서 달라지기 시작한 체형의 변화는 단순히 외모의 문제를 넘어서 삶의 질과 직결된 심각한 문제로 받아들여야 한다.

이러한 노화 과정을 늦추고 인생의 늦은 나이까지 활기찬 생활을 영위하기 위해 필요한 가장 기본적인 체력 요소가 바로 '근력'이다. 연구에 따르면, 젊은 시절에 운동한 경험이 없는 사람일수록 근력이 더 빨리 손실되는 현상이 나타난다. 이렇게 근력이 손실되기 시작하면 결국 인생 후반기에 '장애 역치'를 더 빨리 맞이하게 된다. 장애 역치란 다른 사람의 도움이 없이 자기 스스로 생활할 수 있는 최소한의 근력 수준을 의미한다.

장애 역치가 일찍 나타나면 다른 사람의 도움 없이는 혼자 외출하여 쇼핑이나 영화 관람을 할 수 없고, 산책할 수도 없으며, 심하면 화장실도 혼자 갈 수 없어 삶의 질이 현저히 떨어질 수밖에 없다. 이는 개인 삶의 측면에서도 큰 문제이지만, 국가적인 측면에서도 복지 및 의료재정에 커다란 부담을 지우게 된다. 세계적으로도 가장 빠른 고령화 과정을 겪고 있는 우리나라로서는 이 문제에 더 큰 경각심을 가져야 할 이유가 여기에 있다.

또한 요즘 들어 우려되는 현상도 있다. 젊은 층에서 다이어트가 크게 유행하면서 잘못된 방법으로 쉽게 체중을 줄이려는 사례가 많다는 점이다. 겉모습만 중시하는 외모지상주의 풍조 속에서 잘못된 건강 및 다이어트 상식이 퍼지고 이를 맹신하면서 위험한 다이어트를 되풀이하는 사람이 많다.

예를 들면, '운동 없이 쉽게 살을 뺀다'는 말에 현혹되어 무조건 굶거나 원푸드 다이어트를 하고, 심지어 살 빼는 약에 의존하는 다이어트를 반복하는 동안 점점 건강을 잃고 몸은 저근육형 비만 체형으로 변하게 되는 것이다. 이런 체형을 가진 사람들을 이른바 '토피TOFI, thin outside, fat inside족'이라고 부르기도 하는데, 겉으로는 말라 보이지만 실제로는 몸 안에 체지방이 많은 체형을 가진 사람을 뜻한나.

그러므로 한 살이라도 덜 먹었을 때 평생 즐길 수 있는 운동 습관을 한두 개 정도는 들여야 한다. 나이 먹을수록 근력을 유지하기 위해 더욱 의도적으로 노력할 필요가 있다. 갱년기 이후 몸통 부위에 체지방이 늘어나고 팔다리가 가늘어지는 체형의 변화가 서서히 진행되기에 무심히 넘어가기 쉽지만, 이를 노년기 삶을 위협하는 신호로 받아들이고 관심을 기울여야 한다.

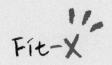

나이 들며 나타나는 체형 변화는 경계해야 한다?

그렇다. 체형 변화는 단순히 외모의 문제가 아니다. 기초대사량이 감소하면서 복부 내장지방 증가로 당뇨나 심장질환, 뇌졸중과 같은 만성 퇴행성 질환에 걸릴 위험이 커진다. 근육과 근력은 노화 과정을 늦추고 인생의 늦은 나이까지 활기차게 삶을 즐길 수 있는 기본 체력 요소다. 근력이 사라지고 체형이 변화하는 것을 삶의 질과 직결된 심각한 문제로 받아들여야 한다.

5 | 살찌고 빠지는 순서가 있을까?

이번에는 꼭 성공하겠다고 마음을 단단하게 먹고 석 달여 전에 다이어트에 돌입한 40대 중반의 기현 씨. 십여 년 가까이 변하지 않던 바지 사이즈가 드디어 줄었다. 입고 있던 바지가 이제는 헐렁하다. 새 바지를 사러 갈 생각을 하면서 내심 흐뭇한 미소를 띤다.

기현 씨는 최근 몇 년 사이에 올챙이배처럼 뱃살이 볼록 나오면서 조금만 빨리 걸어도 금세 숨이 차오르고 가슴이 두근거리는 현상을 경험 중이다. 그런 와중에 병원 정기검진에서 혈액 중 중성지방이 많고, 혈당 수치도 높아서 체중을 줄여야 한다는 진단을 받아 다이어트를 시작하게 되었다.

저녁 모임을 끊고 간식도 줄이며 열심히 운동한 끝에 볼록하던 뱃살이 전보다 눈에 띄게 줄고 허리둘레도 줄었다. 아직 식스팩이 생기지는 않았지만, 거울 속 자기 모습을 기분 좋게 바라보게 되었다.

그런데 어제 오랜만에 길에서 마주친 한 지인의 말이 자꾸 마음에 걸린다. 그는 기현 씨를 보자마자 놀라면서 걱정스러운 표정으로 이렇게 말했다.

"어디 아프세요? 얼굴이 아주 안돼 보여요."

요즘 몸에 대한 자신감을 조금씩 찾아가고 있던 기현 씨는 지인의 말이 적잖이 신경 쓰였다. 체중을 더 줄이기로 목표를 세웠던 기현 씨는 다이어트를 계속해야 할지 고민하게 되었다.

다이어트를 하는 사람들은 기현 씨와 같은 상황을 종종 겪는다. 다이어트로 더 건강해졌을 텐데 왜 아픈 사람처럼 보이는 걸까?

그 이유는 우리 몸에 살이 찌거나 빠질 때 부위별로 일정한 패턴을 보이기 때문이다. 부위별로 일정한 패턴을 보인다는 말은 체중이 변할 때 신체 각 부위에 지방이 쌓이거나 빠지는 방식이 특정한 규칙을 따른다는 뜻이다. 예를 들어, 어떤 사람은 체중이 늘면 주로 복부에 지방이 쌓이고, 체중이 줄면 얼굴이나 팔부터 살이 빠질 수 있다.

살이 찔 때 인체 부위별로 체지방이 분포하는 패턴은 성별과 인종, 나이, 식습관과 스트레스의 영향을 받는다. 특히 성별에 따라 영향을 많이 받는 부분이 다른데 그 이유는 성호르몬 때문이다. 여성의 경우에는 여성호르몬인 에스트로겐의 영향으로 엉덩이나 넓적다리 부위에 체지방이 발달하기 쉽다. 남성은 테스토스테론의 영향을 많이 받다 보니 허리와 복부에 지방이 더 많이 축적된다.

체지방이 빠질 때는 몸 전체의 피하지방층이 얇아지는 방식으로 진행된다. 그러나 양파 껍질이 바깥쪽부터 일정하게 벗겨지는 것과는 달리, 체지방은 몸 전체에서 균일하게 빠지지 않는다. 특정 부위에서 다른 부위보다 더 많이 빠질 수 있다.

신체의 특정 부위에 지방이 더 많이 붙는 이유는 지방조직에 있는 아드레날린성 수용체adrenergic receptor(교감신경계의 신호를 전달하는 단백질로 아드레날린과 노르아드레날린 같은 신경전달물질과 결합한다)의 종류가 다르기 때문이다. 아드레날린성 수용체는 주로 베타수용체와 알파수용체가 있는데, 베타수용체가 많은 부위에서는 지방분해가 쉽게 일어나고, 알파수용체가 상대적으로 많은 부위에서는 지방축적이 더 쉽게 일어난다. 이러한 수용체의 분포와 수효는 에스트로겐 같은 성호르몬과 유전의 영향을 많이 받는다.

온몸에서 피하지방이 빠지는 패턴을 살펴보면, 가장 최근에 지방이 축적된 부위에서 더 먼저 빠지는 경향을 보인다. 지방분해가 이루어지면서 가장 나중에 지방이 축적된 부위에서 맨 먼저 지방이 빠져나간다. 그리고 가장 먼저 지방이 축적된 부위는 가장 나중에 빠진다.

기현 씨의 경우, 몸통과 팔다리, 그리고 얼굴 순으로 지방이 축적되었는데 빠질 때는 역순으로 체지방이 빠져나간 것이다. 즉 얼굴 부위의 체지방이 먼저 빠지면서 얼굴에 주름이 잡히고 탄성을 잃어 마치 병색이 있는 것처럼 보이게 된 것이다.

하지만 이런 현상에 대해 조금도 실망할 필요가 없다. 꾸준한 운동과 식사 조절로 체중을 감량하면서 한편으로는 균형 있게 영양을 섭취하려고 노력하다 보면 결국에는 얼굴색이 더욱 건강하게 변하게 된다. 피하지방과 더불어 내장지방이 빠지면서 혈당과 중성지방 수치가 낮아지고, 염증 수치도 낮아지면서 건강이 전반적으로 좋아지기 때문이다.

한 가지 염두에 두어야 할 점은 체중을 단기간에 빨리 빼려고 금식에만 의존하면 기현 씨에게 나타난 것과 같은 문제를 피할 수 없다는 것이다. 그러나 식사 조절과 운동을 통해 건강한 방법으로 체중을 줄이면, 결국 건강한 얼굴빛을 갖게 된다.

체중을 줄인 기현 씨는 바지를 새로 사는 '즐거운 지출'을 해야 하지만, 그보다 더 값진 소득은 건강을 얻은 것이다. 그러므로 얼굴이 안되어 보인다고 해서 실망하며 다이어트를 중단할 필요가 없다.

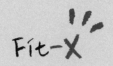

살이 찔 때도 살이 빠질 때도 순서가 있다?

그렇다. 살이 찔 때는 몸통, 팔다리, 얼굴 순으로 찐다. 살이 빠질 때는 그 역순, 얼굴, 팔다리, 몸통 순이다. 다이어트로 살이 빠졌을 때 얼굴이 아픈 사람처럼 보이는 것은 체지방이 빠질 때 얼굴부터 빠지기 때문이다. 하지만 꾸준히 운동하고 균형 잡힌 식사를 하면 결국에는 아름다운 얼굴색을 갖게 된다. 피하지방과 내장지방이 빠지면서 혈당과 중성지방 수치가 낮아지고, 염증 수치도 낮아져 온몸 건강이 좋아지기 때문이다.

6 | 근육 스스로 움직이지 않으면 체지방은 줄지 않는다

요즘 방송이나 여러 건강 관련 매체에서 뱃살 빼는 기기를 홍보하거나 광고하는 걸 종종 본다. 그런 기기 중에는 그냥 복부 둘레에 차고만 있어도 복부 부위를 진동시키거나 전기로 자극하기도 한다. 크리스티아누 호날두 같은 유명한 축구 선수가 모델이 되어 그러한 기기를 자신의 멋진 복근 둘레에 차고 나오니 눈길이 가면서도 한편으로는 그 무모한 상업주의에 혀를 차게 된다.

이처럼 자신은 가만히 있어도 기기가 근육을 움직이게 하는 방법으로 특정 인체 부위의 지방을 제거할 수 있을까?

그럴 수 없다. 그럴 수 있다고 믿는 것은 환상일 뿐이다. 그런 기기는 근육을 일시적으로 이완시키거나 수술 이후 재활 목적으로 사용하기는 하지만, 체내 에너지 소모라는 측면에서 보면 매우 비효율적이다. 이런 기기로 지방을 제거할 수 있다는 오해는 근육의 구조와 기능에 대한 기본 지식이 없어서 빚어진다.

근육은 무수히 많은 근세포로 이루어져 있다. 이 근세포는 기다란 실 모양이어서 근섬유라고도 한다. 우리가 근육을 움직이는 건 근육 안에 있는 무수히 많은 근섬유가 수축 운동을 해서 나타나는 결과다. 하나의 근육 안에 얼마나 많은 수의 근섬유가 동시에 수축하는지에 따라 그 근육이 발휘하는 힘의 수준이 결정된다.

그런데 하나의 근섬유에는 길이가 변하는 특성이 있는 여러 모양의 단백질이 있다. 이 단백질들은 수축하는 성질이 있어 수축성단백질이라고 한다. 이 단백질들이 실린더 모양으로 가지런히 배열되어 있으며, 상호작용으로 근섬유는 길이가 짧아지는 운동을 한다. 다시 말해서 하나의 근섬유 안에 있는 수축성단백질들의 상호작용 때문에 근섬유 길이가 짧아지는 수축 운동이 일어나고, 무수히 많은 근섬유가 동시에 수축하여 하나의 근육이 수축하면서 몸을 움직이게 한다

생체가 사용하는 에너지는 ATP^{Adenosine Triphosphate, 아데노신 삼인산}(모든 생명체, 즉 동물과 식물, 심지어 미생물이 사용하는 에너지원으로 '에너지의 현금'으로 불린다)로, 이 에너지는 이 수

축성단백질이 상호작용하는 과정에 쓰인다. 우리가 능동적으로 근육을 움직이면, 몸에서는 ATP라는 에너지를 사용하여 수축성단백질의 상호작용으로 수많은 근섬유의 수축 작용이 일어난다. 하나의 움직임을 만들어내기 위해 수십만 개에 이르는 근섬유가 동원되는 것이다. 그뿐만 아니다. 주도적인 움직임을 만들어내는 근육 외에도 그 움직임을 도와주거나 대항하는 근육도 에너지를 쓰게 된다.

또 근육을 능동적으로 움직인다는 것은 대뇌부터 근육까지 신경전달이 계속해서 이루어지는 것을 의미하며, 이 과정에서도 역시 많은 에너지가 사용된다. 더구나 단순히 신경-근육계만 작용하는 것이 아니라 심장혈관계, 호흡계, 내분비계 등이 함께 관여하여 에너지 소비 수준이 높아진다. 그만큼 에너지 소모량은 막대해진다.

하지만 근육을 직접 움직이지 않은 채 전기자극이나 진동 같은 수동적인 방법으로 동원할 수 있는 근섬유 수는 얼마 되지 않으며, 몸의 실제적인 움직임으로도 연결되지 않는다. 근육의 부분적 수축에 따른 움직임 자체도 인체의 다른 계통과 상호작용하며 일어나지 않는다. 따라서 에너지 소모는 기대하기 어려우며, 설혹 에너지가 소모된다고 해도 무시해도 좋을 정도로 아주 미미한 수준에 불과하다.

그러므로 인체 어느 부위든지 체지방을 감소시키는 최선의 운동은 되도록 온몸의 큰 근육을 사용하는 것이다. 그런 운동은 대체로 신체를 이동시키는 운동으로 걷기, 조깅, 수영, 사이클, 배드민턴 등이 있다.

명심하자. '근육이 스스로 움직이지 않으면 에너지가 소모되지 않고, 에너지가 소모되지 않으면 지방도 연소되지 않는다.'

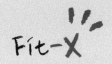

전기자극이나 진동하는 기기를 몸에 부착하기만 해도 뱃살이 빠진다?

그럴 수 없다. 근육 스스로 움직이지 않으면 에너지가 소모되지 않고, 에너지가 소모되지 않으면 지방도 연소하지 않아 뱃살은 그대로다.

능동적으로 근육을 움직여야 몸의 에너지를 쓰게 되며, 대뇌부터 근육까지의 신경전달도 계속 이루어지면서 많은 에너지가 사용된다. 게다가 단순히 신경-근육계만 작용하는 것이 아니라 심장혈관계, 호흡계, 내분비계 등이 함께 관여하여 에너지 소비 수준이 높아진다. 온몸의 큰 근육을 사용하는 걷기, 조깅, 수영, 사이클, 배드민턴 등의 운동은 체지방 감소 효과가 크다.

7 | 체지방, 특히 내장지방 변화를 체크하며 운동하자

과거엔 대부분 문화권에서 적당히 나온 배와 풍성한 몸을 부유함과 높은 신분의 상징처럼 여겼다. 그러나 요즘 체지방은 더는 그러한 대접을 기대하지 못하게 되었다. 오히려 몸에서 한사코 제거해야 할 악당 취급을 받는다. 인류의 역사가 시작된 뒤로 체지방이 이처럼 천덕꾸러기 취급을 받은 적은 없었다.

남자와 여자 각각 약 4%와 12% 정도의 필수지방을 포함한 적정량의 체지방은 생존에 꼭 필요하다. 체지방은 생리 조절과 체온 유지를 돕는다. 그러나 지방이 필요 이상으로 과도하면 문제가 발생한다.

몸무게에서 지방이 차지하는 비율을 체지방률이라 하는데, 이 체지방률이 남자의 경우 25%, 여자는 30%를 넘을 때 비만이라고 한다. 체중 80kg인 남자가 24kg의 체지방을 갖고 있다면, 체지방률은 30%로 비만으로 판정된다.

체지방률은 주로 실험실에서 수중 체중을 재거나 피하지방 두께를 재는 방법으로 측정했으나, 이제는 생체전기저항측정법BIA, bioelectrical impedance analysis을 이용하여 간편하게 측정한다. 요즘에는 병원이나 보건소, 피트니스센터 등 어디에서나 쉽게 이 체구성 측정 장비를 볼 수 있다.

이 장비는 몸 안에 다양한 주파수의 미세한 전류를 흘려보내 전기저항값을 측정함으로써 근육량과 체지방량을 측정한다. 미세전류를 흘려보내면 근막이나 수분이 많은 근육과 지방조직에서의 미세전류 전기저항값Ω, 옴이 다르게 나타난다. 근육처럼 수분 함량이 많은 조직은 저항값이 적어 전도체 역할을 하지만, 지방조직이 많을수록 저항값은 크게 나타난다. 체지방은 절연체 같은 특성이 있기 때문이다.

운동하면서 자신의 신체 구성 변화를 정기적으로 체크해보길 권한다. 이 측정 장비는 매우 쉽고 간단하게 체성분을 측정할 수 있다는 장점이 있다. 체지방과 함께 근육량이나 수분 분포 등도 측정할 수 있으므로, 꾸준히 체크하면 일정 기간의 체구성 변화도 살펴볼 수 있다. 고급형 측정 장비는 체지방의 분포, 특히 내장지방의 양까지 측정할 수 있다.

측정 장비를 이용할 때는 측정 방법과 절차를 제대로 지켜야 한다. 1~2주의 짧은 기간 동안 나타나는 변화는 약 5% 정도의 측정오차 내에 있어서, 그보다는 좀 더 긴 기간의 변화를 보는 것이 바람직하다.

또 체지방의 변화를 정확하게 측정하기 위해서는 식사나 음료 섭취, 운동 여부, 실내 온도 등과 같은 측정 조건을 같게 해야 하며, 시간도 가능하면 하루 중 같은 시간대에 측정해야 한다. 몸에 시계나 반지, 목걸이 같은 금속제품은 착용하면 안 되니 반드시 몸에서 제거한 후 측정한다.

예를 들면, 전에는 아침 식전에 측정했는데 1개월 후에는 아침을 먹고 측정하였다면 정확한 몸의 변화를 알기 어렵다. 또 전에는 운동하기 전에 측정했는데 이번에는 운동하고 나서 3시간이 지나지 않은 상태에서 측정했다면 측정오차를 피하기 어렵다.

지방은 우리 몸 안 어디에 있을까? 지방은 세포막을 구성하므로 우리 몸 구석구석 어디에나 존재한다. 그러나 전체 지방량의 저장 규모는 피하지방과 내장지방에 의해 결정된다. 피하지방은 몸 전체에 걸쳐 피부 아래쪽 지방층에 저장된 지방이다. 내장지방은 주로 복강 안의 위, 간, 작은창자 같은 내장을 덮고 있는 그물망 조직에 저장되어 있다.

가장 문제가 되는 지방은 내장지방이다. 내장지방의 그물망 조직은 위에서부터 마치 얇은 어망이 늘어진 것처럼 복부 아래쪽으로 걸쳐져 있다. 저장된 지방이 적을 때는 그물 무늬가 보이지만 지방이 들어차면 무늬가 사라진다. 내장지방은 심술 궂게 주변 장기를 밀어댄다. 또한 저장된 곳에서 간으로 쉽게 이동하여 동맥경화의 주된 원인이 되는 저밀도 지단백 콜레스테롤LDL-C, low-density lipoprotein cholesterol 생산을 촉진한다. 내장지방은 당뇨병, 심장질환, 고지혈증, 고혈압과 같은 만성질환과 깊은 관련이 있다.

내장지방이 심혈관계 질병과 관계 깊은 이유는 염증반응을 높이는 종양괴사인자 알파TNF-α, tumor necrosis factor-α 같은 물질을 과도하게 분비하기 때문이다. 반면에 건강하고 정상적인 지방조직에서는 아디포넥틴adiponectin을 많이 분비한다. 아디포넥틴은 염증을 줄이는 작용을 하며 지방조직에서 함께 분비되어 식욕 조절에 중요한 역할을 하는 렙틴의 작용을 도와준다.

비만을 염증 질환이라고도 한다. 그 이유는 몸속 지방세포가 과도하게 비대해지면 염증반응을 일으키는 호염증성 사이토카인pro-inflammatory cytokine(사이토카인은 면역세포 등에서 주로 분비되어 세포 사이의 신호전달을 매개하는 물질)을 많이 분비하는데, 그로 인해 인슐린 저항성이 생기고 혈관 벽을 손상시키는 원인이 되기 때문이다.

희망적인 사실은 식사 조절과 함께 운동을 병행하면 이 내장지방이 에너지원으로 먼저 동원된다는 것이다. 그 결과, 모든 만성질환의 뿌리가 되는 인슐린 저항성이 가장 먼저 반응한다. 한 주 동안 90분 정도의 운동, 다시 말해서 주당 3일, 하루 30분 정도 심폐 순환계를 자극하는 전신운동을 몇 주 하는 것만으로도 인슐린 저항성이 뚜렷이 낮아진다.

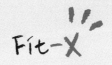

체구성 측정 장비를 슬기롭게 사용하는 방법

생체전기저항측정법을 이용한 측정 장비는 매우 쉽고 간단하게 체성분을 측정한다. 체지방과 함께 근육량이나 수분 분포 등도 측정할 수 있으므로, 측정 방법과 절차를 지키며 꾸준히 체크하면, 일정 기간의 체구성 변화도 살펴볼 수 있다.

문제의 주범, 내장지방을 줄이는 방법은?

식사를 조절하면서 운동을 병행하면 내장지방이 가장 먼저 에너지원으로 사용된다. 따라서 일주일에 3일, 하루 30분 정도의 심폐 순환계 전신운동을 몇 주만 계속해도 내장지방이 줄어드는 효과를 볼 수 있다.

8 │ 살 빼기에는 유산소운동이 가장 좋다?

다이어트 상식 중에는 잘못된 것이 많다. 그중 하나가 "체중을 줄이려면 유산소운동을 해야 한다"는 말이다. 유산소운동이라는 개념을 정확하게 알지 못해 생긴 혼선이다. 그러한 혼선은 유산소운동을 달리기나 수영, 에어로빅댄스, 사이클, 노 젓기처럼 특정 운동 종목과 동일시하면서 발생한다. 사실 우리가 보통 유산소운동이라고 말할 때는 '심폐 순환계를 자극하는 전신운동'을 가리킨다. 따라서 이들 종목이 심폐 순환계를 자극하는 전신운동인 것은 맞는다. 그러나 여기에는 한 가지 개념이 빠져 있는데, 그것은 바로 운동의 강도다.

유산소운동을 더 정확하게 정의하면, 심폐 순환계를 자극하는 '가벼운' 전신운동이라고 할 수 있다. 여기서 핵심 개념은 가벼운 운동이라는 점이다. 즉 유산소운동과 무산소운동을 결정하는 기준은 운동 종목이 아니라 운동 강도다. 앞에서 든 여러 운동 종복은 유산소운동으로도 할 수 있고, 무산소운동으로도 할 수 있다.

예를 들면, 달리기를 할 때 속도를 늦추어 천천히 달리면 유산소운동 영역에 속한다. 그러나 속도를 높여서 달릴수록 무산소운동 영역에 가까워진다. 또 어떤 정해진 속도일지라도 체력이 좋은 사람에게는 유산소운동이 되지만, 체력이 낮은 사람에게는 무산소운동이 될 수 있다.

운동생리학에서 유산소운동과 무산소운동을 가르는 지표는 무엇일까? 가장 타당한 지표는 '젖산 역치lactate threshold'다. 젖산 역치는 운동 강도를 서서히 높여나갈 때, 근육에서 젖산을 생성하는 속도가 젖산을 제거하는 속도에 비해 훨씬 빨라져 혈액 중의 젖산이 급격하게 높아지는 시점을 말한다.

젖산 역치가 나타나지 않을 정도로 낮은 강도의 운동을 하면 큰 피로를 느끼지 않으며 더 장시간 운동을 지속할 수 있다. 반면, 젖산 역치 이상의 운동 강도로 운동할 때는 근육이 산소 결핍을 겪으며, 운동하는 데 필요한 에너지를 무산소적으로 만들어내는 비율이 높아짐에 따라 혈액 중 젖산 농도가 급격히 높아진다. 이렇게 젖산 역치 이상의 무산소운동을 하면 전신 피로가 빨리 몰려오는 탓에 운동을 장시간 지속할 수 없다.

과거에는 체중 감량을 위해 유산소운동, 즉 '심폐 순환계를 자극하는 가벼운 전신운동'을 권장했다. 그 이유는 첫째, 에너지 소비 측면에서 보면 심폐 순환계를 자극하는 전신운동이 신체 일부만을 사용하는 운동보다 효과적이기 때문이다. 둘째, 운동 강도가 가벼운 운동에 비해서 무산소운동을 하면 빨리 피로해져 실제로 달성할 수 있는 최대 운동량이 감소할 수 있기 때문이다. 셋째, 운동 경험이 적은 중년층 이상의 사람에게 무산소운동은 뇌심혈관계에 부담을 주어 사고 가능성이 높아지기 때문이다.

그런데 이것을 잘못 이해하여 체력 수준과 관계없이 무조건 걷기 같은 가벼운 운동만이 체중 조절에 효과가 있다고 여기며 유산소운동 개념에 혼선이 생긴 것이다.

사람의 체력 수준은 나이와 건강 상태에 따라 개인차가 매우 크다. 체력 수준이 낮고 운동 경험이 없는 사람이나 나이 많은 사람에게는 유산소운동이 권장된다. 그러나 체력 수준이 어느 정도 되는 건강한 사람이라면 굳이 유산소운동을 고집할 필요가 없다. 예를 들어 체중을 줄이기 위해 하는 운동이라면 유산소운동으로서의 걷기는 권장하지 않는다. 아무리 오랜 시간 걸어도 칼로리 소모가 적어 체중을 줄이기가 좀처럼 쉽지 않기 때문이다.

최근에는 체력 수준이 높고 특별한 질환이 없는 사람이면 짧은 시간이라도 높은 강도의 무산소운동과 유산소운동을 번갈아 하는 고강도 인터벌 운동^{HIIT, high intensity interval training}이 체중 감량에 더욱 효과적인 것으로 권장된다. 고강도 인터벌 운동을 하면 피로를 지연시키면서 많은 에너지를 소비할 수 있고, 운동이 끝나고 휴식 중에도 에너지 소비 수준이 장시간 높게 유지되기 때문이다.

심폐 순환계 운동에 더하여 근육을 자극하는 저항운동^{근력운동}을 병행하면 더욱 좋은 효과를 얻을 수 있다. 근육은 인체의 주된 '에너지 소비자^{energy consumer}'로 휴식기의 에너지 소비량을 높이는 효과가 있어 장기간의 체중 조절에 더욱 유리하게 작용한다.

정리하자면, 체중 감량에 유산소운동이 좋다는 명제는 반드시 사실이라고 할 수 없다. 실제로 체중 감량 운동의 가장 바람직한 형태는 '심폐 지구성 전신운동으로 유산소운동이든 무산소운동이든 간에 각자의 체력 수준에 맞는 운동을 하는 것이며, 여기에 저항운동이 포함된 형태'다.

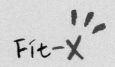

유산소운동의 정확한 정의는 무엇일까?

유산소운동은 심폐 순환계를 자극하는 가벼운 전신운동이다. 여기서 핵심 개념은 '가벼운' 운동이라는 점이다. 달리기나 수영, 에어로빅댄스, 사이클, 노 젓기 같은 운동이 유산소운동이 아니라 이 운동들을 어떤 강도로 했느냐에 따라 유산소운동이나 무산소운동으로 나눌 수 있다.

살 빼기, 어떻게 운동하는 것이 효과적일까?

각자의 체력 수준에 따라 유산소운동과 인터벌 운동 등을 선택하면 된다. 유산소운동만으로 체중 감량이 쉽지 않으니, 체력 수준이 어느 정도 되는 건강한 사람이라면 자신의 체력에 맞는 심폐 순환계 운동과 근육을 자극하는 저항운동을 함께 하는 것이 체중 감량에 효과적이다.

9 | 예쁜 몸매는 코어근육 강화에서 시작된다

예쁜 몸매는 남녀노소를 불문하고 모두의 로망이 된 지 오래다. 그러나 보기도 좋고 기능도 좋은 '핏한' 몸매를 갖기란 생각보다 쉽지 않다.

몸매를 가꾸려면 다이어트가 우선이라고들 한다. 틀린 말은 아니다. 체중 감량이 몸맵시를 좋게 하는 기본이기 때문이다. 그런데 다이어트가 전부는 아니다. 체지방량은 적절한데도 보기 좋은 몸매와는 거리가 먼 사람들이 많다.

그것은 골격이 바르게 정렬되어 있지 않거나, 기능적인 근육을 갖추지 못했기 때문이다. 몸매는 체중을 줄이면서 어느 정도 좋아질 수 있지만, 몸의 자세가 잘못되어 있거나 기능적인 움직임이 어렵다면 예쁘면서도 움직임 면에서 더 향상된 더 나은 몸매를 갖기는 어렵다.

오직 체중을 줄이는 것에만 목표를 두지 말고, 근력과 근육량을 높이고 몸의 균형과 기능을 높이는 데 관심을 두어야 한다. 적절한 근육량을 유지하거나 키우는 것이 신체 밀도를 높이고 몸매를 아름답게 가꾸는 데 필수적임은 두말할 나위가 없다. 적절한 근육량이 있으면 기초대사량과 함께 일상생활의 에너지소비량이 자연히 증가한다.

근력운동을 함으로써 얻을 수 있는 큰 이점은 성장호르몬의 분비를 한층 자극한다는 것이다. 유산소운동을 통해서도 성장호르몬의 분비를 자극할 수 있지만, 일정 강도 이상으로 저항운동을 하면 성장호르몬 분비가 더욱 자극된다. 성장호르몬 분비를 자극하면 인체 대사수준을 높여서 다시 살찌지 않는 체질로 바꿀 수 있다. 그러므로 다이어트가 목적인 경우에도 전체 운동 시간 중에 근력운동 시간이 약 30~50%를 차지하도록 구성하는 것이 좋다.

많은 시간을 앉아서 생활하는 사람들에게는 거북목이나 어깨와 등이 둥그렇게 말린 라운드숄더, 그리고 골반이 앞이나 뒤로 돌아가는 골반경사 같은 문제가 흔히 나타난다. 라운드숄더 상태가 되면 가슴 부위의 대흉근이나 소흉근이 짧아져서 어깨를 앞으로 잡아당기고, 목과 어깨의 승모근은 과활성화되어 통증이 자주 일어난다. 반면에 등 부위의 하부 승모근이나 능형근은 매우 약해진다.

또 골반이 앞으로 기울어지면 배가 앞으로 불쑥 나오고 오리 궁둥이와 같은 모습을 보이게 된다. 반면 골반이 뒤로 기울어지면 몸통이 뒤로 젖혀지고 엉덩이는 아래로 처진 모습이 된다. 가장 큰 원인은 엉덩이 근육과 복부 안쪽에 있는 근육들이 약해진 것이다. 이런 상태로는 아무리 체지방을 줄이고 근육량을 늘려도 보기 좋은 몸매를 갖기란 난망이다.

그렇다고 의식적으로 평상시의 자세를 고치려 해도 쉽지 않다. 예를 들어 턱을 당기고 허리를 펴거나, 힙업hip-up을 시도할수록 얼마 지나지 않아서 통증만 심해질 뿐이다. 코어근육 자체가 무너져 있는 상태이기 때문이다. 따라서 척추와 골반의 안정성을 높이기 위한 코어근육 강화 운동이 필요하다. 다이어트를 위한 운동에는 유산소운동이 최고라는 인식이 있지만, 약해진 코어근육의 기능을 개선하는 운동을 함께 해야 아름다운 몸매라는 목표를 이룰 수 있다.

이러한 방법을 통해서 몸매를 가꾸려고 해야 단순히 체중만을 바라보고 유산소운동 중심으로 운동할 때보다 더욱 만족스러운 결과를 거둘 수 있다. 또 자세가 좋아지면서 자신감과 자아효능감이 높아진다.

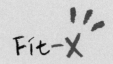

멋진 몸매는 인체의 바른 정렬에서부터

멋진 몸매를 위해서는 첫째, 체지방이 너무 많아도, 너무 적어도 안 된다. 둘째는 몸의 근육이 골고루 발달해야 한다.

그러나 가장 중요한 것은 몸이 바르게 정렬되도록 하는 것이다. 아무리 체구성이 좋을지라도 거북목이나 라운드숄더처럼 등허리가 굽어졌거나 골반이 기울어져 있으면 멋진 몸매와는 거리가 멀어진다. 우선 척추와 골반의 안정성을 높여주는 코어근육의 기능을 개선하는 운동이 필요하다.

10 | 부위별 살 빼기 운동을 하고 있다고요?

젊은 여성인 민지 씨는 뚱뚱하지는 않지만 팔을 들었을 때 아래로 축 처지는 팔뚝살(위팔세갈래근 부위의 지방살) 때문에 늘 고민이다. 나이가 들수록 점점 더 보기 흉하게 늘어지는 느낌이다. 예전에는 곧잘 입던 민소매 옷을 이제는 입을 엄두가 나지 않는다. 남들은 괜찮다고 이야기하지만, 그저 나를 위로해주려는 말로 들린다. 굵어지고 늘어진 위팔살은 여간 신경 쓰이는 게 아니다.

이처럼 허벅지나 팔뚝살, 또는 뱃살 같은 신체 특정 부위에 살이 쪄서 고민하는 사람이 많다. 그러다 보니 특정 부위를 집중적으로 움직이는 운동이나 스트레칭을 하거나 진동이나 전기자극, 열 자극 등을 가하면 그 부위의 지방을 제거할 수 있지 않을까 생각하기 쉽다. 그래서 특정 부위 살 빼기 체조나 마사지, 전기자극이나 열 자극 기구를 사용하기도 한다.

결론부터 이야기하자면, 실망스럽게도 그런 방법으로 신체 특정 부위의 지방만 선택적으로 제거하거나 줄일 수는 없다. 그렇지만 과학적 근거가 전혀 없음에도 특정 부위의 살을 빼는 데 효과가 있다고 광고하는 운동기구들이 버젓이 판매되는 경우가 많다. 이런 부위별 운동기구들은 맞춤식으로 살을 빼고 싶은 사람들의 열망과 상업적인 목적이 결합하면서 마치 실제로 효과가 있는 듯 여겨져 좀처럼 시장에서 사라지지 않고 있다.

물론 유방암이나 난소암, 전립선암 등을 수술할 때 겨드랑이나 서혜부 림프샘을 함께 떼어내면서 그로 인한 부종이나 지방 침착을 막기 위해 부분적으로 마사나 스트레칭을 하는 것은 분명히 도움이 된다. 그러나 그 외의 정상적인 몸 상태에서 부위별 운동으로 특정 부위 지방을 제거할 수 있다는 것은 환상이다. 냉정한 과학적 진실은 그러한 시도가 모두 효과가 없다는 것이다.

특정 운동으로 특정 부위의 살을 뺄 수 있다는 생각도 마찬가지로 아무런 과학적 근거가 없다. 윗몸일으키기를 열심히 하면 뱃살이 빠질까? 그렇지 않다. 윗몸일으키기는 복근을 단련시키는 효과가 있지만, 그 부위의 지방만 제거할 수는 없다. 다만 윗몸일으키기로 복근이 단련되어서 근육의 긴장도가 높아지면 허리둘레가 아주 약간 감소하는 효과는 얻을 수 있겠다.

그렇다면 우리 몸에 축적된 지방은 어떤 원리로 제거할 수 있을까? 답은 전신운동이다. 부위별 운동은 답이 아니다. 차근차근 그 원리를 이해해보자.

운동할 때 우리 몸의 지방조직에 저장된 중성지방은 지질분해 과정을 통해 지방조직에서 혈액으로 들어오고, 이어서 단백질 운반체에 의해 운동하는 근육에 전달된다. 근육은 이렇게 공급된 지질을 에너지원으로 이용한다. 즉 운동할 때는 지방조직에서 중성지방을 분해하는 지질분해효소를 활성화하는 코르티솔, 성장호르몬, 에피네프린epinephrine(아드레날린adrenaline이라고도 한다) 같은 호르몬이 많이 분비되므로, 지방을 에너지원으로 근육까지 공급하는 경로가 더욱 활성화한다.

운동으로 지질분해 작용을 하는 호르몬들이 분비되면 이 호르몬과 결합하는 각기 다른 수용체들에 의해 지질분해가 이루어진다. 수용체란 세포 표면이나 내부에 존재하는 단백질로, 특정 신호 분자와 결합하여 세포 반응을 유도하는 역할을 한다. 이 수용체들의 분포는 성별이나 유전, 인종 같은 요인에 따라 결정된다.

하지만 특정 신체 부위를 집중적으로 움직이거나 마사지하거나 열이나 전기자극을 준다고 해서 그 부위의 지질분해 효소가 더 활성화하지는 않는다. 운동하는 근육에 보내져 에너지원으로 쓰이는 지방은 그 부위에서뿐만 아니라 전신에 분포된 지방조직에서 공급되기 때문이다.

종합적으로 보면, 어느 특정 신체 부위의 지방을 빼는 가장 좋은 방법은 그 부위만 집중적으로 운동하는 것이 아니라 전신운동을 통해서 총에너지 소비량을 높이는 것이다. 총에너지 소비량을 높이는 가장 효과적인 방법은 되도록 온몸의 큰 근육들을 동시에 사용하는 운동을 하는 것이다. 일반적으로 온몸을 움직이는 형태의 운동이 대체로 이 조건을 충족시킨다. 달리기, 수영, 자전거, 노 젓기, 에어로빅, 구기 종목처럼 심폐 순환계를 자극하는 전신운동이 여기에 해당한다.

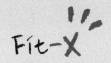

부위별 살 빼기 운동은 환상이다?

그렇다. 특정 부위만 살을 빼는 운동이나 마사지, 전기자극이나 열 자극 기구를 사용하는 것은 매우 비효율적이며 그런 방법으로 살을 뺄 수도 없다. 특정 신체 부위의 지방을 빼고 싶다면, 전신운동을 통해서 총에너지 소비량을 높이는 것이 가장 효과적이다. 되도록 온몸의 큰 근육들을 동시에 사용하며 심폐 순환계를 자극하는 달리기, 수영, 자전거, 노 젓기, 에어로빅, 구기 종목 등의 운동을 하는 것이 좋다.

11 | 일상의 자투리 시간에 체지방 줄이기

운동이라고 하면 무언가 특별한 준비를 해야 하는 것으로 생각하기 쉽다. 특별한 시간이나 장소, 그리고 조건이 갖추어져야만 운동할 수 있다고 여긴다. 물론 하루 중 운동하기 가장 편한 시간에 특정한 장소에서 운동할 수 있다면 더할 나위 없이 좋을 것이다.

그러나 이러한 선입견은 버리는 게 좋다. 짬을 내지 못했거나 시간대를 놓쳐서 운동할 장소에 가지 못하더라도 책상 컴퓨터 앞에서 잠깐 일어났다 앉거나, 퇴근 후 집에서도 5~15분 정도 틈틈이 자투리 운동을 할 수 있다. 물론 이럴 때 운동하는 방법 몇 가지는 알아두는 게 좋겠다. 그러면 자투리 시간을 이용해서 허벅지 근육과 심장에 충분한 자극을 줄 수 있다.

체중 감량을 위한 운동으로 전통적으로 권장해온 방법은 하루에 적어도 30분 이상 꾸준히 운동하라는 것이다. 생리학적으로 그렇게 운동할 때 체지방이 연료로 사용되는 비율이 증가하기 때문이다.

그러나 최근 연구 결과들에 따르면 하루 중 2~3차례 10분이나 15분 정도만 운동해도 마찬가지의 체중 감량 효과가 있다고 한다. 비만인을 대상으로 한 연구에서는 하루 중 10분씩 나누어 세 번 운동할 때가 특정한 시간에 30분 동안 운동할 때보다 오히려 체중 감량 효과가 높게 나타나기도 했다.

이런 결과가 나타난 이유는 무엇일까? 하루에 운동을 두세 차례 나눠 하면서 생활 리듬이 운동 중심으로 편성되고, 그것이 다른 생활 요인에도 좋은 영향을 미친 덕분으로 보인다. 생리적으로는 운동을 통해 좀 더 자주 자율신경계와 내분비계를 자극함으로써 자율신경과 호르몬의 항상성 회복에 도움을 준 덕분일 것이다. 따라서 시간적·공간적으로 환경이 갖추어져야만 운동할 수 있다는 생각을 버리고, 시시각각 변하는 형편과 여건에 따라 짧은 시간이라도 운동하겠다는 마음가짐이 더 중요하다.

또 체중 감량에는 운동뿐만 아니라 일상생활에서 하는 소소한 움직임이 무엇보다 중요한 변수로 작용한다. 체중 감량을 위해서는 특정한 종목의 운동을 해야 한다고 생각하기 쉽지만, 운동이 아닌 일상생활에서 반복하는 움직임으로 소비하는 에너지도 체중을 줄이는 데 큰 몫을 차지한다는 것을 유념하길 바란다.

일상 활동을 통한 에너지 소비를 비운동성활동열생성 NEAT, none exercise activity thermogenesis이라고 하는데, 이로 인한 에너지 소비량은 하루 전체 에너지 소비에서 큰 비중을 차지한다. 일상생활 시 몸을 가만히 두지 않고 끊임없이 움직이는 특성이 있는 사람을 영어로는 '피짓fidget'이라고 부르는데, 이런 사람 중에 살이 찐 사람은 무척 드물다.

일상에서 몸을 조금 더 움직이는 방법은 찾아보면 의외로 많다. 예를 들어, 온종일 책상 앞에 앉아 일하는 사람이라면 휴대폰 알람을 한 시간 간격으로 맞추어놓고 알람이 울릴 때마다 의자에서 일어나 3~5분 정도 가벼운 스트레칭과 체조를 하면 좋다. 평소 엘리베이터나 에스컬레이터를 이용했다면 계단으로 오르내리거나, 짧은 거리는 자동차를 타는 대신 걷는 등 생활 습관을 조금만 바꿔도 매우 큰 효과를 거둘 수 있다.

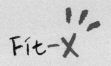

운동이 아닌 일상생활로도 체중을 감량할 수 있다?

그렇다. 최근 연구 결과에선 하루 2~3차례 10~15분 정도씩 운동하는 것이 체중 감량 효과가 있다고 한다. 일상에서 조금만 더 자주 움직이면 체중 감량에 분명히 도움이 된다. 자투리 운동 같지만, 하다 보면 생활 리듬이 운동 중심으로 짜이고, 자율신경계와 내분비계를 자주 자극함으로써 자율신경과 호르몬의 항상성 회복을 돕는다.

12 | 수영을 해도 살이 빠지지 않는 데는 이유가 있다

살 빼려고 수영을 하는데 체중이 줄기는커녕 살이 더 찌더라는 경험담을 종종 듣는다. 왜 그런 걸까? 그 답은 체온과 식욕의 관계에 있다. 체온은 뇌의 시상하부에 있는 식욕 중추에 영향을 미치는데, 체온이 떨어지면 식욕이 증가하기 때문이다. 이는 추운 환경에 노출되었을 때 체지방을 증가시켜 열 손실을 막으려는 인체의 자연스러운 적응반응이다.

처음 수영을 배우려 초급반에 들어가면, 물에 들어가 있는 시간은 많지만 실제로 몸을 움직이며 운동하는 시간은 적다. 일반 수영장의 수온은 대체로 24~27℃ 정도로 체온보다 낮은데, 물은 공기보다 20배 이상 열전도율이 높아서 몸이 계속 찬물에 담겨 있으면 빠르게 체온을 빼앗기게 된다.

게다가 수영 초보자들은 영법에 서툴러 온몸에 불필요한 힘이 잔뜩 들어가 있기에 몇 미터 나아가지도 못하고 금세 녹

초가 된다. 평소에 쓰지 않던 근육들을 쓰는 데다 익숙하지 않은 수영장 환경 때문에 심리적으로도 더 힘이 든다. 죽을 둥 살 둥 익사 직전의 동작으로 수영장 반대편에 겨우 도달해 거친 숨을 몰아쉬기 일쑤다. 25m를 온 힘을 다해 헤엄치고 나면 한참씩 쉬어야 한다. 실제로 수영하는 시간보다 쉬는 시간이 훨씬 길 것이다.

이처럼 수영 초보자들은 여러 가지 영법을 배우는 동안 무척 힘들어하지만 에너지 소비가 생각만큼 많지는 않다. 오히려 수영장에 머무는 동안 체온이 수시로 떨어지면서 식욕 중추가 한껏 자극되기 쉽다.

수영을 마치고 나면 몹시 허기가 져서 마치 엄청난 에너지를 쓴 것처럼 착각하게 된다. 이처럼 체온 저하 때문에 생겨난 가짜 공복감에 속아서 한껏 먹다 보니 평소보다 더 많이 먹게 된다.

그러므로 수영으로 체중을 조절하려고 한다면 수영 실력이 어느 단계 이상 올라가야 한다. 즉 충분한 거리를 유영하는 단계가 되면 살을 빼는 데 충분한 에너지 소비를 할 수 있다. 특히 여러 가지 영법을 배워서 쉬지 않고 유영하는 거리가 늘어나면 자연히 체지방이 감소하고 온몸의 근육도 발달하게 된다.

가끔 몇 년째 수영을 계속하는데도 살이 빠지지 않는다고 하소연하는 분도 있다. 이때는 자신이 수영하는 패턴을 살펴볼 필요가 있다. 수준이 어느 단계에 올라선 사람이 수영을 통해 살을 빼려면 낮은 속도로 장거리를 수영하기보다는 가끔 속도를 높여서 파워 수영을 하는 것이 좋다. 그래야 에너지 소비량이 늘어난다.

이는 마치 산책할 때 느릿느릿 걸으면 무척 긴 시간 동안 걸어도 에너지 소비량이 얼마 되지 않는 것과 같은 원리다. 수영의 경우, 조금만 속도를 높여도 물의 저항 때문에 에너지 소비량이 급격하게 증가하는 특성이 있다. 어느 정도 수영에 숙달되었다면 풀의 반대편까지 속도를 높여서 가고, 돌아올 때는 천천히 유영하는 방법으로 고강도와 저강도 운동을 번갈아 반복하는 방식의 인터벌 훈련을 시도해보자. 이 방법은 운동에 따른 피로감을 줄여주면서도 운동량을 늘리게 해 체중 감량 효과가 높다.

아무튼 누가 뭐래도 수영은 온몸의 대근육을 골고루 사용하는 전신운동이어서 체중 감량 효과가 뛰어나다. 그런데도 수영으로 살이 빠지지 않는다면, 앞서 설명한 이유들 때문이 아닌지 생각해보자.

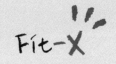

수영을 해도 살이 오히려 찌는 데는 이유가 있다?

수영 초보자이거나 천천히 수영하면 에너지 소비가 생각만큼 많지 않다. 대신 물속에서 체온이 수시로 떨어지면서 식욕 중추가 한껏 자극된다. 수영을 마치면 몹시 허기가 져서 마치 엄청난 에너지를 쓴 것처럼 착각하게 되는 것! 가짜 공복감에 속지 말자.

수영으로 체중 감량 효과를 높이는 법

수영은 전신운동이어서 온몸의 대근육을 골고루 사용하게 돕는다. 조금만 속도를 높여도 물의 저항으로 에너지 소비량이 급격하게 증가하니, 수영에 익숙하다면 고강도와 저강도 운동을 반복하는 인터벌 훈련을 하자.

13 | 기왕이면 파워워킹으로 걷자

대부분 사람이 가장 많이 하는 운동은 역시 걷기다. 특히 시속 6~8km 정도로 빠르게 걷는 파워워킹power walking은 일반적인 걷기와 달리기의 단점을 보완하여 만든 운동이다.

보통의 걷기는 오래 걸어도 에너지 소비가 많지 않고 심폐순환계를 충분히 자극하지 못한다. 그러나 파워워킹은 하체뿐만 아니라 팔의 움직임도 크게 하여 빠르게 운동하기 때문에 에너지 소비량이 증가하는 것은 물론이고 심혈관계에도 더 큰 자극을 준다는 장점이 있다.

물론 달리기를 하면 파워워킹보다 더 많은 에너지를 소비할 수 있다. 하지만 사람에 따라서는 심혈관계에 받는 부담이 클 수 있고, 하체나 허리 관절에 가해지는 충격량 때문에 관절에 무리가 가거나 부상당할 수 있는 단점이 있다. 달리기할 때, 발이 땅에 닿는 순간 걸을 때보다 약 3배 이상의 충격이 하체에 가해진다. 그러나 파워워킹은 부상 위험을 줄이면서 비교적 안전하게 할 수 있다. 체중 조절뿐만 아니라 심혈관계 질환이나 당뇨병과 같은 대사질환을 예방하거나 치료하는 데 효과가 좋은 운동이라고 할 수 있다.

파워워킹은 분당 100m, 시간당 6km 이상의 속도로 걷는 것이다. 보통은 걷는 속도가 빠를수록 에너지 소비량도 커지는데, 연구에 따르면 이 정도 이상의 걷기 속도에서 에너지 소비량이 급격하게 증가하여 체중 감량 효과가 더욱 크게 나타난다. 그러나 처음부터 이 정도 속도로 걷기는 어렵다. 파워워킹을 시작한 처음 2, 3주 동안에는 이보다 낮은 속도로 걷는 적응 기간이 필요하다.

"내 두 다리가 바로 의사다"라는 말이 있다. 나를 걷게 해주는 다리가 내 건강과 가족의 행복을 지켜주는 명의라는 뜻이다. 그러니 파워워킹을 할 때는 절대 남의 시선을 의식하거나 부끄러워할 필요가 없다. 내 건강과 행복을 지키는 운동이니 수줍어하지 말자. 파워워킹은 건강관리를 위한 최고의 운동 방법으로 이미 세계적으로 널리 대중화되어 있는 운동이다. 그러니 무엇보다 자신감 있는 동작으로 활기차고 즐겁게 걷는 것이 중요하다.

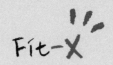

파워워킹은 건강 파워의 약속!

분당 100m, 시간당 6km 이상의 속도로, 허리를 곧게 펴고 팔을 크게 흔들 며 걷는다. 파워워킹은 내 건강과 가족의 행복을 지켜주는 명의다.

파워워킹을 할 때의 주의 사항

1. 허리를 곧게 편 자세로 걷는 것이 가장 중요하다.

2. 팔은 L자 모양으로, 즉 90° 각도로 굽혀서 앞뒤로 흔드는데, 이때 손이 어깨높이까지 올라오도록 힘차게 흔든다.

3. 발은 뒤꿈치부터 딛고, 이어서 발바닥의 바깥 부분에서 엄지발가락 쪽으 로 체중을 옮겨 실어 발바닥 전체로 걷는 느낌으로 걷는다.

4. 보폭은 일반 걷기보다는 약간 넓게 딛도록 한다.

14 피부 혈류를 올리는 운동이 피부 미인으로 가는 첫걸음

운동을 하면 심장과 혈관이 튼튼해지고, 신경과 근골계의 기능이 개선되며, 에너지원을 처리하는 대사기능이 좋아진다는 것을 모르는 사람은 거의 없다. 그런데 정기적인 운동이 피부를 좋아지게 한다는 사실은 잘 모르는 사람이 많다.

피부는 수분을 보존하고 외부의 해로운 자극에 대해 몸을 보호하는 장벽의 역할을 한다. 피부는 특별한 구조로 이루어져 있어서 수분 보유와 탄성 유지라는 본래의 기능을 수행한다. 우선 피부 각질층은 케라티노사이트Keratinocytes라는 벽돌처럼 생긴 세포가 쌓여 있는 구조로서, 이들 세포 사이를 지질이 마치 모르타르처럼 작용해서 단단히 잡아주고 있다. 그 아래는 진피층으로, 콜라겐과 엘라스틴이라는 단백질이 주성분인 탄성섬유로 구성되어 있다.

피부 건강과 가장 관련이 깊은 생활습관으로는 흡연, 식사, 햇볕 노출, 수면과 스트레스를 들 수 있다. 여러 연구에서 흡연이 주름살이 생길 위험을 높인다고 보고하고 있다. 또 햇볕 노출은 피부를 직접적으로 손상시키며 과도한 지방과 설탕의 섭취, 수면 부족과 스트레스도 피부 노화를 촉진한다.

무엇보다 나이가 들면서 진피층에서 조직을 재생하는 역할을 하는 섬유아세포纖維芽細胞, fibroblast가 감소하면서 콜라겐 합성과 피지샘과 땀샘의 수, 피부로 가는 혈류, 피부의 수분 보유 능력과 탄성이 잇따라 모두 감소한다. 그로 인해 피부가 점점 거칠고 건조해지며, 피부 반점, 피부의 처짐과 주름살이 많아진다.

노화와 함께 에스트로겐과 성장호르몬처럼 피부 기능을 유지하는 데 중요한 역할을 하는 호르몬의 감소가 그 직접적인 원인이다. 에스트로겐과 성장호르몬은 콜라겐 합성에 매우 중요하며, 특히 에스트로겐은 손상된 조직을 치유하는 과정에서 염증을 조절하는 역할을 한다.

최근 연구들은 과거에 생각한 것보다 운동이 피부 건강에 미치는 영향이 매우 크다는 사실을 밝혀내고 있다. 꾸준히 운동하면 근육으로 가는 혈류뿐만 아니라 피부 혈류와 림프순환도 증가한다. 한 번만 운동하더라도 피부 혈류가 증가하는데, 꾸준히 운동하면 피부 혈관이 확장된다. 이러한 효과는 운동으로 인해 피부내피세포에서 생성되는 산화질소nitric oxide에 대한 혈관의 반응성이 증가하기 때문이다(블랙Black MA 외, 2008).

운동 부족은 노화와 함께 미토콘드리아 기능 저하를 가속화하며, 그 결과 미토콘드리아 내에서 에너지가 생산되는 과정에서 활성산소가 많이 생성되고, 그것이 피부 노화의 주요 원인으로 작용한다. 정기적인 운동은 미토콘드리아의 기능을 개선하고, 활성산소의 공격을 방어하는 능력을 높여준다. 여러 역학적 연구들은 정기적으로 운동하는 사람들은 같은 나이의 다른 사람에 비해서 피부의 수분 보유 기능이 더 우수하다고 보고하고 있다(료스케 오Ryosuke O 외, 2021; 장 큐Jiang Q 외, 2022).

최근 일본 오사카 소재 시조나와테 가쿠엔대학의 료스케 오이즈미Ryosuke Oizumi 교수팀에 따르면, 체육관에 신규등록한 30~64세의 성인 남녀를 대상으로 8주 동안 연구한 결과 중·고강도의 운동을 수행한 집단이 운동을 하지 않은 비교집단에 비해서 피부의 수분 보유 기능이 더 뛰어났다(료스케 오Ryosuke O 외, 2023). 이러한 기능 개선은 진피층에서 콜라겐 합성이 증가함에 따라 피부 구조가 개선된 것과 관계가 있는 것으로 밝혀졌다(크레인 제이피Crane JP, 2015).

피부가 민감하거나 여드름, 건선, 습진 같은 문제가 있는 사람은 피부 상태가 악화될까 봐 운동을 멀리하는 경향이 있는데, 운동은 장기적으로 피부 상태를 호전하는 효과가 있음에 주목해야 한다. 이런 사람들에게는 우선 운동 후 잘 씻는 습관이 무엇보다 중요하다. 그리고 땀 흡수와 배출이 잘되는 기능성 옷을 입는 것이 좋고, 면 소재의 옷은 적합하지 않다. 또 밖에서 운동할 때는 햇볕 차단제를 반드시 사용해야 하는데, SPF30 이상의 제품을 사용하고 몇 시간마다 다시 바르도록 한다. 그리고 운동 중에 수분을 수시로 충분히 섭취해야 한다.

운동 환경에 따라 피부 기능에 문제가 생길 수도 있는데, 염소가 많은 수영장에서 수영하거나 햇볕이 강한 야외에서 운동할 때를 예로 들 수 있다. 이러한 문제는 운동 자체로 인한 문제라기보다는 운동을 하는 환경 때문에 발생한 문제라고 할 수 있다.

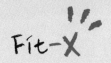

운동이 피부미인을 만든다?

정기적인 운동은 피부 혈류와 림프순환을 촉진하며 호르몬의 균형을 잡아
주어서 피부를 건강하게 만든다. 피부 노화와 직결되어 있는 미토콘드리아
의 기능저하를 막아주고, 인체의 자연적인 항산화능력을 높여준다.

운동과 피부 탄성, 수분 보유력 개선

1. 정기적인 운동은 피부의 수분 보유 능력을 높여준다.
2. 정기적인 운동은 진피층의 콜라겐 합성을 촉진하여 피부 탄성에
   기여한다.

15 │ 아침 공복운동의 득과 실

요즘 공복운동이 효과적인 체지방 감소 및 체중 감량 방법으로 주목받고 있다. 특히 아침에 일어나서 식사 전에 하는 운동이 체지방을 줄이는 데 더욱 효과가 있다고 소개되고 있다. 반면에 공복운동의 효과에 의문을 제기하거나 부작용을 경고하는 목소리도 있다.

먼저 공복운동이 체지방 감소에 어떻게 영향을 미치는지 살펴보자.

우선 아침 식전이라면 혈당이 낮은 상태다. 혈당이 낮으면 인슐린 분비가 억제되는데, 운동까지 하면 인슐린은 거의 분비되지 않는다. 그런 상황에서는 지방조직에서 지질분해 속도가 빨라진다. 인슐린은 지방조직에서 지질이 분해되는 것을 막는 작용을 하는데, 분비되는 인슐린이 거의 없으니 체내 지방 분해가 원활하게 이루어진다.

운동을 하면 인슐린 분비가 줄어드는 대신 아드레날린, 코르티솔, 글루카곤, 성장호르몬 같은 호르몬들이 활발히 분비된다. 이 호르몬들은 지방조직에서 지질분해를 더욱 촉진하는 작용을 하므로 인체는 더 많은 지방을 에너지원으로 사용하게 된다.

지방조직에 저장되어 있던 중성지방은 지방산으로 분해되어 혈액 속으로 들어가며, 근육으로 보내진 지방산은 운동을 위한 연료로 사용된다. 이때 함께 혈액으로 들어간 글리세롤glycerol은 간에서 포도당으로 전환되어 혈당을 유지하는 데 사용된다.

결론적으로, 공복 상태에서 운동을 하면 지질분해가 더욱 활발하게 일어나고, 인체에서 운동 연료로 지방을 이용하는 비율이 높아진다. 따라서 공복운동을 하면 더 효과적으로 체지방을 감소시킬 수 있다.

이뿐만 아니라 공복운동은 인슐린 저항성을 낮추는 데 효과적인 방법으로 알려져 있다. 인슐린 저항성은 비만의 주된 원인이자 결과이다. 즉 비만은 인슐린 저항성을 높이는 원인이며, 반대로 높아진 인슐린 저항성은 인체를 더욱 비만한 상태로 만들어간다. 인슐린 저항성이 있다면 혈액 속 인슐린 수준이 생리적인 필요 이상으로 높아지며, 높아진 인슐린은 혈당을 지방으로 전환해 저장되도록 한다.

그런데 공복 상태에서 운동하면 근육세포에서 혈당을 받아들이는 당 수송 단백체GLUT4, glucose transporter 4(근육과 지방세포 내에서 혈당을 받아들이는 문으로 작용하는 단백질)의 활성이 높아지면서 혈당을 근육세포 내로 잘 받아들일 수 있다. 그래서 식후 및 공복 상태에서 혈당을 조절하는 데 도움이 되며, 결과적으로 인슐린 저항성을 낮추는 데 효과적이다.

이외에도 공복운동의 장점은 또 있다. 공복운동을 적절하게 활용하면 자가포식autophagy(세포 생존에 불필요한 세포 구성성분을 스스로 분해하는 일종의 세포 자정능력) 작용이 일어나 불필요한 변성 단백질을 처리하고, 몸의 염증 상태를 낮추는 등 건강에 이롭다.

또 공복 상태에서 하는 운동은 근세포의 주요 효소인 AMPK/PGC1α 경로를 통해 미토콘드리아 생합성을 촉진한다(AMPK는 세포 에너지가 부족할 때 활성이 증가하는 효소로 대사 관련 물질을 조절하는 기능을 하며, PGC1α는 근육 내의 미토콘드리아 생성을 촉진한다). 이는 유산소 에너지 생산 능력을 높이며 건강 전반에 도움을 준다.

그렇다면 과연 체중 감량 측면에서도 식후에 운동하는 것보다 공복운동이 더욱 효과가 있을까?

생리 기전physiology mechanism으로는 더 효과가 있을 것으로 여겨지지만 이를 실제로 증명하기란 쉽지 않다. 사실 식후에 운동하는 것과 공복운동을 비교하면 일회적인 운동에 따른 총에너지 소비량 자체는 큰 차이가 없기 때문이다. 공복운동의 효과는 일회적인 에너지 소비량이나 지방 연소 비율의 증가에 있다기보다는 장기적으로 나타나는 대사기능의 개선에 있는 것으로 보인다.

사람에 따라서는 혈당이 저하된 상태에서 운동하면 더 심한 피로를 느낀다고 호소하기도 한다. 즉 체내 탄수화물의 감소, 즉 혈당 저하나 근육 글리코겐 저장량 감소에 민감한 사람은 피로감 때문에 운동량을 충분히 달성하지 못해 오히려 체중 감량 효과가 떨어질 수 있다.

또 혈당이 낮은 공복 상태에서 중간 강도 이상으로 한 시간 가까이 운동하면 근단백질 분해가 본격적으로 일어난다. 근육을 형성하는 단백질이 분해되어 나온 아미노산을 간으로 보내고, 간에서는 아미노산을 포도당으로 전환해 혈당을 다시 높이려 한다. 따라서 근 손실을 막으려면 공복 상태에서 장시간 운동하는 것은 피해야 한다.

특히 제1형 당뇨 환자는 아침 식전운동을 피해야 한다. 인슐린을 분비하지 못하는 상황에서 운동하면 급격하게 케토산증^{Ketoacidosis}(지방 대사산물인 케톤체가 간에서 다량 생성되어 혈액을 급격히 산성화시키는 현상)이 일어나 심한 피로감이나 두통, 복통이나 구토 같은 증세가 나타나고, 심하면 혼수상태에 빠질 위험도 있기 때문이다.

그러므로 공복운동은 운동하는 목적, 즉 일반적인 건강을 위해서인지, 살을 빼기 위한 것인지, 근육을 키우려는 것인지에 따라서 방법을 선택해야 하며, 자신의 질병 상태나 혈당에 대한 민감도 등을 고려해서 결정하는 것이 좋다.

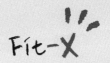

공복운동은 체지방 감소에 효과적이다?

그렇다. 공복 상태에서 운동하면 인체에서 지질분해가 더욱 활발하게 일어나고, 운동 연료로 지방을 이용하는 비율이 높아진다. 따라서 공복운동은 더 효과적으로 체지방을 감소시킨다.

누구라도 공복운동을 해도 된다?

꼭 그렇지 않다. 혈당 저하나 근육 글리코겐 저장량 감소에 민감한 사람, 제 1형 당뇨 환자는 피하는 것이 좋다. 게다가 공복 상태에서 장시간 운동하면 근 손실이 일어날 수도 있다.

16 | 매운맛은 다이어트에 좋다?

우리나라처럼 음식에 고추를 많이 사용하는 나라도 드문 것 같다. 매운 음식의 대표인 김치엔 한국인의 애정과 자부심이 들어가 있다. 과거 사스가 창궐할 때 한국인은 김치를 먹어서 잘 걸리지 않는다는 학설(?)이 널리 퍼지기도 했다. 요즘 TV 연예 프로그램에서 이른바 '맵부심(매운 것을 잘 먹는다는 자부심)'을 자랑하는 모습도 자주 볼 수 있다. 또 매운맛 라면이 한류와 함께 세계적인 선풍을 일으키는 현상을 보며 격세지감隔世之感마저 느낀다.

고추의 매운맛은 캡사이신capsaicin 성분 때문이다. 캡사이신에 대한 반응은 개인마다 차이가 크지만, 대체로 교감신경을 촉진하여 대사 수준을 높이는 작용을 한다. 캡사이신이 미각신경을 자극할 때 교감신경이 민감하게 반응하는 사람의 경우, 땀으로 흠뻑 젖기도 한다. 캡사이신을 섭취할 때 나타나는 이런 현상은 교감신경 반응을 차단하는 베타-차단제$^\beta$-blocker(교감신경 수용체를 차단하여 혈관을 확장하거나 심장 수축력을 감소시키는 등의 작용으로 고혈압, 자율신경실조증, 빈맥성 부정맥에 사용되는 약물)를 투여하면 사라지는 것을 볼 수 있다.

때론 이 교감신경 자극 효과와 대사 수준의 증가 효과 때문에 캡사이신이 다이어트에 도움이 될 것이라고 기대하는 사람들도 있다. 실제로는 매운 음식이 유발하는 대사 수준의 증가 효과는 크지 않으며 오래 지속되지도 않는다. 오히려 음식의 매운 성분은 식욕을 더욱 촉진하는 효과가 있어 다이어트에 방해가 될 가능성이 더 높다.

그렇다면 매운 음식은 경기력에 어떠한 영향을 미칠까? 한때 우리나라 국가대표 선수가 국제 경기에서 덩치 큰 서양 선수를 꺾을 때마다 경기를 중계하는 아나운서나 캐스터가 하던 말이 있다. "작은 고추가 맵다는 것을 증명했다"는 말이다. 여기엔 은연중에 매운 음식이 힘을 내게 해준 것이라는 생각이 들어가 있다. 일종의 '매운맛부심' 또는 '김치부심'인 셈이다.

정말로 김치가 경기력에 도움을 줄까? 과연 경기에 앞서 먹는 김치처럼 매운 음식이 힘을 내게 해줄까? 실제로 해외에 원정경기를 나간 선수들은 김치를 먹어야 제 기량을 발휘하는 경우가 많다. 하지만 그 이유는 김치가 직접적으로 경기력을 높여주었기 때문이 아니다. 사실은 오랫동안 계속해 온 식습관 때문에 김치가 없으면 밥을 잘 먹지 못해 외국에 머무르는 동안 컨디션 조절에 어려움을 겪다가 재외동포가 제공한 김치를 먹으며 컨디션 조절에 도움을 받은 덕분인 경우가 많다.

물론 김치는 세계적으로도 잘 알려진 최고의 발효식품이자 건강식품임에는 틀림이 없다. 그렇지만 연구들에 따르면, 시합을 바로 앞두고 김치같이 매운 음식을 많이 먹는 것은 경기력에 마이너스가 될 수도 있다.

연구 초기에는 교감신경을 자극하는 캡사이신이 운동 중 연료로써 지방을 동원하여 연소를 촉진하는지에 관심이 모아졌다. 그러나 연구 결과 그러한 효과는 없는 것으로 밝혀졌다. 오히려 지방보다는 탄수화물 연소를 자극하는 것으로 보인다.

운동 중에 자동 호흡 가스분석기를 이용해 호흡한 공기 중 산소와 이산화탄소 농도를 측정하면 운동 중 에너지원의 상대적인 연소 비율을 추정할 수 있다. 요즈음에는 휴대용 호흡 가스분석기가 널리 보급되어 실험실이 아니더라도 야외에서 운동 중에 산소 섭취량과 이산화탄소 배출량을 측정할 수 있게 되었다.

섭취한 산소량 대비 배출한 이산화탄소량의 비율을 '호흡교환율'이라고 하는데, 이 호흡교환율을 통해 운동 중에 인체가 탄수화물과 지방을 상대적으로 얼마나 이용했는지를 계산할 수 있다. 산소 섭취량에 비해서 이산화탄소 배출량이 높을수록 호흡교환율이 높아지는데, 이는 지방보다는 탄수화물의 연소 비율이 높음을 뜻한다.

결론적으로 캡사이신을 섭취하고 운동하면 같은 에너지 소비 수준에서 호흡교환율이 더 높아지는 현상을 보인다. 이는 운동 중 지방보다는 탄수화물을 더 많이 이용했음을 보여주며, 한 시간 이상 지속되는 경기라면 지구력에 부정적으로 작용할 수 있음을 뜻한다.

이러한 결과들을 종합해보면, 적어도 장시간 지속되는 지구력 경기에서는 시합을 바로 앞두고 있다면, 고춧가루를 많이 사용한 매운 음식은 피하는 것이 좋다. 물론 김치 없이는 밥을 잘 못 먹는 한국인이라면 평소에 건강과 컨디션을 지키는 최고의 식품으로서 '김치부심'을 가져도 좋다.

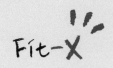

매운 김치는 다이어트와 운동 능력에 도움을 줄까?

김치는 세계적으로도 잘 알려진 최고의 발효식품이자 건강식품임에는 틀림이 없다. 그렇지만 매운맛을 내는 캡사이신은 운동 중 지방보다는 탄수화물을 연료로 더 많이 사용하게 해, 지구력에 부정적으로 작용할 수 있다. 운동을 한 시간 이상 하려 한다면, 운동 직전에는 매운 음식을 피하는 것이 좋다. 대신 평소에 건강과 컨디션을 지키는 최고의 음식인 김치를 많이 먹어두자.

17 | 다이어트 정체기는 왜 오는 걸까?

    다이어트를 시도하는 거의 모든 사람이 중간에 '다이어트 정체기'를 경험한다. 정체기는 다이어트를 시작하고 나서 몇 주 만에 나타나기도 하고, 3개월이나 6개월 후에 나타나기도 한다. 먹는 양을 줄이면 초기 몇 주간은 체중 역시 빠르게 줄어드는데, 그다음부터 체중 변화가 없이 정체되어 실망하는 경우가 많다.

    이 정체기를 어떻게 극복하는지에 따라 다이어트 성공 여부가 결정된다. 특히 식사를 줄이는 방식으로만 다이어트를 하면, 다이어트 정체기를 넘기지 못하고 다시 원래대로 체중이 늘어나는 경우가 많다.

    다이어트 정체기가 나타나는 주된 이유는 다음과 같다.

    첫째, 다이어트 초기에는 체지방뿐만 아니라 간과 근육에 저장된 글리코겐과 수분이 함께 감소하기 때문이다. 글리코겐은 체내에 저장된 탄수화물의 형태로, 간과 근육에 약 400~500g 정도 저장되어 있다. 글리코겐은 수분과 결합한 형태로 저장되며 그 비율은 약 1:3 정도다. 글리코겐이 500g 이라면 물 1.5kg 정도가 함께 저장되는 셈이다. 따라서 끼니를 건너뛰어 약 12시간가량 공복 상태가 되면 쉽게 체중이 1~2kg 정도 감소하는 현상을 볼 수 있다.

둘째, 인체는 오랜 기간 지속해온 체중과 체지방을 유지하려 하는 경향이 있기 때문이다. 이러한 경향을 설명하는 이론을 세트포인트 이론Set point theory이라고 한다. 즉 인체는 식사량을 줄이면 원래의 체중을 기준값으로 인식하고, 그것을 유지하기 위해 에너지 소비량을 줄이는 경향이 있다. 즉 기초대사량 자체를 줄이는 것이다. 특별한 운동을 하지 않고 일상생활을 하면 기초대사량은 일일 에너지 소비량의 3분의 2를 차지하는 정도다. 그러므로 식사량을 줄여서 얻는 효과는 기초대사량의 감소로 상당 부분 상쇄되어 버린다.

셋째, 식사 조절과 운동을 병행하면 체지방이 감소하는 대신에 체내 수분과 혈액이 증가하는 현상이 나타나 체중이 한동안 변화하지 않을 수 있다. 물론 이러한 변화는 생리적으로 매우 유익한 변화이므로 반겨야 한다. 게다가 근력운동도 함께 하면 5~6주부터는 근육량이 증가하는데, 이는 근단백질 합성이 이 시기부터 본격적으로 시작되기 때문이다. 체지방이 감소하는 대신 이보다 밀도가 높은 근육조직과 수분량이 증가하므로 체중 감량의 효과가 상쇄되는데, 이것을 다이어트 정체기로 느낄 수 있다. 늘 조마조마해하며 체중계 위에 오르는 다이어터에게는 별 변화가 없는 숫자가 실망스러울 수 있지만, 사실은 매우 유익한 과도기적 변화이다.

식사량을 줄이는 것으로 체중 감량을 시도하다가 정체기가 나타난 경우, 그 정체기를 극복하기 위해 먹는 양을 더 줄이거나 끼니를 거르면 자칫 영양상 불균형이 생기고 근육 같은 제지방량의 손실이 나타날 수 있다. 이는 건강에 위협이 되고 다시 요요를 일으키는 원인이 된다.

다이어트 정체기를 벗어나는 데 가장 중요한 요소는 체력 수준이다. 식사 조절과 함께 운동을 병행하고 있다면 운동 방법이나 운동량을 조절함으로써 더 쉽게 정체기를 극복할 수 있기 때문이다. 이때 체중 변화가 없다고 해서 이것을 다이어트 실패로 생각하며 실망해서는 안 된다.

비록 아직은 체중이라는 수치로 나타나지 않았지만, 우리 몸이 염증 상태에서 벗어나서 에너지를 더욱 효율적으로 이용하고 있다는 신호로 받아들여야 한다. 내 몸 혈관 내벽이 더 건강해지면서 심혈관계 위험에서 벗어나고 있으며, 인슐린 저항성도 낮아지면서 대사적으로 근본적인 변화를 겪고 있다는 신호다. 앞으로 더 건강한 상태로 나아가는 동시에 새로운 체구성과 몸매를 위한 준비를 갖추어가는 과정으로 인식해야 한다.

다만, 정체기에서 벗어나 체중을 지속적으로 줄이려면 지금까지 해온 편안한 상태를 변화시키려는 노력이 필요하다. 예를 들어, 지금까지 매일 같은 강도로 특정 운동을 해왔다면 강도를 조금 높였다가 줄이기를 반복하든지, 20~30분간의 근력운동을 병행하는 식으로 변화를 주는 것도 좋은 방법이다.

무엇보다 다이어트는 몇 주 만에 체중 몇 킬로그램을 빼는 짧은 기간의 이벤트가 아니라 평생 지니고 갈 건강한 생활 습관을 만들어가는 과정으로 생각할 때 비로소 성공을 거둘 수 있다.

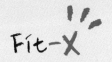

다이어트 정체기를 벗어나는 방법이 있다?

체력 수준은 다이어트 정체기를 벗어나는 가장 중요한 요소다. 식사 조절과 함께 운동을 병행하면 운동 방법이나 운동량 조절로 쉽게 정체기를 극복할 수 있다.

또한 체중이라는 수치로 나타나지는 않지만, 다이어트 정체기는 몸이 에너지를 효율적으로 이용하면서 근본적인 대사 변화가 생겼다는 신호다. 그러니 새로운 체구성과 몸매를 위한 건강한 준비 과정으로 생각하자.

일상생활이 운동이다

1 | 일주일만 침대에 누워 있으면 일어나는 일

사고나 질병으로 수술 등의 처치를 받고 병상에 일주일간 누워만 있어야 한다면 몸에서는 무슨 일이 일어날까? 일주일 정도라면 별일 아닐 것으로 생각하겠지만, 사실 신체기능 저하나 쇠약감은 막연하게 생각하는 것 이상으로 무척 심각하다. 수술 자체로 인해서 쇠약해지는 것이 아니라 단순히 한동안 움직이지 않았기 때문에 쇠약해진다는 점에서 심각한 것이다.

요즘은 심장질환 등을 포함한 다양한 외과적 수술을 받은 후에 되도록 이른 시일 안에 침상 운동부터 시작하라고 권한다. 침상에서 일어날 수 있는 상태가 되면 병원 복도부터 걸으라고 권유하는 경우가 대부분이다. 수술 이후에 단지 몸을 움직이지 않았다는 이유로 신체기능이 급격하게 떨어지고 회복이 천천히 이루어지기 때문이다.

그중에서도 가장 뚜렷하게 나타나는 기능 저하 현상은 근육 위축과 그로 인한 근력 감퇴다. 일정 기간 근육을 사용하지 않을 때 일어나는 근육 위축 현상을 '불사용 위축disuse atrophy'이라고 한다. 근육조직은 신체조직 중에서도 자극으로 인한 변화가 쉽게 일어나는 가소성이 가장 큰 조직이다.

지구 중력의 영향을 받지 않는 우주정거장에서 생활하거나 우주 궤도를 순회하고 지구로 귀환하는 우주인에게 나타나는 가장 큰 신체 변화는 무엇일까? 미 항공우주국NASA 주도로 관련 연구들이 많이 이루어졌다.

초기 우주인들이 지구로 귀환할 때 겪은 가장 큰 문제는 눈에 띄게 근육이 손실되고 뼈 밀도가 감소한 것이었다. 연구들에 따르면, 불과 5~11일간의 우주여행을 한 다음 지구로 돌아왔을 때, 근육이 약 20% 정도까지 손실되고 근력도 비슷한 수준으로 감소했다.

젊고 건강한 남자를 대상으로 한 실험에서도 불과 1주일간의 침상 생활만으로도 근육이 현저히 감퇴하고 인슐린 저항성이 현저히 증가했다(디르크스Dirks, 2016).

무중력 상태에서 일정 기간 체류할 경우, 단순히 근육량만 감소하는 것이 아니었다. 근육에 분포한 모세혈관이 감소했고, 근육세포 내에서 산소를 이용하여 에너지를 생산하는 미토콘드리아 감소 현상도 나타났다. 그래서 우주인들은 지구로 귀환하면 바로 근력과 근 기능을 회복시키기 위한 재활 운동에 돌입한다.

그런데 지구에 귀환하기 위해 지구궤도에 진입할 때 이미 근력이 감퇴한 상태이므로, 위급한 상황에 대처하는 능력이 현저히 떨어져 있는 상태가 문제로 남아 있었다. 지금은 근력이나 심폐기능을 유지하기 위해 무중력 상태에서도 운동할 수 있는 특수한 설비가 우주선 안에 설치되어 있다.

이처럼 중력이 사라진 상황에서는 시간이 얼마 지나지 않아도 근육이 현저히 약해진다. 땅에서처럼 근육이 신체를 세우거나 이동하는 데 따른 중력의 영향을 받지 않기 때문이다. 우리가 지구 상에서 몸을 움직인다는 것은 중력에 저항한다는 것을 의미한다. 그 과정에서 근육은 쉬지 않고 일한다.

침대에 누워 있는 상태는 우주에 체류하는 것과 비슷한 환경이다. 그래서 우주 환경이 근육에 미치는 영향을 연구하는 방법으로 일정 기간 침상 생활에 따른 변화를 살펴보기도 한다. 건강한 성인을 대상으로, 1주일 혹은 몇 주간 침상에 누워 지내도록 한 다음 허벅지 근육 등에 나타나는 변화를 확인해보는 실험을 하는 것이다. 좀 더 구체적으로 살펴보면, 연구 참여자들은 밥을 먹는 동안을 제외하고는 24시간 내내 누워서 지낸다. 심지어 화장실을 갈 때조차 연구 보조자들에게 의지하여 이동식 침대로 이동한다. 다만 장시간 누워 지내면서 관절이나 근육 유착이 일어나지 않도록 누운 상태로 마사지를 받는다.

정해진 기간이 지난 다음, 초음파나 이중에너지흡수계측법DEXA, 근육 생체검사법muscle biopsy(근조직 일부를 떼어내는 검사법) 등을 이용하여 연구 참여자들의 근육 단면적을 비롯해 근섬유 형태의 변화, 근육조직 내 모세혈관 분포, 근세포 내 미토콘드리아, 근육조직 내의 지방 축적, 근세포 내 효소 활성도 등을 조사하였다.

그 결과는 매우 놀라울 정도다. 불과 1주일 만에도 근육 단면적과 근력이 현저히 감퇴했고, 근육조직 내 지방 면적의 크기와 비율은 크게 증가했다. 또 미토콘드리아 내에서 에너지 생산에 관여하는 효소들의 활성이 현저히 감퇴했다. 인슐린 저항성은 증가했으며, 체내 염증 반응의 증가를 반영하는 지표들도 증가했다(무르지아Murgia, 2022; 크롬웰Cromwell, 2018; 르블랑LeBlanc, 1997).

이러한 연구 결과들은 중력을 받으며 몸을 이동시키는 것이 근육량을 유지하는 데 필요한 최소한의 자극임을 말해준다. 몸을 이동하는 데 따른 가장 큰 이득은 근육이 중력에 저항하여 일한다는 점이다. 근력이 상당히 떨어진 상태라면 걷는 것만으로도 근육량을 어느 정도 유지할 수 있다. 신체적으로 무리가 없다면 중력에 대항하여 적극적으로 몸을 움직이는 운동을 할수록 신체가 얻는 이득은 크다.

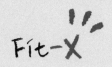

1주일만 침대에 누워 있어도 근육과 근력이 눈에 띄게 감소한다?

그렇다. 우리 몸은 움직이며 생활하는 것만으로도 근육량을 유지할 수 있다. 지구의 중력 때문이다. 하지만 침대에 누워만 있다면, 마치 무중력 상태에서 지내는 우주인처럼 근육과 근력이 손실되며 건강이 나빠진다. 불과 5~11일간의 우주여행만으로도 근육의 약 20%가 사라진다. 1주일만 누워 지내도 근육 단면적과 근력이 감퇴하고, 근육조직 내 지방 면적의 크기와 비율은 증가하며, 인슐린 저항성과 체내 염증 반응도 증가한다.

2 | 몸 안의 잊힌 근육을 깨우자

요즘엔 갓 태어난 아기의 발달 과정을 보여주는 유튜브도 있다. 그중엔 구독자와 조회 수가 꽤 많은 인기 유튜브도 있다. 아기가 목을 가누는 것부터 시작해 몸을 뒤집는 과정 등을 재미있게 보여준다.

태어나서 잠만 자던 아기는 점점 깨어 있는 시간이 늘고, 팔다리를 흔들며, 손에 손가락을 대면 움켜쥐는 동작을 한다. 백일 무렵에는 다리를 들었다가 바닥을 찍는 동작을 반복한다. 그런 동작을 통해서 허리와 엉덩이를 잇는 코어근육을 발달시켜 나간다. 3개월 정도 지나면 아기는 목을 어느 정도 가눌 수 있게 되고, 누운 자세에서 몸을 돌리는 뒤집기를 본격적으로 시도한다. 몇 주 동안 계속 시도한 끝에 마침내 4~5개월이 되면 몸을 뒤집는 데 성공한다. 그다음 엎드린 자세에서 누운 자세로 되돌리려고 시도한다. 하지만 맘대로 되지 않아서 짜증을 부리기도 한다. 아기는 수없이 실패를 거듭하면서도 결코 포기하는 법이 없다. 그렇게 기다가 일어나 앉고 손으로 바닥을 짚고 일어나 마침내 돌 무렵에는 위태롭게 걷기 시작한다.

누가 가르쳐주는 것도 아닌데, 아기는 자기 몸을 움직여나가는 이 과정을 결코 싫증 내지 않고 끊임없이 시도한다. 수없이 실패하지만 결코 좌절하거나 포기하는 법이 없다. 무엇이 아기를 이처럼 쉽 없이 움직이게 만드는 것일까? 신기한 일이 아닐 수 없다. 아기의 본능에 새겨진 이 움직임은 무엇을 지향하는 것일까?

그 본능의 궁극적인 지향점은 '자유'다. 결국은 자신의 의지대로 스스로 몸을 움직일 수 있는 자유를 얻기 위한 노력이다. 그것은 또한 뇌와 근육을 잇는 신경 경로를 형성하려는 노력이기도 하다. 물론 해부학적으로는 태어날 때 운동신경에 의해 뇌와 척수와 근육이 이미 연결되어 있다. 하지만 실제로 자신의 의지대로 몸을 움직이기 위해서는 기능적으로 뇌와 척수와 근육을 연결하는 감각 및 운동신경 회로가 형성되어야 한다.

누구도 어릴 적 그 과정을 기억하지 못하지만, 대부분 아기는 그 지난한 훈련 과정을 거치면서 뇌와 근육을 잇는 신경 경로를 만드는 데 성공한다. 수많은 시도와 실패를 경험하면서 마침내 피아노를 치고, 컴퓨터 자판을 치고, 글씨를 쓰고, 바느질하는 정교한 움직임도 할 수 있게 되는 것이다.

이렇게 어렵고 힘든 과정을 통해서 연결한 신경 경로지만, 살아가면서 거의 사용하지 않은 경로가 생긴다. 그러다 보면 특정 근육은 거의 잊힌 채 점차 약해지고 위축되어버린다. 마치 수족관에 갇혀 살면서 쇼를 보여주는 범고래의 위 지느러미가 반듯이 서지 못하고 축 늘어진 모양과 같다. 이것을 '늘어진 지느러미 증후군flacid fin syndrome'이라고 한다. 하루에도 수천 킬로미터씩 대양을 누비는 범고래가 수압을 거의 받지 않는 좁은 수조 안에서 한 방향으로만 돌다 보니 지느러미가 퇴화하고 마는 것이다.

현대인에게도 근육이 움직이는 법을 잃어버리는 현상이 자주 나타난다. 특정 근육을 잘 움직이지 않은 결과, 다른 근육이 상대적으로 더욱 긴장하거나 정상적인 움직임 패턴이 깨져서 관절이나 근육 통증을 일으키는 원인이 된다.

어깨뼈견갑골를 움직이는 근육들도 쉽게 잊히는 근육이다. 어깨뼈에 붙어 있는 근육은 20개가 넘는다. 팔의 움직임에 맞추어 어깨뼈를 잘 움직이려면 이 근육들이 서로 잘 협조하여 움직여주어야 한다. 그러나 현대인이 일상생활에서 이 근육들을 함께 사용하여 일할 기회는 별로 없다. 그러다 보니 나이를 먹으면서 결국 탈이 나서 오십견이나 어깨충돌증후군으로 고생하게 된다. 생각해보자. 오늘 하루 중 어깨 위로 팔을 든 적이 몇 번이나 있었는지. 혹시 온종일 손이 컴퓨터 자판 위에만 놓여 있지는 않았는지 되돌아보자.

어느새 연결이 끊어져 가는 뇌와 근육의 신경 경로를 다시 잇는 것이 건강한 몸을 되찾는 첫걸음이다.

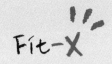

사람에게도 '늘어진 지느러미 증후군'이 나타난다?

그렇다. 범고래가 수조 안에서만 지내면서 위 지느러미가 퇴화하듯 사람도 근육이 움직이는 법을 잃어버리는 현상이 나타난다. 오십견이나 어깨충돌 증후군은 관련 근육을 거의 사용하지 않아서 탈이 난 것이다. 어릴 적 자신의 의지대로 몸을 움직일 자유를 얻기 위한 노력으로 만든 뇌와 근육의 신경 경로를 다시 잇는 것이 건강한 몸을 되찾는 첫걸음이다.

3 | 숨만 잘 쉬어도 자율신경이 균형을 찾는다

우리는 숨을 거의 의식하지 않고 쉰다. 호흡 활동은 주로 자율신경계의 조절로 이루어지기 때문에 무의식적으로 숨 쉰다. 하지만 자율신경계는 반대로 호흡의 영향을 쉽게 받는다. 예를 들면, 감정적으로 자극을 받으면 호흡이 거칠어진다. 교감신경이 흥분하기 때문이다. 그럴 때 의식적으로 심호흡을 하면 흥분이 가라앉는데, 교감신경 대신 부교감신경이 우세해지기 때문이다.

대부분 호흡은 무의식적으로 이루어지지만, 심호흡할 때처럼 운동신경을 이용해서 의식적으로 호흡을 조절할 수도 있다. 호흡이 잘못되면 자율신경계의 균형이 무너지고, 그로 인해 정서적, 신체적으로 다양한 증세가 나타난다. 이때 의식적인 호흡 훈련은 부정적인 증세를 완화하는 데 도움을 준다.

자신도 모르는 사이에 호흡 패턴이 무너져 있는 사람이 많다. 컴퓨터 앞에서 허리를 앞으로 숙이고 있거나 다리를 꼬고 소파에 앉아 있는 자세는 횡격막의 움직임을 제한한다. 그뿐만이 아니다. 구부정한 자세는 갈비뼈를 앞쪽과 아래 방향으로 눌리게 하여 갈비연골의 움직임을 제한하므로 숨을 들여마실 때 흉곽^{가슴우리}이 자연스럽게 확장되는 것을 방해한다.

이렇게 되면 인체는 이를 만회하기 위해서 흉곽 위쪽에 있는 목빗근^{흉쇄유돌근}이나 목갈비근^{사각근}과 같은 근육들을 더 사용하려 한다. 평상시에는 쓰지 말아야 할 근육들의 긴장도가 높아지면서 교감신경이 전반적으로 우세해진다.

호흡은 심장 운동에도 영향을 미쳐 교감신경의 긴장도를 높일 수 있다. 해부학적으로 심장 밑부분의 외막과 횡격막이 붙어 있어서 횡격막이 아래위로 움직일 때마다 심장은 마치 엘리베이터를 탄 것처럼 함께 움직이게 된다. 이때 숨을 들이쉬면서 횡격막이 아래로 내려갈 때 상부구조에 연결된 심장은 당겨지듯 전체적으로 약간 늘어나는 현상이 생긴다. 이렇게 심장이 확장되면 복부 쪽 대정맥에 몰려 있던 혈액이 이에 맞추어 순조롭게 심장 안으로 흘러 들어가게 된다.

이렇게 심장으로 되돌아온 혈액을 정맥 환류^{靜脈還流, venous return}라고 한다. 만일 계속 구부정한 자세로 지내면서 횡격막의 움직임이 제한되면 정맥 환류도 감소한다. 그러면 인체는 혈류속도를 높여서 줄어든 혈액량을 채우려 하며, 그에 따라 교감신경의 흥분도가 높아지고 심장박동수도 증가한다.

호흡은 24시간 내내 하는 복벽운동(복부근육을 단련하는 운동)이라고도 표현할 수 있다. 우리 복부는 가장 안쪽의 배가로근^{복횡근}부터 배속빗근, 배바깥빗근, 그리고 배곧은근^{복직근}으로 겹겹이 둘러싸여 있다. 우리가 숨을 들이마실 때 가장 안쪽의 배가로근이 긴장을 유지한 채 늘어나며, 이러한 움직임을 따라 각각의 근육들을 연결하는 근막이 함께 슬라이딩 운동을 한다.

이 슬라이딩 운동을 하는 동안 전체적으로 연결된 근막 조직의 수분이 골고루 잘 분포되는 작용이 이루어진다. 근막은 점탄성_{粘彈性, viscoelasticity}(점성과 탄성이 모두 있어, 외부 힘이 가해지면 형태가 변하지만 시간이 지나면서 원래 형태로 돌아오는 특성)이 있고, 수분을 간직한 결체조직으로, 근육 안쪽의 미세구조부터 바깥쪽까지 그물망처럼 펼쳐져 있다. 그래서 호흡으로 복벽이 움직이면 복벽을 이루는 근육 등의 조직이 미끄러지듯 함께 움직이는 것이다. 이 근막은 근육뿐만 아니라 복강 안의 내장과도 연결되어 있으며 그 안의 혈관, 신경 등 인체의 모든 구조와 연속체를 이루는 결합조직이라는 점에서 최근 들어 해부학적 관심이 쏠리고 있다.

횡격막이 아래로 움직이는 동안 위나 작은창자와 같은 장기들은 아래로, 앞으로, 옆으로 밀려나게 된다. 이러한 움직임은 복강 안의 내장을 마사지하면서 전체 근막 시스템에서 점탄성 수분의 유입과 유출을 활발하게 자극하게 된다.

더욱 놀라운 것은 과거에는 생명력이 없는 조직으로 여겨지던 이 근막이 신체 부위의 공간적 위치나 장력과 스트레스 감각, 온도, 통증 등 신체 내부의 다양한 감각을 감지하는 고유수용기proprioceptor(근육, 힘줄, 관절에 존재하며 움직임을 감지하여 뇌에 보고하는 감각신경)와 내부수용기interoceptor(인체 내부 조직이나 기관으로부터 받은 감각 정보를 전달하는 감각신경)가 풍부한 신체의 가장 큰 감각기관이기도 하다는 점이다. 이는 결국 섬유근육통이나 만성피로증후군, 과민성대장증후군 같은 문제가 근막의 비정상적인 기능이나 유착과도 관련이 있음을 시사한다.

근막에 대한 이러한 새로운 발견은, 호흡과 자세가 비특이적non-specific(어떤 작용이나 반응이 특정한 대상이나 조건에서만 선택적으로 일어나는 특이적^{specific} 상태와 달리 특정하여 볼 수 없는 것) 증상이나 피로와 관련되어 있으며, 이러한 문제는 올바르게 호흡하고 몸을 자주 움직이는 습관을 통해서 예방하고 완화할 수 있음을 말해준다.

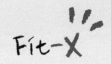

숨을 의식적으로 쉬는 것도 운동이다?

그럴 수 있다. 심호흡할 때처럼 운동신경을 이용해서 의식적으로 호흡을 조절하면, 자율신경계의 균형을 바로잡고 정서적, 신체적 안정감을 느낄 수 있다. 특히 호흡은 24시간 내내 하는 복벽운동으로, 복부 가장 안쪽의 배가로근부터 배속빗근, 배바깥빗근, 그리고 배곧은근 등 겹겹이 둘러싸인 근육과 각 근육을 연결하는 근막이 숨을 들이마시고 내쉴 때 함께 슬라이딩 운동을 한다. 또 바르게 호흡하는 것은 원인을 알 수 없는 여러 증상이나 피로를 줄이는 데 도움이 된다.

4 | 횡격막을 이용한 복식호흡이 부교감신경을 활성화한다

숨을 들이마실 때는 교감신경계의 활성이 높아지고 숨을 내쉴 때는 부교감신경이 활성화하며 호흡하는 내내 이 과정이 반복된다. 따라서 숨을 들이마시면 심장박동이 다소 빨라졌다가 숨을 내쉴 때는 심장박동이 느려지는 현상도 반복된다.

천천히 깊게 호흡하면 부교감신경이 더욱 활성화하는데, 특히 부교감신경의 80%를 차지하는 미주신경迷走神經, vagus nerve('방랑하는 신경'이라는 뜻으로, 몸에 넓게 분포되어 있다)이 활성화한다. 12쌍의 뇌신경 중 열 번째에 해당하는 미주신경은 뇌와 척수를 연결하는 뇌 연수延髓(호흡중추가 있어 숨뇌라고도 한다)에서 나온다. 미주신경은 여러 갈래로 나뉘어 심장, 폐, 부신, 소화관 등에 광범위하게 분포되어 있다.

한편 열한 번째 뇌신경인 부신경副神經, accessory nerve의 한 갈래는 뇌에서 미주신경과 연결되고, 다른 갈래는 척수에서 나와서 등세모근^{승모근}과 목빗근^{흉쇄유돌근}에 분포되어 있다. 해부학적으로 신경이 이렇게 분포되어 있어 목과 등 근육의 긴장은 미주신경에까지 큰 영향을 미칠 수 있다.

깊게 숨을 들이마실 때는 횡격막이라는 근육이 주된 작용을 한다. 그런데 많은 사람이 이 횡격막을 잘 사용하지 못하고 있다. 횡격막을 잘 사용하지 못하면 깊게 숨을 들이마시지 못하고 얕은 숨만 쉬게 된다. 그러다 보니 이를 보완하려고 목과 가슴 윗부분의 보조 호흡근을 과도하게 사용한다. 따라서 목과 가슴 윗부분의 긴장도 높아지고, 그로 인해 부교감신경인 미주신경은 억제되고, 반대로 교감신경이 우세한 상태가 된다.

횡격막을 잘 사용하는 깊은 호흡을 횡격막호흡이라고 하며, 복식호흡이라고도 한다. 횡격막호흡은 스트레스로 인한 교감신경계의 과도한 각성 상태를 진정시키면서 '투쟁도피반응^{fight flight response}'을 완화하는 데 도움을 준다.

하지만 잘못된 호흡은 교감신경계를 만성적으로 과도하게 자극할 수 있으며, 이는 섬유근육통^{fibromyalgia} 같은 질환과 관련된다. 섬유근육통은 신체의 여러 부위, 특히 근육이나 관절 부위의 통증, 하부요통, 어깨와 목 부위에 뻣뻣한 느낌과 통증이 있지만, 근육이나 힘줄, 인대 등에서 객관적인 이상이 발견되지 않는다. 또 심한 피로감이나 지속적인 피로감, 수면 장애 등이 나타난다. 비록 섬유근육통의 원인은 명확하지 않으나 잘못된 호흡도 한 원인으로 그로 인한 자율신경 조절 이상과 관련 있는 것으로 보인다.

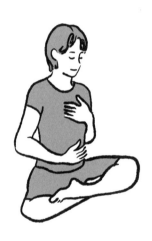

그림 설명:

손을 가슴에 대고 숨을 깊게 들이마실 때 손의 움직임을 느껴본다.

1. 가슴 상부 움직임은 거의 없음

2. 가슴 하부 옆구리가 부풀어 오름

3. 배의 앞과 옆이 부풀어 오름

올바르게 횡격막호흡을 하면, 숨을 들이쉴 때 배 부위 위와 아래, 왼쪽과 오른쪽, 앞과 뒤 세 방향으로 부풀어 오르면서 호흡이 배에서 시작되는 것처럼 보인다.

횡격막호흡을 정상적으로 잘하고 있는지 확인하려면, 그림과 같이 등을 곧게 펴고 앉아 한 손은 배꼽 바로 윗부분에 얹고, 다른 한 손은 가슴 위에 올린 상태에서 숨을 쉬어보면 알 수 있다. 이때 숨을 들이쉴 때는 배가 팽창하고 반대로 내쉴 때는 배가 수축해야 한다. 이와 동시에 가슴의 가장 아래쪽 갈비뼈도 옆으로 벌어지는 느낌이 든다. 그렇지만 쇄골^빗^{장뼈}과 흉골^{가슴뼈 혹은 복장뼈}이 있는 가슴 윗부분은 거의 움직임이 느껴지지 않아야 한다.

호흡할 때는 코로만 숨 쉬고 한꺼번에 많은 공기를 들이마시지 않아야 한다. 적은 양의 공기를 2초 동안에 길게 들이마시고, 1초간 멈춘 다음 3초 동안에 길게 내쉬는 동작을 반복한다. 중요한 것은 인위적으로 복부나 가슴 부위에 힘을 주며 숨을 들이마시지 않고, 자연스럽게 호흡해야 한다는 점이다. 이러한 자가 호흡 점검은 누운 자세로도 해볼 수 있다.

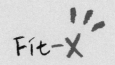

숨을 잘못 쉬는 것은 섬유근육통과 관련있다?

그렇다. 잘못된 호흡은 교감신경계를 만성적으로 과도하게 자극할 수 있으며, 섬유근육통과도 관련된다. 근육이나 관절 통증, 하부요통, 어깨와 목 부위의 뻣뻣한 느낌, 피로감이나 수면장애 등이 나타날 수 있다.

올바르게 숨 쉬는 방법

입이 아닌 코로, 자연스럽게 횡격막호흡(복식호흡)을 하면 좋다. 숨을 들이쉴 때는 배가 팽창하고 내쉴 때는 수축하며, 가슴의 가장 아래쪽 갈비뼈도 옆으로 벌어지는 느낌이 들지만, 쇄골과 흉골이 있는 가슴 윗부분은 거의 움직임이 느껴지지 않는 호흡이다. 적은 양의 공기를 2초 동안 길게 들이마시고, 1초간 멈춘 다음, 3초 동안 길게 내쉰다.

5 | 체력이 좋아지면 숨이 덜 찬다?

뛰기 시작하면 바로 숨이 가빠진다. 운동할 때 가장 뚜렷하게 나타나는 신체 변화는 이처럼 호흡이 거칠어지는 것이다. 왜 이런 현상이 나타날까? 누구나 다 답을 알고 있는 쉬운 질문처럼 보인다.

만일 '공기 중의 산소를 받아들이기 위해서'라고 대답한다면, 그것은 70~80점짜리 답변이다. 즉 100점짜리 대답이 아니다. 운동하면 인체는 산소요구량이 높아져 더 많은 공기가 필요한 것은 사실이다. 하지만 그것이 곧바로 숨 가쁘게 만드는 일차적인 요인이 아니다. 운동과 동시에 숨이 가빠지는 현상의 일차적인 원인은 이산화탄소를 배출하는 데 있다.

운동 시작과 동시에 활동 근육에서는 이산화탄소가 발생한다. 근육이 움직이는 데 필요한 에너지를 생산하는 과정에서 이산화탄소가 발생하는 것이다. 근육에서 발생한 이산화탄소가 혈액으로 확산하여 나옴에 따라서 혈액 중 이산화탄소 농도가 높아진다. 그리고 경동맥 등 혈관 벽에 있는 화학센서가 이산화탄소 농도가 증가한 것을 감지한다.

이 센서는 일종의 감각신경으로 혈액 중 이산화탄소 농도를 수시로 체크하여 뇌에 보고하는 역할을 한다. 즉 호흡중추라는 숨뇌^{연수}에 있는 특수한 뇌세포에 혈액 중 이산화탄소 농도가 증가하고 있음을 알리는 것이다.

보고를 받은 호흡중추는 곧바로 신경을 통해 호흡을 담당하는 근육에 명령을 내린다. 이들 근육이 바로 횡격막과 갈비사이근^{늑간근}이다. 명령을 받은 호흡근육들은 숨을 더욱 깊고 빠르게 하여 호흡량을 증가시킨다. 호흡량을 증가시켜서 혈액 중 이산화탄소를 밖으로 배출하는 것이다.

호흡량이 증가하면서 폐를 통해서 이산화탄소를 더 많이 배출하면, 혈액 중 이산화탄소 농도가 어느 수준 이상 높아지는 것을 막을 수 있다. 이처럼 운동 시작과 함께 곧바로 호흡활동이 증가하는 반응이 나타나는 이유는 일차적으로는 혈액 중 이산화탄소를 배출하기 위한 것이다. 그 후에는 당연히 이산화탄소 배출과 함께 운동에 필요한 산소를 더 많이 받아들이기 위해서 호흡량이 증가한다.

그렇다면 신체가 잘 단련된 사람은 그렇지 않은 사람에 비해서 똑같은 운동을 하더라도 왜 숨이 덜 찰까? 만일 그 이유를 '폐활량이 증가해서'라고 대답한다면 30점짜리 답변이다. 많이들 오해하는데, 폐에 특별한 문제가 없다면 체력이 좋아져서 숨이 덜 차는 것은 폐활량이 증가해서가 아니라 다음과 같은 신체 변화와 관련되어 있다.

첫째, 체력이 좋아지면 인체의 산소 수송 시스템과 산소 이용 시스템이 발달한다. 산소를 필요한 조직까지 수송하거나 이용하는 능력이 좋아지는 것이다. 예를 들어, 심장이라는 펌프의 기능이 개선되고, 근육에 더 많은 모세혈관이 분포되어 산소를 잘 수송할 수 있다. 또 근육세포 안에서 산소를 이용해 에너지를 만들어내는 미토콘드리아 수도 늘고 기능도 좋아진다. 그러므로 운동으로 단련된 사람은 같은 양의 공기를 들이마셔도 산소를 잘 수송하고 이용할 수 있어서 똑같은 운동을 해도 숨이 덜 차는 것이다.

둘째, 체력이 좋아지면 똑같이 높은 강도의 운동을 수행하더라도 이산화탄소가 적게 발생한다. 그 이유는 다음과 같다. 체력 수준이 낮은 사람은 근육에서 지방보다는 탄수화물을 더 많이 연소시키고, 그 부산물로 이산화탄소가 더 많이 발생한다. 그리고 같은 운동을 해도 수소이온이 더 많이 생성되어 혈액을 산성화시킨다. 이렇게 더 많이 생성된 이산화탄소와 수소이온은 호흡중추를 자극해서 숨을 더 가쁘게 만드는 것이다.

이처럼 체력이 좋아져서 운동할 때 숨이 덜 차는 것은 단순히 폐활량이 증가했기 때문이 아니라 심장과 혈관의 산소수송 능력이 좋아지고, 근육 내에서 산소를 이용하는 유산소 능력이 전반적으로 개선된 결과다. 그러므로 정기적으로 운동하면서 이전보다 숨이 덜 가빠지는 변화를 경험한다면, 그것은 내 몸의 건강을 약속해주는 변화가 근본적으로 일어나고 있다는 신호로 받아들이면 된다.

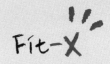

폐활량이 증가해서 숨이 덜 찬다고?

흔히 하는 오해다. 체력이 좋아져서 운동할 때 숨이 덜 차는 것은 단순히 폐활량이 좋아져서가 아니다. 심장과 혈관의 산소 수송 능력이 좋아지고 근육 내에서 산소를 이용하는 유산소 능력이 전반적으로 개선된 덕분이다.

6 │ 체력이 좋아지면 심장이 천천히 뛴다?

    우리 몸의 기관 중에서 삶과 죽음을 가르는 가장 결정적인 기관은 무엇일까? 그것은 심장이다. 심장이 멈추는 순간, 죽음이 선언된다. 심장이 뛰지 않으면 심장에 의존해서 살던 약 30조 개에 달하는 온몸의 세포들이 죽는다. 혈액을 통해 세포로 보내는 산소와 영양소의 공급이 끊어지기 때문이다.

    이 심장 펌프에는 특별한 점이 있다. 사람 손으로 만든 기계 펌프와는 결정적으로 다른 점이다. 기계 펌프는 쓸수록 닳아서 사용 연한이 줄어들지만, 심장 펌프는 쓰면 쓸수록 기능이 개선되고 사용 연한도 늘어난다. 과거에는 평생 정해진 심장박동 횟수가 있어서 너무 빨리 뛰게 하면 일찍 죽는다는 과학을 가장한 괴담도 있었다.

    그러면 심장의 어떤 기능이 좋아지는 것일까? 가장 먼저 볼 수 있는 변화는 안정 상태에서 심장이 뛰는 횟수가 감소하는 것이다. 안정 시 심박수가 분당 75회였다면, 심장이 좋아지면 심박수가 70회나 그 아래로 떨어진다. 평소 운동 경험이 없는 사람이라면, 이런 현상은 달리기 같은 운동을 주당 120분 정도 했을 때 몇 주 만에 나타난다. 심장이 한 번에 더 많은 혈액을 방출하는 능력을 갖추게 된 덕분에 심박수가 감소한 것이다. 한마디로 심장 펌프가 업그레이드된 것이다.

요즘 손목시계형 심박수 측정기가 많이 보급되었는데, 운동하면서 스스로 심박수 변화를 확인해보자. 체육관에서 러닝머신 속도를 똑같이 하여 운동한다면, 심박수가 한두 달 전보다 낮아지는 현상을 쉽게 확인할 수 있다.

지구력이 필요한 운동을 하는 선수들에게서는 이 현상이 더욱 뚜렷이 나타나서, 세계적으로는 마라톤 선수가 안정을 취하고 있을 때의 심박수가 분당 36회인 사례가 보고되기도 했다. 이 현상은 '운동성 느린맥^{서맥, exercise-induced bradycardia}'이라고 하는데, 운동에 심장이 적응하여 심장이 1분에 60회 미만으로 뛰는 현상이다. 이는 반복된 운동의 결과로 부교감신경인 미주신경이 활성화되어서 나타나는 현상이다. 기능적으로 심장 용적이 커지고 펌프 효율도 높아진 덕분이다. 이렇게 정기적인 운동으로 용적이 커지고 기능이 개선된 심장을 스포츠심장sports heart이라고 한다. 보통 성인 남자는 매번 60~70cc 정도의 혈액을 뿜어내지만, 스포츠심장은 90cc까지도 뿜어낸다.

운동성 느린맥으로 인해 심장주기는 길어진다. 심장주기란 심장이 한 번 수축하고 한 번 이완하는 데 걸리는 시간을 말한다. 심장이 1분에 75회를 뛴다면 심장주기는 0.8초다. 심장이 1분에 60회를 뛴다면 심장주기는 1초인 셈이다. 이 심장주기가 늘어나는 원인은 주로 심장의 이완기가 늘어나기 때문이다.

이렇게 심장이 이완하는 시간이 길어지면 매우 좋은 점이 있다. 이완기 때 온몸을 순환하고 심장으로 돌아오는 혈액을 받아들이는데, 이 시간이 늘어나면 심장은 혈액을 더욱 충분히 받아들일 수 있다. 그뿐만이 아니다. 이완기가 늘어나면서 심장근육 자체의 급유장치인 심장혈관도 혈액을 받아들일 시간적 여유가 늘어난다. 이 급유장치를 통해 충분한 혈액과 산소가 공급되어야만 심장근육도 힘차게 수축하여 혈액을 뿜어낼 수 있다.

평소에 최소 수준의 펌프질만 하도록 방치한다면 어떻게 될까? 소파에 몇 시간이고 앉아서 TV를 보는 일이 그런 상태다. 그러면 심장 펌프의 급유장치가 막힐 위험성이 높아진다. 이 급유장치인 심장혈관이 부분적으로 막히면 협심증이라 하고, 한 개나 그 이상의 혈관이 완전히 막히는 것은 심근경색이라고 한다. 만일 움직이기 싫어하는 것에 더하여 커피믹스와 동물성 지방을 좋아하고 담배를 피운다면 위험성은 더 높아진다. 복부비만에다 당뇨병이 있다면 더 말할 나위가 없다.

이 펌프의 기능을 유지하기 위해서 40세의 연령대라면 적어도 심박수가 분당 120회를 넘는 운동을 주당 3회 정도 하는 것이 좋다. 60세의 연령대라면 분당 심박수가 최소 100회 이상인 운동이 바람직하다. 물론 심장에 문제가 없다면 그보다 더 높은 강도의 운동을 통해 심폐 순환계에 더 큰 이득을 얻을 수 있다.

우리가 아령을 들거나 스쾃을 하면 팔다리 근육이 발달하는 것을 눈으로 확인할 수 있다. 심장은 팔다리 근육처럼 눈으로 볼 수는 없지만, 역시 혈액을 담고 있는 근육 주머니다. 가슴우리 안에 있는 이 특수한 근육을 강하게 만드는 방법은 한 가지뿐이다. 우리 몸 전체에 있는 커다란 근육들을 동시에 움직이는 것이다. 달리기, 사이클, 수영, 구기 운동, 에어로빅댄스 등이 바로 그런 운동이다. 이러한 운동은 심장을 더 자주,

강하게 펌프질하도록 해준다.

심장은 생명의 근원임을 잊지 말자. '심장이 뛴다'는 말은 단지 생명을 유지한다는 뜻을 넘어서 미래를 향한 건강한 의지와 설렘을 의미한다.

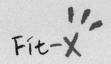

평생 정해진 심장박동 횟수가 있다?

그렇지 않다. 심장 펌프는 쓰면 쓸수록 기능이 개선되고 사용 연한도 늘어난다. 달리기, 사이클, 수영, 구기 운동, 에어로빅댄스 등의 운동은 심장이 더 자주, 더 강하게 펌프질하도록 심장근육을 단련시켜 준다.

심장이 좋아지면 어떤 현상이 나타날까?

우선 심장 기능이 좋아지면 안정 상태에서 심장이 뛰는 횟수가 줄어든다. 한 번에 더 많은 혈액을 방출하는 능력을 갖추게 되기 때문이다. 또한 심장이 한 번 수축·이완하는 데 걸리는 심장주기도 길어진다. 그러면 심장혈관은 충분한 혈액과 산소를 공급받게 되고 심장근육은 더 힘차게 수축하여 혈액을 뿜어낸다.

7 │ 불안하고 우울하다고? 걷고 뛰자!

요즘 방송을 비롯한 여러 매체를 통해 자신에게 공황장애가 있음을 밝히는 연예인들이 많다. 가까운 주변도 돌아보면 공황장애나 불안증세에 시달리는 사람들이 적지 않다.

이처럼 일상적인 일에 대해 특별한 이유 없이 지나치게 걱정하는 증세를 범불안장애GAD, generalized anxiety disorder라고 한다. 범불안장애는 공황발작과 같이 나타나는 경우가 많은데, 공황발작은 대개 신체적인 반응과 함께 나타난다. 실제로는 위험이나 위협이 없는데도 극심한 공포가 갑자기 몰려들면서 심장이 터질 듯 빨리 뛰거나 가슴이 답답하고 숨이 차는 등의 신체 반응이 나타난다.

불안장애와 함께 나타나기 쉬운 우울증도 평생 유병률(특정 질병에 걸린 사람들의 비율)이 15%나 되고, 여성은 25% 정도다. 세계적으로는 인구의 약 2~5%가 주요우울장애MDD, major depressive disorder 진단을 받으며, 주요우울장애 진단을 받은 사람의 약 8~10%가 극단적 선택을 하는 것으로 알려져 있다.

과거에는 주요우울장애가 있을 경우, 항우울제인 '선택적 세로토닌 재흡수 억제제SSRIs, selective serotonin reuptake inhibitors'가 거의 유일한 처방이었다. 그러나 최근에는 약물과 운동을 병행하는 치료가 매우 효과적이라는 사실이 밝혀지면서, 운동을 적극적인 치료 방법으로 간주하기 시작했다.

우리 몸 신경세포(또는 뉴런neuron)에서 신경 신호가 전달될 때는 두 뉴런 사이의 연결 지점인 시냅스synapse가 작동한다. 이때 신경전달물질을 방출하는 뉴런으로 신호를 보내는 쪽을 '시냅스 이전 뉴런'이라 하고, 신경전달물질을 받아들이는 뉴런으로 신호를 받는 쪽을 '시냅스 이후 뉴런'이라 한다. SSRIs는 뇌의 시냅스 이전 뉴런에서 분비된 세로토닌이 시냅스 이전 뉴런으로 다시 흡수되는 것을 억제하여 시냅스에서 세로토닌 수준을 증가시키는 작용을 한다. 즉 시냅스에서 세로토닌 농도를 높여 세로토닌의 신호 전달 작용을 증가시키는 작용을 하는 것이다.

SSRIs는 시간이 지나면서 내성이 생길 수 있어 점차 투여량을 늘려야 하는 문제가 있다. 복용을 중단하면 세로토닌 중단 증후군이 나타나기도 하는데, 주요 증상으로 현기증, 협응력 저하, 손발 저림, 피로, 피부나 신체 일부가 화끈거리거나 따가운 '타는 듯한 느낌(신경계의 변화 때문에 생기는 불쾌한 열감)', 몽롱함, 불면, 생생한 꿈 등이 나타난다. 여기에 구역질, 설사, 감기 유사 증상, 초조 및 불안, 혈액 응고 능력 저하, 관절 및 근육통, 위통, 두통 등 광범위한 부작용이 함께 나타날 수 있다.

어린이와 청소년은 항우울제 중단 증후군 때문에 자살 충동이나 적대감 같은 부작용이 생길 위험이 커, 미국 식품의약청FDA은 2004년부터 이들에게 SSRIs 처방을 금지했다.

이처럼 마음의 병이자 전신 질병이기도 한 불안장애와 우울증은 앞에서도 언급했듯이 약물과 운동을 병행하면 좀 더 효과적으로 치료할 수 있다.

뇌의 세로토닌 분비를 자연스럽게 촉진하는 최고의 방법은 운동이다. 우울한 기분이 들수록 움츠러드는 마음을 떨치고 우선 몸을 움직여보자. 몸을 움직이면 우리 뇌의 편도체(감정 처리와 기억 형성에 중요한 역할을 하는 뇌 부위)에서 호르몬 변화가 일어나 불안과 우울감을 떨치는 데 도움을 준다. 운동이 일으키는 뇌의 이러한 변화는 도파민, 베타엔도르핀, 엔도카나비노이드 등의 호르몬과 관련이 깊다.

운동은 뇌의 도파민 수치와 도파민수용체(도파민을 인식하고 반응하는 세포의 단백질)를 증가시킨다. 그리고 러너스 하이를 불러일으키는 체내 생성 아편인 베타엔도르핀과 엔도카나비노이드의 분비를 촉진한다. 러너스 하이는 운동할 때 나타나는 행복감이나 정신의 고양, 내적인 균형, 해방감, 통증 감각의 경감 등의 현상으로, 이 호르몬들이 주요우울장애나 범불안장애를 치유하는 데 효과가 있음을 보여준다.

베타엔도르핀은 어느 수준 이상의 높은 강도로 운동할 때 분비되는 호르몬이며, 엔도카나비노이드는 그보다 낮은 강도로 운동할 때 30분 정도 후부터 분비되는 것으로 밝혀졌다. 예를 들어, 베타엔도르핀은 젖산(염) 역치 근처에서 분비가 늘어나는 반면, 엔도카나비노이드는 그보다 낮은 강도로 오랜 시간 운동할 때 늘어나는 현상을 보인다. 젖산 역치란 운동 강도를 점증적으로 높여가며 운동할 때, 무산소성 대사 수준이 높아지면서 젖산이 급격하게 증가하기 시작하는 지점을 말한다. 젖산 역치는 개인의 체력 수준에 따라 다르지만 대체로 최대 운동 능력의 60~80% 범위에서 나타난다.

이러한 점을 고려할 때, 두 호르몬이 일으키는 러너스 하이 효과를 얻기 위해서는 체력 수준이 높은 사람은 고강도 인터벌 운동이 효과적이다. 그러나 체력 수준이 낮거나, 중년기 이후의 연령층이라면 중강도 인터벌 운동(중간 강도와 낮은 강도의 운동을 번갈아 하는 형태의 운동)이나 낮은 강도로 30분 이상 운동하는 방법이 좋다.

특히 베타엔도르핀은 웃으며 운동할 때 뇌에서 더욱 많이 분비된다는 사실이 최근에 밝혀졌다(마니넨Manninen, 2017). 그러므로 즐거운 분위기에서 웃으면서 운동하는 것이 효과적이다. 또 가능하다면 다른 사람과 함께 운동하는 것이 좋다. 그리고 즐거운 분위기에서 경쾌한 음악을 들으며 운동할 때 엔도르핀과 엔도카나비노이드에 의한 기분 전환 효과는 더욱 커진다.

짐이 매우 조용하고 엄숙한 분위기라면 신나게 운동할 기분이 들지 않을 것이다. 피트니스센터에서 경쾌하고 빠른 음악을 틀어주는 이유가 여기에 있다.

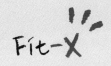

운동은 마음 건강 치료제다.

1. 마음의 병이자 전신 질병인 불안장애와 우울증은 약물과 운동을 병행하면 치료 효과가 크다.

2. 운동은 행복 호르몬이라 불리는 뇌의 세로토닌 분비를 촉진하는 최고의 방법이며, 도파민 수치와 도파민 수용체를 증가시키고, 러너스 하이를 불러일으키는 베타엔도르핀과 엔도카나비노이드의 분비를 촉진한다.

8 | 심호흡과 기지개 켜기가 주는 선물

동물의 행동을 관찰하는 동물행동 연구가들은 얼룩말 같은 초식동물의 행동에서 매우 특이한 점을 발견했다. 방금 맹수인 사자의 습격에서 가까스로 벗어난 후 얼룩말이 보인 행동과 모습이 연구가들의 예상과 달랐기 때문이다. 얼룩말은 죽을 수도 있었던 긴박한 상황을 바로 직전에 벗어났음에도, 마치 아무런 일도 없었다는 듯이 무리와 어울려 평온하게 풀을 뜯었다.

초식동물에게는 맹수의 습격이 일상적인 일이라고는 하지만, 어떻게 생명을 위협받는 극도의 스트레스 상황에서 벗어나자마자 곧바로 평정심을 되찾을 수 있는 것일까? 사람이라면 도저히 흉내 내기 어려운 능력이 아닐 수 없다.

동물학자들은 초식동물이 위험한 상황에서 벗어난 뒤 공통으로 하는 행동이 있음을 발견했다. 그것은 몸을 쭉 펴면서 하품하거나 몸을 터는 행동이었다. 이런 행동은 극도로 높아진 교감신경의 흥분도를 낮추고, 다시 부교감신경이 우세한 상태로 돌아가도록 하는 데 도움을 준다는 사실도 알게 되었다. 만일 일상적으로 생명을 위협받는 상황이 벌어지는데 그때마다 교감신경계가 활성화하여 그 상태가 지속된다면 몸이 견뎌내지 못할 것이다.

사람이 받는 스트레스는 초식동물이 겪는 상황에 비해 더 복합적이고 지속적이며 간접적인 특징이 있다. 그래서 스트레스로 인한 부정적인 영향이 자신에게 어떻게 나타나는지 잘 모른 채 생활하게 된다. 그런 부정적인 영향이 쌓이고 쌓이다 손쓸 수 없을 지경이 되어서야 드러나는 대표적인 질병이 '암'이다. 스트레스 자체가 미치는 영향은 동물에게든 인간에게든 본질적으로 다르지 않겠지만, 사람은 암에 걸리고 초식동물들은 암에 걸리지 않는다.

한편, 오랜 시간 앉아서 생활하는 습관이 정신적 스트레스와 결합하면 목과 어깨, 위쪽 등 부위 근육이 긴장되고 경직된 상태가 된다. 목과 경동맥 부위에는 부교감신경인 미주신경이 매우 많이 분포되어 있어서 이 부위가 경직되면 부교감신경이 억제되고 교감신경이 지나치게 활성화하는 원인이 될 수 있다. 그러므로 이 부위를 스트레칭하고, 가벼운 진동이나 마사지를 이용하여 풀어주면 교감신경의 흥분도를 낮추고 부교감신경이 활성화할 수 있다.

사실 오래 앉아서 일할 때면 가끔 기지개를 켜게 된다. 이 기지개는 자기도 모르게 하게 되는 본능적인 행위다. 그렇지만 현대인은 움직이려는 본능을 압도하는 '일'에 사로잡혀 살아간다. 오랜 시간 앉아 있으면, 특정 근육 긴장도가 높아지고 경직될 뿐만 아니라 근육을 감싸는 얇은 막^{근막}이 제대로 움직이지 않아 조직 내 수분 순환이 원활하지 않게 된다. 그로 인해 조직이 뻣뻣해지고 근육과 근막의 유착 현상이 발생하기도 한다.

그 결과로 나타나는 것이 목과 어깨, 등 부위의 통증이다. 근막에 많이 분포한 내부수용기^{interoceptor}(신체 내부의 통증 등 감각 신호를 감지하여 뇌로 보고하는 신경)에서 위기를 알리는 신호를 뇌로 보내는 것이다. '지금 산소가 부족하니 혈액을 좀 보내줘'라는 신호인 셈이다. 심호흡과 함께 가볍게 리듬을 타며 하는 체조나 스트레칭은 부교감신경 우세 쪽으로 수시로 스위치를 전환해주는 자율신경 조절 행위인 셈이다.

아침저녁으로, 그리고 사무실 의자에서 하는 잠깐의 스트레칭이 생각보다 많은 혜택을 우리에게 선사해준다.

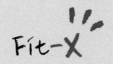

스트레스를 줄이는 간단한 방법이 있다!

깊은 심호흡이나 기지개, 가벼운 체조와 스트레칭을 자주 하자. 내 몸의 부교감신경을 일깨우는, 내 몸 회복 작동 스위치다. 특히 목과 경동맥 부위의 긴장은 부교감신경인 미주신경에 직접적인 영향을 미치므로 이 부위를 스트레칭하고 가벼운 진동이나 마사지를 이용하여 풀어주면 좋다.

9 담에 걸리는 원인, 초보 근육을 교육시키자

왜 담에 걸리는 걸까? 인터넷으로 검색해보면 담의 원인을 근육이 약해져서이거나 잘못된 자세로 오래 있어서 그렇다며 막연하게 설명하는 경우가 많다. 그러나 운동할 때 급성으로 나타나는 담은 일상생활 중에 나타나는 등이나 어깨 부위의 만성적인 통증과는 다르다.

담에 걸리는 사례들을 살펴보자. 테니스가 취미인 30대 초반의 현우 씨는 오랜만에 테니스장에 나와 동호회원과 함께 시합을 하였다. 건성으로 몸을 풀고 난 후 라켓을 들어 올려 서비스를 넣는 동작을 취하는 순간, 갈비뼈 안쪽 깊숙한 어디에선가 뜨끔하며 심한 통증을 느꼈다. 이후부터 통증 때문에 몸을 돌리거나 굽히기는커녕 기침하는 것도 힘들었다.

중년 여성인 수현 씨는 아침에 일어나 김장하려고 전날 절여놓은 배추가 담긴 큰 그릇을 몸을 굽혀 옮기려는 순간, 등허리에 급격한 동통을 느끼며 꼼짝할 수 없는 처지가 되었다. 병원에 가서 진료받고 근이완제와 소염진통제를 처방받았는데, 한동안은 잠을 자려 누운 자세조차 불편하고 통증을 느꼈다.

흔히 담에 걸렸을 때 '근육이 놀랐다'고 표현한다. 이는 실제로 담에 걸린 현상을 직관적으로 잘 나타낸 표현으로 보인다. 담은 일종의 근육경련이라고 할 수 있다. 그런데 반복적이고 과도한 사용으로 피로해진 근육에 나타나는 일반적인 통증과는 다르다. 즉 담은 갑작스러운 움직임 때문에 준비되지 않은 상태의 근육에 나타나는 근육경련이다. 담 걸림은 주로 몸통 깊숙한 곳에 있는 허리와 등, 옆구리 심부 근육에 일어난다.

운동할 때 발생하는 담은 관절이나 주변 구조물의 더 큰 손상을 방지하기 위한 일종의 보호 작용으로 일어난다. 우리 몸의 근육에는 일종의 브레이크 장치가 작동하고 있다. 예를 들어 스스로 팔꿈치를 접어 손을 위로 올려보자. 그런 다음 손을 빠르게 내리며 팔꿈치를 펴보자. 아무리 힘껏 팔꿈치를 펴더라도 다치지는 않는다. 팔꿈치를 펼 때 속도가 너무 빠르면 신경 브레이크가 작동해 팔꿈치관절이 지나치게 충격받는 것을 막기 때문이다.

팔꿈치를 펴는 동안 위팔두갈래근^{상완이두근}이 늘어나는 상태를 감지하는 근방추muscle spindle라는 신경 센서가 있다. 만일 속도가 지나치게 빠르면 이 센서가 감지하여 신경회로를 통해 늘어나는 근육을 순간적으로 긴장시킨다. 마치 자동차 브레이크처럼 작동하는 것이다. 그래서 팔을 펼 수 있는 최대 각도에 가까워질수록 속도를 줄인다. 이 작용은 감각신경과 운동신경의 상호작용으로 정교하게 이루어지는데, 마치 능숙한 운전자가 붉은 신호등이 켜지는 것을 보고 부드럽게 브레이크를 밟으며 서서히 정지선 앞에서 자동차를 멈추는 것과 같다.

그런데 운전 경험이 없는 초보 운전자라고 생각해보자. 운전 중에 돌발 상황을 만나자 대처할 수 있는 충분한 시간이 있는데도 놀라서 급하게 브레이크를 밟아버렸다. 운전 경험이 없는 초보 운전자처럼 운동 경험이 없는 근육이 급브레이크를 밟아서 나타난 것이 바로 담이라는 현상이다. 앞에서 현우 씨가 오랜만에 취한 테니스 서비스 동작이 평소 잘 사용하지 않던 초보 근육들을 놀라게 해서 급브레이크를 밟게 한 것이다.

팔다리처럼 일상생활에서 자주 사용하는 근육과 신경들은 급브레이크를 밟을 일이 거의 없다. 그러나 평소 움직일 일이 별로 없는 몸 안쪽 심부근육들, 특히 척추 부근의 뭇갈래근^{다열근}이나 앞톱니근^{전거근} 등은 평소 잘 이용하지 않는 초보 근육들이다. 평소 경험해보지 못한 움직임 때문에 관절 가동 범위를 벗어나 부상을 입게 될까 봐 지레 겁을 먹고 강하게 수축해서 움직임을 제한한 것이다.

이러한 급브레이크, 즉 담 걸림 현상은 평소에 몸을 덜 움직이거나 잘못된 자세로 오랜 시간을 지내는 습관을 지닌 사람에게 잘 나타난다. 평소 오랜 시간 컴퓨터 작업을 하면서 한 자세로 꼼짝하지 않고 앉아서 일하다 보면, 목과 어깨, 등허리 부위의 근 긴장도가 높아진다. 그 상태에서는 작은 신전 자극(근육이 늘어나게 하는 자극)에도 더 쉽게 반사적인 근수축 반응이 일어나 근 경련이 발생할 위험이 커진다.

이를 예방하는 가장 좋은 방법은 수시로 자리에서 일어나 몸통 부위 근육을 스트레칭하고 움직이는 것이다. 이렇게 하면 평소 잘 사용하지 않던 근육들이 조금씩 늘어나면서, 과도한 긴장이나 갑작스러운 경직을 피할 수 있도록 적응하게 된다. 즉 근육에게 '이 정도의 움직임은 안전하니 불필요하게 긴장할 필요 없다'고 학습시키는 과정이라고 볼 수 있다.

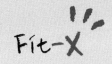

담에 걸리는 이유는 무엇일까?

담에 걸렸을 때 근육이 놀랐다고들 한다. 평소에 몸을 덜 움직이거나 오래 잘못된 자세로 지내면 반사적인 근수축 반응이 쉽게 일어나 근 경련이 발생할 위험이 높다. 주로 몸통 깊숙한 곳에 있는 허리와 등, 옆구리 심부 근육에 담이 걸리며, 운동할 때 담에 걸리는 것은 관절이나 주변 구조물이 더 큰 손상을 입지 않도록 보호하기 위해서다.

담 걸림을 예방하는 방법은 평소 몸을 자주 움직이고, 몸통 부위 근육을 스트레칭하고 움직이는 것이다.

10 | 너무 오래 앉아 있어서 생기는 골반의 정렬 이상

현대인들은 인류 역사상 가장 오랜 시간을 앉아서 생활하고 있다. 오랜 시간 앉아 있을 때 가장 할 일 없는 대표적인 근육 중 하나가 엉덩이 부위의 큰볼기근^{대둔근}이다. 큰볼기근은 앉아 있다가 일어설 때 허리를 펴게 해주는 근육이다. 큰볼기근이 수축하면서 허리 부위 관절이 펴져 상체를 세워 일어날 수 있다.

그런데 몇 시간 동안 앉아 있다가 모처럼 일어서려고 하면 큰볼기근으로 신경 자극이 제대로 전해지지 못한다. 그러면 큰볼기근은 제대로 수축하여 허리를 펴는 역할을 하지 못한다. 이때 큰볼기근 대신 허리를 펴도록 힘을 쓰는 근육이 허리 부위에 있는 척추세움근^{erector spinae muscle, 척추기립근}이다. 척추세움근은 큰볼기근에 비해 훨씬 작은 근육들로 구성되어 있다. 이 작은 근육들을 사용하여 접힌 몸을 억지로 펴려고 하니 허리를 쥐고 '아이구구' 앓는 소리가 저절로 나오는 것이다. 이러한 현상을 '엉덩이 기억상실증gluteal amnesia'이라고도 하는데, 이는 실제로는 마비되지 않았지만 마치 신경 기능이 억제되어 근육이 마비된 것 같은 느낌이 드는 '가성마비'의 일종이라고 할 수 있다.

엉덩이 근육과 함께 좌식 생활을 하면서 약해지는 대표적인 근육이 복부 근육이다. 특히 가장 안쪽의 배가로근복횡근은 적절한 긴장을 통해 복부 안의 압력을 유지함으로써 상체를 바로 세우는 역할을 하는데, 오랜 시간을 앉아 지내면 제 역할을 잃고 점차 약해진다.

이렇게 제 역할을 하지 못하고 약해지는 근육이 있는 반면에 지나치게 긴장하는 근육도 있다. 앉아서 생활하는 시간이 길어질수록 등허리 부위에서 척추를 잡아주는 역할을 하는 척추세움근은 과도하게 긴장한다. 또 몸 전면에서 척주vertebral column(개별 척추뼈가 모여 이룬 하나의 기둥이란 뜻)와 골반을 이어주는 엉덩허리근iliopsoas muscle(장요근, 몸의 상체와 하체를 이어주는 근육으로 엉덩근장골근과 큰허리근대요근을 합쳐 일컫는다)도 과도한 긴장 상태가 된다. 이들 근육은 디스크가 아닌 허리 통증의 주된 원인이다.

이렇게 관절을 중심으로 위-아래와 앞-뒤 근육이 너무 약해지거나 과도하게 긴장하면 인체의 정렬이 비틀어진다. 관절을 중심으로 뼈의 정렬이 비틀어지면 다른 관절에서 재정렬 현상이 일어나 긴장을 줄이려 한다. 이는 관절을 중심으로 작용하는 근육의 긴장, 요통 등의 통증, 자세의 불균형, 부상 위험 등의 문제를 일으키는 원인이 된다.

근육 불균형은 특히 골반에서 많이 나타나는데, 대표적인 증상이 하지교차증후군lower crossed syndrome이다. 이는 골반을 앞뒤와 위아래에서 잡아주는 주 근육들이 불균형한 상태가 되어 나타나는 증세라고 할 수 있는데, 과하게 긴장한 근육과 약화한 근육이 골반 회전축을 중심으로 교차하여 나타나기 때문에 교차증후군이라는 이름으로 불린다.

골반의 정렬에 가장 큰 영향을 미칠 수 있는 가구는 바로 소파다. 하루 종일 일하고 돌아와 피곤한 몸을 푹신한 소파에 기대어 쉬는 것이 로망이던 시기가 있었다. TV를 보면서 몸을 맡길 수 있는 푹신한 소파를 부유함과 풍족함의 상징처럼 여긴 것이다. 지금도 직장에서 온종일 바쁘게 일하다가 집에 돌아와 푹신한 소파에 몸을 기대어 쉬는 것을 열심히 일한 자신에게 베푸는 소박한 호사처럼 생각하는 이들이 적잖다. 그런데 그것이 온종일 앉아서 일하면서 혹사당한 몸에 더 해로운 영향을 미친다는 사실을 아는 사람은 많지 않다.

푹신한 소파에 몸을 기댄 자세를 생각해보자. 이때 엉덩이는 소파의 푹신함 때문에 가라앉으면서 골반이 뒤로 돌아가는 골반의 후방경사pelvic posterior tilting가 일어난다. 다시 말해서 이른바 '꼬리뼈로 앉는 자세'가 된다. 꼬리뼈로 앉으면 골반이 뒤로 기울어지면서 골반 바닥을 이루는 골반바닥근pelvic floor muscle, 골반기저근이 짧아지면서 긴장도가 높아진다.

의자나 소파에 앉을 때 한 가지 중요한 조언이 있다. '앉을 때는 꼬리뼈미골로 앉지 말고, 궁둥뼈좌골로 앉아라'이다. 꼬리뼈는 앉아 있는 자세에서 손을 뒤로 돌려 만져볼 때 엉덩이가 의자와 맞닿는 부분이다. 궁둥뼈는 손을 허벅지와 엉덩이 경계에 넣었을 때 뼈가 만져지는 부위다.

등허리가 둥글게 뒤로 말리고 골반이 뒤쪽으로 기울어진 자세로는 꼬리뼈로 앉게 된다. 반면에 궁둥뼈로 앉으려면 배를 조금 내밀고 허리는 세워서 앉아야 한다. 이 자세를 조금 유지하는 것조차 불편하다면 복근 같은 코어근육이 약화되어 있거나, 골반경사가 이미 굳어져 있기 때문이다. 이 경우 코어 운동과 함께 자세를 교정하는 운동이 도움이 된다.

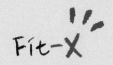

엉덩이도 기억상실증에 걸린다?

몇 시간 동안 앉아 있다가 일어설 때 엉덩이 부위의 큰볼기근이 제 역할을 하지 못하고 대신 허리 부위의 척추세움근이 대신하는 현상을 엉덩이기억상실증이라 한다. 이럴 때 척추세움근의 작은 근육들로 몸을 억지로 펴려고 하니 앓는 소리가 저절로 나오게 된다.

앉을 때는 꼬리뼈가 아닌 궁둥뼈로 앉는 게 좋다?

의자나 소파에 앉을 때는 꼬리뼈가 아닌 궁둥뼈로 앉아야 한다. 궁둥뼈는 손을 허벅지와 엉덩이 경계에 넣었을 때 뼈가 만져지는 부위다. 그렇게 앉아 있는 것이 불편하다면 코어 운동과 자세 교정 운동을 하는 것이 도움이 된다.

11 | 골반바닥근이 중요하다고?

우리 몸에는 두 개의 가로막이 있다. 하나는 횡격막이고 다른 하나는 골반바닥근이다. 이 두 근육 모두 자세 및 호흡과 깊은 관련이 있다. 장시간 앉아서 생활하는 습관은 이 두 근육을 약하게 만드는 주원인이다.

모니터 자판 위에 양손을 올리고 팔꿈치로 상체 무게를 지지하는 자세를 생각해보자. 이런 자세라면 복부 근육이 할 일이 전혀 없게 된다. 횡격막이 아래로 내려가는 움직임도 제한된다. 이 자세에서는 복부 근육에 신경 자극이 내려가지 않고, 특히 복부 가장 안쪽에 있는 배가로근이 약해진다. 척추를 잡아주는 배가로근이 약화하면서 요통 같은 문제가 생기기 쉽다.

이와는 반대로 척주를 반듯이 세운 자세에서는 숨을 들이쉬고 내쉴 때마다 횡격막의 위아래 움직임에 연동되어 복부 근육의 긴장과 이완 상태가 반복되면서 적절한 복부 내압이 형성된다.

한편 골반바닥근은 골반 바닥을 이루면서 골반 안 장기들, 즉 창자와 방광, 여성이라면 자궁까지 받쳐주는 근육층이다. 이 골반바닥근도 좌식 생활과 잘못된 자세 때문에 기능이 약해지는 대표적인 근육이다.

호흡할 때는 이 골반바닥근과 횡격막이 협응하여 만드는 움직임이 중요하다. 우리는 잘 의식하지 못하지만, 골반바닥근도 호흡 리듬을 조정하는 데 참여한다. 정상적이고 자연스러운 호흡에서 횡격막이 위아래로 움직이듯이 골반바닥근도 숨을 들이마시면 아래로 내려가고 내쉬는 동안 위로 올라간다. 그런데 정상적으로는 숨을 들이마실 때 횡격막은 아래로 내려가면서 수축하는 움직임을 보이지만, 골반바닥근은 아래로 약간의 긴장을 유지한 채 이완된다. 반대로 숨을 내쉴 때 횡격막은 위로 올라가면서 이완되고, 골반바닥근은 수축하는 움직임을 보인다.

이러한 골반바닥근의 움직임은 자세의 영향을 받는다. 예를 들어, 골반바닥근은 상체를 앞으로 기울인 상태에서는 완전히 이완된다. 화장실 변기에 앉아서 허리를 세우지 않고 앞으로 기울여야만 변을 더 쉽게 내보낼 수 있는 이유가 여기에 있다. 그러나 화장실이 아니라 평소 앉는 자세가 그렇다면, 골반바닥근은 호흡 리듬에 따른 움직임이 아니라 항상 이완된 상태가 되고 만다. 이는 결국 골반바닥근 약화와 조절 능력 상실로 이어지며, 요실금 같은 문제와도 관련 있다.

결론적으로 몸에 있는 두 가로막은 서로 협조하며 적절하게 복압을 조절하고, 자율신경의 균형을 유지하는 데도 기여한다.

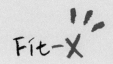

심부 코어근육을 활성화하는 방법

횡격막과 골반바닥근의 협응적 움직임을 배우는 것은 심부 코어근육을 활성화하는 첫 번째 단계로, 그 방법은 다음과 같다. 자세는 양발을 자연스럽게 벌리고 편하게 선다.

첫 번째 단계

배가로근을 활성화하는 방법으로, 배를 등 쪽으로 당기는 드로인draw in 동작이다. 배를 당길 때 처음 하나에 가볍게 당기고, 둘에 좀 더 당겨지도록 한다. 그리고 셋에 이완하도록 한다.

두 번째 단계

골반바닥근을 훈련하는 방법으로, 케겔kegel 동작이다. 처음 하나에 엉덩이를 가볍게 조이고, 둘에 더 강하게 조이며, 셋에 이완하도록 한다.

세 번째 단계

배가로근과 골반바닥근을 동시에, 마찬가지로 하나에 가볍게 수축하고, 둘에 더 강하게 수축하며, 셋에 이완하도록 한다. 즉 드로인과 케겔 동작을 동시에 수행하는 것이다.

네 번째 단계

세 번째 단계가 숙달된 상태에서 배가로근과 골반바닥근을 10초간 수축한 상태로 유지한다. 이때 호흡은 자연스럽게 한다.

이러한 방법으로 오랜 좌식 생활로 비활성화된 심부 코어근육을 효과적으로 다시 살릴 수 있다.

12 | 캣 무브먼트는 척추를 건강하게 한다

척추는 몸을 지탱하는 기둥으로 자주 표현된다. 우리 몸의 상체와 하체를 연결해주는 크고 독특한 골반 위에 25개의 척추뼈가 있어 기둥 역할을 한다. 이 뼈들은 목, 가슴, 그리고 허리 부위에서 앞뒤로 커브를 이루어 척추만곡을 이루고 있다. 이 커브들이 적절하게 형성되어 골반 위에서 바른 정렬을 이룰 때 척추의 안정성이 확보된다. 우리는 척추의 안정성을 바탕으로 앉거나 서거나, 걷거나 뛰거나, 몸을 앞으로 굽히거나 뒤로 젖히거나 할 수 있다.

이 안정성이 위태로워지는 상황이 발생하면 척추뼈 사이를 연결해주는 근육들이 과하게 긴장하면서 경직되고, 그로 인해 통증이 일어난다. 이렇게 척추뼈와 척추뼈 사이, 그리고 척추뼈들과 골반 사이를 연결하여 안정성을 제공하는 근육들은 인체 심층부에 있는 근육과 표층부에 있는 근육들로 구분된다. 우리가 먹는 감자탕에서 뼈에 붙어 있는 살이 바로 그런 근육들이다.

거북목이나 허리 통증의 가장 큰 원인은 장기간 바른 자세로 지내지 않아 척추의 적절한 커브와 정렬을 유지하지 못한 데 있다. 즉 올바른 정렬에서 벗어나면서 신체의 안정성을 담당하는 근육들이 과하게 긴장하고 약해지면서 문제가 생겨난 것이다.

자세 이상은 척추와 골반의 안정성에 영향을 미치지만, 더 근본적인 원인은 '움직임의 부족'이다. 요통 등 척추에 문제가 생기는 사람들은 공통적으로 그러한 통증이 나타나기 전에 척추와 골반 가동성이 현저히 떨어져 있다. 척추와 골반의 가동성을 일차적으로 담당하는 것은 표층에 있는 큰 근육들이지만, 더 안쪽에 있는 '심부 근육deep muscles'의 안정성이 바탕이 되어야 한다.

여기서 매우 중요한 사실은 심부 근육의 안정성이 단순히 '근육이 단단히 뼈들을 붙잡아주는 것'만이 아니라 더욱 '섬세한 가동성'을 의미한다는 점이다. 즉 척추뼈와 뼈 사이를 잇는 작은 근육들은 척추 안정성에 중요한 역할을 할 뿐만 아니라 각각의 많은 분절에서 약간의 움직임을 담당하고 있다.

예를 들어, 물결치는 것처럼 몸을 움직일 수 있는 힙합 댄서의 유연한 움직임을 상상해보자. 또 사람과는 달리 네 발로 기는 동물들, 특히 고양잇과 동물을 보면 네 발로 딛거나 점프하는 동작을 하면서 척추뼈 분절 간의 움직임이 매우 자유롭게 일어나는 것을 볼 수 있다.

현대인은 이 분절들을 오랜 기간 움직이지 않고 살다 보니, 척추의 움직임이 마치 막대기처럼 뻣뻣해져 버린 경우가 많다. 그런데 사실은 척추와 척추 개개의 뼈 사이는 관절을 이루고 있어서 아주 적지만 가동성이 있으며, 이러한 미세한 가동성이 합쳐져 척추가 마치 물결치듯 부드럽고 큰 움직임을 만들어낼 수 있다.

이처럼 척추와 골반의 섬세한 움직임이 가능하도록 기능을 회복시키는 것이 척추 건강을 지키는 핵심이다.

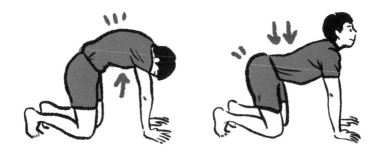

그림과 같이 엎드린 자세에서 고양이 등처럼 유연하게 가슴등뼈^{흉추} 부위를 움직이거나 골반을 움직이는 캣 무브먼트 cat movement는 요통을 예방하고 척추 안정성과 가동성을 회복시키는 좋은 방법의 하나다. 또 힙합 댄서의 춤처럼 아크로바틱 acrobatics한 움직임은 아니더라도 매일 조금씩 힙합 댄스를 흉내 내는 것은 척추 건강에 큰 도움이 된다. 골반을 유연하게 돌려보자. 척추와 골반 건강에 무척 좋다. 만약 골프를 친다면 비거리를 훨씬 늘리는 기초를 다지는 셈이다.

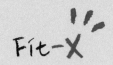

척추 건강을 지키는 핵심은?

장기간 바른 자세로 지내지 않거나 움직임이 부족하면 척추와 골반이 정상적으로 정렬되지 못할 뿐만 아니라 척추와 골반의 섬세한 움직임을 담당하는 심부 근육도 불안정해진다. 척추와 골반이 부드럽게 움직이도록 매일 조금씩이라도 운동할 필요가 있다.

IV

운동 ON:
효과적인 운동법

1 | 무슨 운동부터 하는 게 좋을까?

　피트니스센터에 가면 각자의 루틴을 따라 운동을 시작한다. 그런데 과연 어떤 순서나 강도로 운동하는 것이 옳은 방법인지에 대해서는 이견이 많다. 예를 들어, 피트니스센터에서 처음 시작하는 운동으로는 먼저 러닝머신에서 걷거나 뛰는 운동, 고정 자전거에서 페달을 밟는 운동, 그리고 머신을 이용해서 근육을 자극하는 운동이나 바벨이나 덤벨을 사용하는 프리 웨이트free weight(고정돼 있지 않고 자유롭게 움직일 수 있어서 이렇게 부른다) 운동 등이 있다.

　사실 어떤 운동을 먼저 하고, 어떤 운동에 주안점을 둘지는 운동의 목적과 경험, 체력 수준에 따라 다를 수밖에 없다. 여기서는 초보적인 수준에서 처음 피트니스클럽을 이용할 때 일반적으로 권장할 수 있는 운동 방법과 순서를 설명하겠다.

　우선 어떤 목적이든지 본격적인 운동에 들어가기 전에 먼저 관절의 가동 범위를 늘리기 위한 준비운동을 해야 한다. 체조나 스트레칭이 그런 운동이다. 그리고 체온을 적정 수준까지 올리기 위한 웜업warm up이 있는데, 웜업은 국민체조와 같은 동적인 체조를 하거나 러닝머신 위에서 가벼운 걷기나 조깅으로 할 수 있다. 이처럼 관절 가동 범위를 늘리고 체온을 높이기 위한 준비운동에 최소 10분에서 15분 정도를 투자하도록 한다. 그다음 주운동을 할 때는 목적에 따라 운동 순서를 정한다.

체중 줄이기가 주목적일 때의 운동 순서

운동 목적이 체중 감량이라면, 가벼운 스트레칭이나 체조로 몸을 준비시킨 뒤, 근력운동을 먼저 하고 다음에 심폐 순환계를 자극하는 전신운동을 하는 것이 생리적으로는 유리하다. 근력운동을 하는 동안에 근, 신경계를 자극할 수 있을 뿐 아니라 순환계와 에너지대사계도 어느 정도 준비시킬 수 있기 때문이다. 근력운동에 이어서 심폐 순환계를 자극하는 전신운동을 하면 에너지 소비 수준을 더욱 높일 수 있다.

먼저 근력운동을 하면서 카테콜아민catecholamine이나 코르티솔cortisol, 성장호르몬과 같은 호르몬 분비가 자극된 상태에서 심폐 순환계를 자극하는 달리기, 실내자전거, 노 젓기 같은 전신운동을 하면 에너지원으로 지질 동원脂質動員(체내 지방조직에 저장된 중성지방을 지방산과 글리세롤로 분해하는 과정으로 지방산은 에너지로 연소되고, 글리세롤은 간에서 포도당으로 전환된다)과 지질 연소가 더 효율적으로 이루어진다.

그렇지만 총에너지 소비량을 높이고 더 많은 체지방을 연료로 사용하는 데 더욱 중요한 변수는 운동 순서가 아니라 총운동량임을 명심해야 한다.

근육 키우기가 주목적일 때의 운동 순서

운동 목적이 체중 감량이 아니라 근육을 키우는 것일 때도 처음에는 가벼운 스트레칭이나 체조를 먼저 하고, 웜업을 겸하여 가벼운 걷기에서 달리기, 실내자전거 등을 이용한 유산소운동을 하는 것이 좋다. 그런 다음 본격적으로 근력운동에 집중하는 것이 바람직하다.

본격적으로 중량운동을 하기에 앞서 각각의 근육에 대한 준비운동으로 처음에는 운동 중량의 40~50% 정도의 중량을 적용하여 운동하고, 이어서 점차 중량을 높여가면서 원래의 목표 중량으로 운동하는 방법도 있다.

근력운동을 할 때 초보자라면 처음부터 덤벨이나 바벨을 이용한 운동보다는 피트니스센터에 갖춰진 운동머신을 활용하여 운동하는 것이 좋다. 덤벨이나 바벨과 같은 프리 웨이트 운동 방법을 제대로 배우지 않았거나 몸이 준비되지 않은 상태로 했다가는 다칠 위험이 있기 때문이다.

피트니스센터에서 비어 있는 머신을 먼저 이용하다 보면, 일반적인 운동원칙을 잘 지키기 어려운 경우가 많다. 그렇지만 되도록 단일관절운동이 아니라 둘 이상의 관절을 동시에 움직이는 다관절운동을 먼저 하는 것이 좋다. 예를 들면, 암컬Arm curl(위팔두갈래근 키우기를 목표로 덤벨 등을 들어 올리는 운동)은 팔꿈치만을 굽혔다 펴는 단일관절운동이고, 체스트 프레스chest press(가슴근육 키우기를 목표로 중량을 가슴 앞으로 밀어내는 운동)는 어깨관절과 팔꿈치관절이 포함된 다관절운동이다. 또 같은 다리운동이라도 레그익스텐션leg extension(의자에 앉아서 무릎을 펴는 운동)은 무릎관절만을 움직이는 단일관절운동이며, 레그프레스^{leg press}(누워서 다리를 펴서 중량을 밀어 올리는 운동)는 무릎관절과 엉덩관절을 함께 사용하는 다관절운동이다.

다관절운동을 먼저 하는 것이 좋은 이유는 첫째, 많은 근육이 그 운동에 참여함에 따라 에너지 소비율이 높기 때문이다. 즉 더 많은 체지방을 연소시키는 데 유리하고 웜업 효과도 기대할 수 있다. 단일관절운동을 먼저 해서 특정 근육이 피곤한 상태에서는 이어서 하는 다관절운동에서 다른 근육을 충분히 자극하기 어렵다.

둘째, 전신 다관절운동을 하는 동안 인체의 균형을 위한 인체 심부의 코어근육에도 자극을 줄 수 있기 때문이다. 척주와 골반을 중심으로 적절한 자극을 준 상태라면, 부상 위험을 줄이고 더 다양하고 동적인 운동을 소화할 수 있다.

이러한 원리를 이해하며 운동한다면 운동 효과를 더 높일 수 있다.

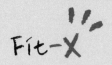

집에서도 내가 원하는 목적에 맞는 운동을 하는 방법이 있다?

나는 체중을 줄이고 싶다:

① 준비운동(스트레칭, 체조, 또는 웜업 목적의 걷기, 조깅, 실내자전거 등)

② 근력운동

③ 심폐 순환계를 자극하는 전신운동[중간 정도 이상의 속보, 조깅, 달리기, 실내자전거, 노 젓기, 일립티컬elliptical(실내사이클과 유사한 운동기구로 긴 페달이 달려 있다), 스테어클라이머 등]

나는 근육을 키우고 싶다:

① 준비운동(체조나 스트레칭)

② 가벼운 유산소운동(걷기, 달리기, 실내자전거, 일립티컬 등)

③ 근력운동

2 | 준비운동과 정리운동은 대충 해도 된다?

　짐에 가보면 열심히 운동하는 사람이 참 많다는 사실을 새삼 발견하게 된다. 그러나 준비운동과 정리운동을 하는 사람을 발견하기란 쉽지 않다. 본 운동에 앞서 하거나 끝내면서 하는 이 운동들은 반드시 해야 한다. 왜 해야 할까? 필자의 학교 강의 경험에 비추어 보면, 스포츠 관련 학과 학생들조차 의외로 준비운동과 정리운동에 대해 잘 모르는 경우가 많았다.

　준비운동을 반드시 해야 하는 이유는 다음과 같다.

　첫째, 근육이나 인대 등이 다칠 위험을 줄이기 위해서다. 인체 각 관절 부위를 잇는 인대, 근육, 힘줄 등은 온도에 따라 탄성이 변한다. 근육이나 결합조직은 탄성이 최고가 되는 적정 온도가 있으며, 연구에 따르면 그 온도는 39℃이다. 온도가 낮으면 조직의 탄성이 떨어지는데, 그런 상태에서 바로 주운동을 하면 근육이나 힘줄이 찢어지는 등의 부상 위험이 커진다. 준비운동으로 미리 체온을 올려 근육 등의 조직을 따뜻하게 하여 주운동에 대비해야 하는 것이다.

둘째, 운동 피로가 빨리 나타나는 것을 막기 위해서다. 운동 초기에 인체는 필요한 에너지의 많은 부분을 무산소 체계에 의존하여 생산한다. 운동을 막 시작했을 때는 인체의 심장 활동 수준이나 근육으로의 혈류 분배, 호흡 활동 수준 등이 덜 준비된 상태이기 때문이다. 즉 운동 근육까지 산소를 운반하는 시스템이 아직 정비되지 않은 상태다. 따라서 운동 초반에는 근육이 산소를 충분히 활용하지 못해, 일단 무산소 대사를 통해 에너지를 생산하게 된다. 그 결과 운동 초기에 피로물질이 운동하는 근육과 혈액에 축적될 수 있으며, 장시간 운동할 때 피로가 더 일찍 나타나는 원인이 되기도 한다. 적절한 준비운동은 본 운동 초기에 산소를 더 잘 이용하며 운동하도록 돕는다.

셋째, 준비운동을 통해 신경계통을 통합적으로 조절하는 기능을 향상시킬 수 있기 때문이다. 준비운동은 인체의 협응력을 높인다. 신경계통을 통합적으로 조절하려면 적응 과정이 필요하다. 준비운동 없이 골프 스윙을 하면, 정확도와 비거리가 현저히 감소하는 현상을 누구나 경험한다. 특히 체조에서 평행봉이나 철봉에서 공중제비로 착지하는 것과 같은 동작은 고도의 협응력, 신경계통의 통합적 조절이 필요하므로 준비운동이 절대적으로 필요하다.

넷째, 준비운동은 심장 손상 위험을 줄여준다. 준비운동 없이 갑자기 심한 운동을 하면, 심전도상 이상소견이나 '왼심실 기능 이상 증후(왼심실이 혈액을 제대로 펌프질하지 못할 때 나타나는 호흡곤란 등의 증상)'가 나타나기 쉽다. 심장근육의 활동 수준은 급격히 늘어나는데, 심장근육으로 공급되는 혈액은 상대적으로 부족해서 나타나는 현상이다. 준비운동은 운동 초기에 나타나는 이러한 심장 손상의 위험을 낮추어준다.

운동을 마치면서 정리운동을 꼭 해야 하는 이유는 다음과 같다.

첫째, 운동하면서 생성된 피로물질 제거에 도움을 주기 때문이다. 주운동이 끝난 다음 정리운동을 하면 활동 근육으로 가는 혈류량을 어느 정도 유지함으로써 피로물질을 빨리 제거하는 데 도움이 된다. 또 어느 정도 호흡 활동을 유지함으로써 운동으로 인해 일시적으로 산성화한 체액을 완충하는 데 도움이 된다.

둘째, 정리운동은 뇌빈혈을 예방하는 데 도움을 준다. 심한 운동 후에 갑작스럽게 운동을 멈추면 근육의 펌프 작용도 중지된다. 이는 심장으로 돌아가는 정맥 환류를 줄이고 이어서 심장이 뿜어내는 혈액량, 즉 심박출량이 줄어들게 만든다. 그로 인해 뇌빈혈 같은 위험이 발생할 수 있다.

셋째, 근육 통증이나 근육 경직이 지속되는 것을 예방하기 위해서다. 심한 운동이 끝난 후에는 브래디키닌bradykinin(생체 내에서 생성되는 펩타이드성 물질의 하나. 모세혈관을 확장하여 혈압을 내리는 작용을 하며, 염증의 발생 과정과도 관계가 있다)과 같은 통증 유발 물질이 근조직에 축적되기 쉽다. 정리운동은 근육 혈류속도가 서서히 줄어들게 해 이들 물질을 재빨리 제거하도록 돕는다.

그러므로 운동 시작 전 웜업과 스트레칭을 활용한 준비운동, 운동 후 서서히 안정 상태로 돌아가도록 하는 정리운동은 운동을 더 안전하고 효과적이게 한다는 사실을 기억하자.

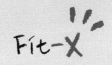

준비운동과 정리운동을 꼭 해야 하는 이유가 있다?

준비운동은 주운동에 앞서 인체를 운동 모드로 바꾸어 안전하고 효과적인 운동을 할 수 있게 준비시킨다. 정리운동은 운동을 통해 활성화한 몸 상태를 천천히 평소 상태로 돌아가게 한다. 운동 시작 전 웜업과 스트레칭을 활용한 준비운동, 운동 후 서서히 안정 상태로 돌아가도록 하는 정리운동은 운동을 더 안전하고 효과적이게 한다.

3 | 스트레칭을 너무 오래 하면 근력이 감소한다?

　스트레칭은 관절의 가동 범위를 넓혀주고 유연성을 높여 부상 위험을 예방하는 데 꼭 필요한 준비운동으로 여긴다. 그런데 2000년대 중반 이후에 진행한 연구들에서 다른 결과가 나오기 시작했다. 오히려 스트레칭이 근력이나 순발력을 줄이고 약화시킨다는 사실이 확인된 것이다. 스트레칭의 효과를 오랫동안 굳건하게 믿어온 사람들은 큰 혼란에 빠졌다.

　결론부터 말하면, 여기서 문제가 되는 스트레칭은 1분 이상 하는 정적인 형태의 스트레칭이며 모든 스트레칭이 나쁜 것은 아니다.

　스트레칭에는 몸을 움직이면서 근육을 늘려주는 동적 스트레칭과 특정 근육을 늘린 상태에서 움직임 없이 일정 시간 유지하는 정적 스트레칭이 있다. 동적 스트레칭은 뒤이은 본 운동에서 근력이나 순발력을 발휘하는 데 도움을 주지만, 정적 스트레칭은 오히려 근력이나 순발력을 감퇴시키는 작용을 한다는 것이다.

정적 스트레칭을 할 때는 대체로 30초 이상, 최대 1분 정도 동일한 자세를 유지하는데, 이처럼 긴 시간 정적 스트레칭을 하면 활발하게 동작하면서 웜업할 때보다 근력을 발휘하는 데 불리하게 작용했다.

그런데 이는 충분히 예상된 결과다. 근력을 발휘하려면 단순히 근육을 이완시켜 주기보다는 체온을 충분히 올려주고 신경계를 통합적으로 조절하기 위한 준비가 필요하기 때문이다. 근력을 발휘하는 운동을 하기 전 웜업은 절대적으로 필요하다. 100m 육상선수는 10초 안팎의 짧은 시간을 달리지만, 상당히 긴 시간을 웜업하는 데 사용한다. 웜업으로 심장 순환계의 활동 수준을 높이고 근 혈류량을 증가시키는 것이 근력 발휘에 유리하기 때문이다.

스트레칭 시간을 60초 이상과 60초 이내로 나누어 살펴보면, 우선 60초 이상의 긴 스트레칭은 분명히 뒤이어 근력과 순발력을 발휘해야 할 때 큰 손실을 가져온다고 볼 수 있는데, 연구에 따라서 약 4.0%에서 7.5%의 손실을 가져온다고 보고하고 있다(차베네Chaabene 외, 2019).

한편 60초 이내의 정적 스트레칭을 단독으로 하거나, 아니면 유산소 웜업에 포함하거나 동적 스트레칭과 병행해서 할 경우, 뒤이은 근력과 파워에 1~2%의 작은 손실만을 미쳤다(베흠Behm 외, 2016).

이러한 연구 결과로 볼 때 본 운동에 앞서 60초 이내로 수행하는 정적 스트레칭을 단독으로 하기보다는 전체 웜업 루틴에 포함시켜 하는 것이 바람직하다. 이렇게 하면 스프린팅sprinting이나 빠른 방향 전환이 포함된 고강도 운동에서 근육-힘줄 부상의 위험을 낮추는 효과를 기대할 수 있다. 60초 이내의 정적 스트레칭을 전체 웜업 루틴에 포함시키면 근 신경 활성과 근육-힘줄 경직도에 영향을 미치지 않는 것으로 보이는데, 그것은 웜업으로 근육 온도가 상승하기 때문이다. 이렇게 근육 온도가 상승하면 근섬유 전도속도(신경신호가 전달되는 속도)가 증가한다. 또 근육 내에서 수축하는 성질이 있는 단백질인 미오신myosin이나 액틴actin이 서로 잘 결합하여 더 큰 수축력을 발휘할 수 있다.

그러므로 근력과 순발력을 발휘하는 운동을 하기 전 60초 이내의 정적 스트레칭을 피하라는 권고는 재검토할 필요가 있다. 일반적인 생활체육에서는 60초 이내의 정적 스트레칭이 유연성을 개선하고 근육-힘줄 부상을 예방하는 데 중요한 역할을 하기 때문이다. 따라서 60초 이내로 하는 정적 스트레칭을 웜업의 일부로 포함하는 것이 더 효과적으로 보인다. 실제로 생활체육 현장에서 이루어지는 대부분 스트레칭은 60초에 미치지 못하며, 대개 20~30초 정도로 진행되므로 이러한 논의가 큰 의미는 없다. 정적인 스트레칭은 준비운동으로 여전히 권장하는 것이 바람직하다.

다만, 고도의 수행력이 요구되는 엘리트 스포츠에서는 60초 이내의 정적 스트레칭이 근력이나 파워에 미치는 손실이 1~2% 정도로 미미하다 해도 이 차이가 경기 결과에 중대한 영향을 미칠 수 있다. 종목의 특성이나 선수 개인의 선호에 따라 정적인 스트레칭을 전체 웜업 루틴에 포함할지를 신중히 결정해야 한다.

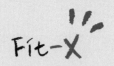

스트레칭에는 두 종류가 있다!

몸을 움직이면서 근육을 늘려주는 동적 스트레칭과 특정 근육을 늘린 상태
에서 움직임 없이 일정 시간 유지하는 정적 스트레칭이다.

60초 이상 계속하면 안 좋은 스트레칭이 있다?

정적 스트레칭을 60초 이상 하면 근력과 순발력이 떨어질 수 있으니, 정적
스트레칭만 하지 말고 전체 웜업 루틴에 포함시켜서 60초 이내로 하자.

4 | 근육 키우기 운동에 대해 밝혀진 새로운 사실들

    중량을 이용한 저항운동을 할 때는 일반적으로 근력 개선과 근육 키우기라는 두 가지 목표를 동시에 지향하게 된다. 그런데 이 두 목표를 한꺼번에 이룰 수 있는 효과적인 방법은 없으며, 목표마다 다른 훈련 방법을 사용해야 한다.

    우선 근력 개선에서 '근력'은 자신이 한 번에 발휘할 수 있는 최대의 힘으로 정의한다. 미국 스포츠의학회ACSM, American College of Sports Medicine와 미국 체력관리협회는 근력 향상을 위한 훈련을 한다면, 자신이 한 번 들 수 있는 최대 중량1RM, One repetition maximum의 85% 이상에 해당하는 무거운 중량으로 훈련할 것을 권장한다. 또한 경기나 최대 중량 측정과 같은 상황을 상정한 시뮬레이션 훈련을 근력을 향상하는 효과적인 방법으로 추천하고 있다.

    한편 근육 키우기 방법으로는 적어도 1RM의 70~85%

에 해당하는 중량으로 운동할 것을 권장한다. 이는 6회에서 최대한 12회까지 반복할 수 있는 중량$6\sim12RM$을 의미한다. 이처럼 근육 키우기 운동법에 대한 전통적인 견해는 되도록 무거운 중량으로 운동해야 하며, 가벼운 중량으로 운동하는 것은 근육의 지구력이나 긴장도를 높이는 데는 효과적이지만 근육 키우기에는 적절치 않다는 것이었다.

그러나 최근에는 기존 개념을 반박하는 새로운 연구 결과들이 발표되고 있다. 즉 근육 키우기 운동 시 반드시 고중량으로 운동할 필요가 없다는 점을 밝히고 있다(숀펠드 Schoenfeld 외, 2018; 모튼Morton 외, 2019; 라세비시우스Lasevicius T, 2018; 노브레가Nobrega SR, 2018; 스테판키Stefanki DGA, 2019; 초레바Cholewa JM, 2018).

대표적인 연구로 2019년 캐나다 맥마스터대학의 로버트 모튼Robert Morton 교수와 미국 사우스플로리다대학University of South Florida의 로렌 콜렌소-셈플Lauren Collenso-Semple 박사가 검토하여 발표한 내용이 있다. 다른 연구 결과들을 종합적으로 분석해서 발표한 이 연구에서는 최대 중량의 75% 이상으로 훈련한 그룹과 최대 중량의 30~50%로 저중량 훈련을 한 그룹을 비교한 결과, 근육 비대 효과에서 유의미한 차이가 발견되지 않았다고 보고했다(모튼Morton, 2019).

또 한 가지 주목할 만한 주장은 최대 효과를 거두기 위해 반드시 매 세트마다 완전한 피로로 인해 실패 지점에 도달하는 상태, 즉 '반복 불능repetition failure' 상태가 될 때까지 운동해야 한다는 전통적인 입장에서 벗어나 '자발적 중단volitional interruption'에 도달하는 것으로도 근육 키우기 효과를 충분히 거둘 수 있다는 것이다. '자발적 중단'이란 완전한 피로 상태가 되는 반복 불능에 이르기 전에 운동하는 사람이 스스로 멈추는 지점을 말한다. 즉 세트마다 앞으로 2~3차례 더 들면 완전한 피로(실패 지점)에 도달할 것 같은 시점에서 스스로 운동을 멈추는 것을 의미한다.

이때 가장 중요한 요소로 지적되는 것은 세트마다 자신의 한계점에 도달하여 의도적으로 중단하는 것뿐만 아니라, '내적 집중internal focus'을 유지하는 것이다. 중량을 들거나 내리는 모든 과정에서 근육에 집중하며 운동해야 한다. 많은 사람이 중량을 들어 올리는 단축성 수축concentric phase에는 신경을 쓰지만, 중량을 내리는 신장성 수축eccentric phase은 소홀히 여긴다.

벤치프레스를 예로 들면, 대부분 중량을 올리는 단축성

국면에는 집중하지만, 다시 내리는 신장성 수축 국면은 소홀히 하는 경향이 있다. 신장성 수축이란 근육이 저항에 맞서 길어지며 힘을 내는 방식으로, 신장성 수축에 집중하여 천천히 수행할 때 근육이 더욱 강하게 자극받아 근 키우기에 더 효과적이라는 말이다.

이처럼 저중량 고반복에 따른 근 비대 효과가 고중량을 들어 올릴 때와 마찬가지로 나타난 이유는 무엇일까?

낮은 강도에서 흥분 역치가 낮은 지근섬유(느리게 수축하지만, 지구력이 높고 피로에 강한 근육 섬유)가 우선 동원되고, 그 후 이 운동단위가 피로해지면서 속근섬유(빠르게 수축하며, 폭발적인 힘을 내지만 피로가 빠르게 오는 근육 섬유)가 동원되는 패턴으로 진행되기 때문이다. 그로 인해 전체 운동단위에 대한 대사적 스트레스가 더욱 커지고 이것이 근 비대를 자극하는 요인으로 작용한다.

이때 중요한 개념이 '장력을 받는 시간$^{time\ under\ tension}$'이다. 즉 고반복 운동으로 더 긴 시간 동안 장력을 받는 상태에서 지근섬유에 더 큰 단백 동화작용 신호가 전해진다는 것이다. '단백 동화작용^{anabolism}'은 근육을 포함한 신체 조직이 단백질을 합성하여 성장하고 복구하는 대사 과정을 의미한다.

예를 들어, 순간적으로 큰 힘으로 점프 훈련을 반복적으로 하면, 다리근육의 크기는 어느 한계 이상으로 커지지 않는다. 그러한 형태의 운동은 근육이 장력을 받는 시간이 충분히 길지 않기 때문이다. 따라서 점프 운동 같은 운동은 순발력을 기르는 데는 효과적이지만, 근육 크기를 키우는 데는 한계가 있다.

근육 성장을 위해서는 중량을 너무 빠르게 들어 올리는 짧은 범위의 반복이 아닌, 전체 운동 범위에 걸쳐 집중해서 중량을 들었다 내리는 방식이 더욱더 효과적이다. 그렇지만 집중한다고 해서 단축성과 신장성 수축의 전체 시간이 8초 이상 걸리도록 운동을 너무 서서히 수행하면 이 역시 근비대 효과를 감소시킨다.

또한 훈련 효과가 나타나는 훈련량에 한계가 있음을 밝히고 있는 대목도 눈여겨볼 필요가 있다. 즉 주당 훈련량을 한 근육군당 15세트 이상으로 시행하면, 추가적인 근육 키우기 효과가 나타나지 않는다는 것이다. 이러한 연구 결과는 훈련량을 늘릴수록 근육 비대 효과도 커진다는 투여-반응 dose-response 관계가 어느 한계를 넘어서면 성립하지 않음을 말해준다. 즉 근육 키우기 훈련에서는 다다익선이 언제나 통하지는 않는다는 뜻이다. 또한 세트 간 휴식은 60초 이상으로 한다.

이렇게 저중량 고반복 근육 키우기 운동을 하는 것은 운동에 따른 부상 위험도를 낮추고 효과 면에서도 고중량 운동과 별 차이가 없다는 점에서 매우 획기적인 연구 결과로 볼 수 있다. 특히 운동 경험이 없는 초보자나 노인들에게 더 바람직한 운동 방법으로 추천할 수 있다. 특히 노인들은 심혈관계 위험 요소가 있거나 위성세포의 활성이 떨어져서 근 재생 능력이 감퇴되어 있으므로 고중량 운동이 부담될 수 있기 때문이다.

결론적으로 8~12RM 정도의 중량이 일반적으로 여러 측면을 고려할 때 여전히 근육 키우기에 적합한 중량이라는 점에는 변화가 없다. 그러나 그러한 중량이 모든 사람에게 절대적인 기준이라는 생각은 수정해야 할 때가 되었다.

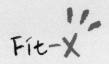

근육을 키우려면 고중량 운동을 하는 것이 좋다?

최근 연구 결과를 보면, 꼭 그렇지 않다.

실패 지점까지 운동하면 저중량 운동과 고중량 운동에 큰 차이가 없으며, 중량을 너무 빠르게 들어 올리며 짧은 범위를 반복하는 것보다는, 전체 운동 범위에 걸쳐 집중해서 중량을 들었다 내리는 방식이 더욱더 효과적이다. 장력을 받는 시간과 내적 집중이 중요하며, 한 근육군에 대해 주당 15세트 이상 운동해도 추가적인 근 비대 효과는 없다.

5 | 중강도 인터벌 운동이 왜 좋은가?

최근 고강도 인터벌 운동^{HIIT, High Intensity Interval Training}이 짧은 시간에 에너지 소비량을 증가시키고, 심폐기능을 단련하는 방법으로 많이 소개되고 있다. 아직 젊고 특별한 건강 이상이 없으며 체력이 뒷받침된다면 고강도 인터벌 운동을 시도하는 것이 바람직하다.

고강도 인터벌 운동의 예를 들면, 1분 정도를 자신의 최대 능력의 80% 이상 속도로 달리고, 2~3분간은 서서히 달리면서 회복하는 과정을 7~8회 반복하는 것이다. 이러한 고강도 인터벌 운동은 운동이 끝난 다음 십수 시간까지도 에너지대사율을 증가시키는 것으로 밝혀졌다.

그런데 운동 경험이 없는 중년이라면 고강도 인터벌 운동보다는 중강도 인터벌 운동을 권한다. 고강도 인터벌 운동은 생리, 심리적 부담이 높고 위험도 따르기 때문이다.

예를 들어 러닝머신으로 중강도 인터벌 운동을 한다면, 주운동기에는 1분 동안 숨이 꽤 차는 정도의 속도(개인차가 있겠지만, 시속 8~12km)로 달리고, 다음 회복운동기에는 2~3분 동안 어느 정도 호흡을 가다듬을 수 있을 정도의 속도(시속 4~5km 정도)로 걸으면 된다. 이렇게 약간 빠르게 달리다 걷기를 5~10회 정도 반복하면 15~30분 정도가 소요된다.

또는 자신의 심박수를 기준으로 삼아 속도를 정할 수도 있는데, 주운동기 1분 동안은 여유 심박수의 60~75% 정도로 달리고, 다음 회복운동기 2~3분은 여유 심박수의 30~50% 수준을 유지하면서 서서히 걷거나 달리는 것이다. 심박수를 이용하여 자신의 목표 심박수를 구하는 방법은 이 책의 마지막 장에서 별도로 설명하였다.

물론 자신의 체력 수준을 고려하여 자신에게 맞는 주운동기와 회복운동기의 속도를 정해야 한다. 처음에는 주운동기 속도(또는 심박수)를 낮은 수준으로 정하고, 숙달되면 점차 자신의 체력 수준에 맞는 인터벌 운동의 강도를 정하는 것이 좋다.

이러한 인터벌 운동 방법은 운동장에서의 달리기나 수영장에서의 운동에도 적용할 수 있는데, 일정한 강도로 지속적

으로 운동하는 것보다 심리적 지루함이나 생리적 피로감을
줄이면서도 더 많은 운동량을 달성할 수 있고, 심폐 순환계
나 대사 기능, 체중 감량에 미치는 효과도 더욱 크다는 장점
이 있다.

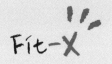

중강도 인터벌 운동법: 러닝머신 혹은 운동장에서 걸을 때

주운동: 1분. 시속 8~12km로 달린다.

회복운동: 2~3분. 시속 4~5km로 걷는다.

운동 시간: 약 15~30분 성도, 5~10회 주운동과 회복운동을 반복한다.

중강도 인터벌 운동의 효과

덜 지루하고 생리적 피로감이 적지만, 더 많은 운동량을 달성할 수 있다. 심폐 순환계나 대사 기능, 체중 감량에 미치는 효과가 크다.

6 근력운동을 할 때는 숨을 멈추지 마라

무거운 물건을 옮기는 것처럼 큰 힘을 쓸 때면 우리는 무심코 숨을 멈추게 된다. 이때 저절로 숨이 멈추는 이유는 횡격막이라는 근육의 움직임을 정지시키기 위해서다.

최대한의 힘을 제대로 쓰려면 호흡을 멈춰서 횡격막을 고정해야 한다. 횡격막은 척추뼈에 붙어 있는 근육으로 호흡에만 관여하는 것이 아니라 척추를 안정화하는 역할도 하기 때문이다. 숨을 쉬어 횡격막이 움직이면 척추의 안정성이 떨어져 최대의 힘을 낼 수 없다. 그래서 최대 중량을 들어 올리는 것에 도전하는 역도 선수는 숨을 멈춰 횡격막을 고정하고, 가슴 부위의 늑골과 복부 부위의 척추 움직임을 최소화하여 안정시킨 상태로 최대의 힘을 발휘한다.

하지만 단순히 근육을 키우거나 근력을 기르려는 목적으로 운동할 때라면 숨을 멈추는 것이 좋지 않다. 숨을 멈춘 상태로 무거운 중량을 반복적으로 들어 올리는 동작을 하는 것은 심장에 부담을 주고 뇌출혈이나 뇌빈혈의 위험이 있을 뿐만 아니라 기흉이 생길 위험도 높아지기 때문이다. 기흉은 폐를 감싼 외막에 구멍이 생겨 흉막강으로 공기가 유입되는 상태로, 흉막강에 공기가 들어가면 폐가 눌려 호흡이 어려워진다.

역도 선수가 최대 중량을 들기 위해 많은 공기를 들이마신 상태에서 숨을 멈추고 힘을 발휘하면, 가슴안 공간의 압력은 무려 150㎜Hg('밀리미터 수은'이라고 읽는다)나 높아진다. 이렇게 목의 성문(성대가 위치한 후두 입구)을 닫고 배근육에 강제로 힘을 주면서 숨을 강하게 내쉬는 듯한 동작을 발살바 동작valsalva maneuver, 또는 발살바 호흡법이라고 한다.

발살바 호흡법은 전투기 조종사들이 비행기 고도를 급격히 높이거나 낮출 때 사용하는 호흡 방법이다. 고도가 급격히 변함에 따라 몸속 압력과 외부 압력의 차이가 급격히 증가하면, 고막 파열이나 부비강(코 옆에 있는 빈 공간) 통증 같은 위험이 증가한다. 이러한 압력 차이에 따른 위험을 줄이기 위해 목의 성문을 닫고 강하고 짧게 '흡, 흡' 하면서 숨을 강하게 내쉬기를 반복하는 호흡인 것이다.

발살바 호흡법을 하며 무거운 것을 들어 올리거나 내려놓을 때 위험한 상황이 발생하기도 한다.

우선 숨을 멈춘 상태로 매우 무거운 중량을 들 때, 처음 힘을 쓰는 순간에 혈압은 순간적으로 치솟게 되고, 그로 인해 뇌출혈 위험이 커진다. 그렇게 숨을 멈추고 계속 힘을 발휘하면 이제는 혈압이 급격하게 감소하는 현상이 나타난다. 그 이유는 가슴안 공간의 압력이 많이 증가하면서 심장으로 들어가는 대정맥을 누르기 때문이다. 정맥벽은 동맥과 달리 근육이 없어서 얇고 탄성이 없으므로, 가슴안 압력이 높아지면 쉽게 눌리게 된다. 그러면 심장으로 돌아가는 혈류량이 차단되는 상황이 벌어진다.

심장으로 돌아가는 혈액이 차단되면, 그에 따라 심장이 내보내는 혈액의 양cardiac output, 심박출량도 감소하게 된다. 심박출량이 감소한 결과 뇌로 가는 혈액량이 감소하는 뇌빈혈 현상으로 현기증이나 실신 상태가 일어날 수도 있다. 실제로 역도 선수가 최대 중량을 들어 올리려 시도하다 실신하는 상황이 종종 발생한다.

이제 들어 올린 무거운 중량을 내려놓으면서 다시 위험한 순간이 찾아온다. 중량을 내려놓고 숨을 내쉬면서 가슴안 혈관이 일시적으로 확장되고 혈류 저항이 감소하면서 혈압이 다시금 감소하기 때문이다. 바로 이어진 국면에서는 심장으로 돌아오는 혈액량이 회복되고, 심장은 반사적으로 박동수를 증가시킴에 따라 혈압은 다시 상승하면서 뇌출혈의 위험이 두 번째로 높아지는 순간이 찾아온다. 이처럼 호흡을 멈추고 무거운 중량을 들었다 내릴 때 혈압은 급격한 등락을 거듭하면서 위험한 순간이 여러 번 찾아온다.

역도 선수처럼 최대 중량에 도전하는 것이 아니라 근력을 개선하거나 건강과 다이어트를 위해 운동한다면 숨은 멈추지 않아야 하며, 이때 필요한 적절한 호흡법을 배워야 한다.

가장 추천하는 호흡법은 '힘을 쓸 때 숨을 내쉬고, 힘을 빼는 동작에는 숨을 들이마시는' 방법이다. 예를 들어 벤치프레스 동작에서 중량을 들어 올릴 때는 숨을 내쉬고, 반대로 중량을 내릴 때는 서서히 숨을 들이마신다. 근력운동을 처음 하면 이와는 반대로 호흡하는 것을 편하게 느끼는 사람이 많다. 하지만 중량이 적을 때는 잘 느끼지 못하지만, 점차 중량을 늘리면 앞서 설명한 뇌빈혈과 뇌출혈, 횡격막 경련과 같은 문제가 나타날 위험이 높아진다.

상급자가 최대에 가까운 무게를 들어 올릴 때, 한 번에 숨을 다 내쉬면 복압이 낮아져 횡격막과 척추를 고정하기 어려울 수 있다. 이를 방지하기 위해 복압을 적절히 유지하면서 더 무거운 중량을 들기 위한 호흡법을 사용하기도 한다. 예를 들어, 최대 중량의 80% 이상을 들 때는 이 방법이 효과적이다.

이 호흡법을 벤치프레스를 예로 들어 설명하면, 중량을 밀어 올리기 전에 숨을 들이마신 다음 중량을 밀어 올릴 때는 입으로 내뱉듯 조금씩 공기를 내쉰다. 이렇게 들어 올리면서 약 70% 정도의 공기를 내쉬고, 마지막으로 완전히 들어 올릴 때 남은 공기를 내쉰다. 중량을 내릴 때도 마찬가지로 먼저 숨을 들이마신 다음 내리는 과정에서 조금씩 내뱉듯 폐 안의 공기를 약 70%까지 내보내고, 마지막으로 내리면서 완전히 숨을 내쉬는 것이다. 그리고 중량을 다시 밀어 올리기 전 숨을 들이마셔서 준비하고, 다시 같은 요령으로 반복한다. 복잡하게 들리겠지만, 실제로 해보면 이렇게 하는 게 매우 자연스럽기에 쉽게 익힐 수 있다.

그렇지만 초급자로서 근력운동을 한다면, 일반적인 호흡법인 '힘쓸 때 내쉬고, 힘을 약간 풀 때 들이마신다'를 기억하자.

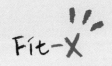

운동할 때 적절한 호흡법

근육 키우기나 근력 기르기를 목적으로 중량 운동을 한다면 숨을 멈추는 것은 좋지 않다. 숨을 멈춘 상태로 무거운 중량을 반복해서 들어 올리는 동작은 심장에 부담을 주고 뇌출혈이나 뇌빈혈뿐만 아니라 기흉이 생길 위험도 높아지기 때문이다.

1. 보통의 근력운동을 할 때는 숨을 멈추지 않는다.
2. 힘쓸 때 숨을 내쉬고 힘을 풀 때 숨을 들이마신다.

7 | 키 크고 마른 체형이 근육을 만들려면

　어깨가 좁고 전체적으로 마른 모습이며 체지방이 적지만 근육량도 적고 골격이 가는 체형인 사람이 있다. 이러한 체형을 세장형 체형^{leptosome}이라고 한다. 이러한 체형의 사람은 대체로 아무리 먹어도 살이 찌지 않는다는 고민을 털어놓기도 한다.

　세장형 체형은 대부분 기초대사량은 높은 반면 소화 기능이 좋지 않아서 먹는 것을 그다지 좋아하지 않는 경향이 있다. 마른 것이 고민인지라 단순히 체중을 늘리려는 목적으로 야식을 먹고 피자와 라면, 프라이드치킨 같은 고탄수화물, 고지방 음식을 먹기도 하는데, 이는 매우 잘못된 방법이다. 그렇게 먹으면 설사 체중이 는다 해도 근육은 늘지 않으며, 배만 볼록 나오는 이른바 올챙이 체형이 된다.

　이런 체질이라면 건강하게 체중을 늘리는 가장 좋은 방

법은 중량을 드는 근력운동 위주로 운동하는 것이다. 인체에서 가장 큰 근육을 중심으로, 즉 가슴과 복부, 등 부위의 큰 근육과 엉덩이, 허벅지 부위의 큰 근육을 키우는 것을 목표로 운동하는 것이 좋다. 우선 대근육을 발달시키는 운동에 집중하는 것이다.

이처럼 대근육을 중점적으로 키우는 것이 궁극적으로 체중 증가에 도움을 주며, 장기적으로는 인체 심부에 있는 코어 근육을 함께 강화하는 운동을 병행하면 척주와 그 밖의 관절계를 안정화시키면서 부상 없이 근육을 키워나갈 수 있다.

운동할 때는 단순관절 운동보다는 둘 이상의 관절이 관여하는 운동을 하는 것이 바람직하다. 처음 중량운동을 할 때는 12~15회가량 반복할 수 있는 정도의 중량을 택하여 3~4세트를 하도록 한다. 중량운동에 완전히 적응하여 근력이 어느 정도 발달할 때까지는 그 이상의 고중량을 택하지 않는 것이 좋다.

체중 증가를 목적으로 운동한다면, 유산소운동을 지나치게 장시간 하지 않는 것이 좋다. 예를 들어, 짐에서 러닝머신이나 실내자전거 운동으로 대부분 시간을 보내고 근력운동을 적게 하면 근육을 크게 만드는 체형 변화는 기대하기 어렵다. 유산소운동은 심혈관계의 건강이나 컨디셔닝을 위해서 필요하지만 매일 한 시간 이상을 달리면 근육을 키워서 몸을 크게 하기는 어렵다.

장시간 달릴 때 근육 내에서 활성화되는 AMPK AMP activated protein kinase, AMP 의존성 단백질인산화효소는 미토콘드리아의 생합성이나 대사를 촉진하는 작용을 하지만, 한편으로는 근단백질 합성에 중요한 작용을 하는 엠토어를 억제하는 작용을 한다. 장거리달리기 선수가 전체적으로 슬림한 체형인 것도 이러한 이유 때문이다.

이때 가장 중요한 것은 운동으로 소비한 열량을 음식 섭취를 통해 보충해야 한다는 점이다. 균형 있는 식사로 열량을 충분히 보충하고 있다면, 보충제 같은 것으로 특정 영양소를 추가로 섭취하는 것은 바람직하지 않다.

근육 키우기 운동을 할 때는 채식 위주의 식사만으로는 단백질 필요량을 충족시키기 어렵다. 따라서 계란이나 육류, 생선 등의 동물성 단백질을 섭취하는 것이 근육 형성에 유리하다. 균형 잡힌 식사를 통해서 하루에 섭취해야 할 단백질량은 체중 1kg당 1.2~1.5g이면 충분하다.

만일 하루 세끼 식사를 규칙적으로 할 수 없어 균형 잡힌 영양을 공급하기에 충분치 않다면, 간식으로 필요한 열량과 영양을 보충하는 것이 좋다. 이때 간식 섭취 형태와 시간 등은 다음과 같은 요소를 고려하여 정한다.

첫째, 공복 상태로 운동하는 것은 피한다. 만일 4~5시간 전에 식사했다면, 운동하기 전에 시간차를 두고 탄수화물과 단백질 음식을 약간 섭취하는 것이 좋다.

둘째, 운동이 끝난 후 저녁 식사를 할 예정이면 간식으로 에너지원을 추가로 섭취할 필요가 없다. 간식은 되도록 아침과 점심 사이, 점심과 저녁 사이에 먹도록 한다.

셋째, 어느 때라도 운동이 끝난 후에는 단백질과 탄수화물을 보충하는데, 이때 바나나, 오렌지, 우유나 계란 등을 먹는 것도 좋은 방법이다. 그리고 운동 전후 수분을 자주 충분히 섭취한다.

마지막으로 근육 형성에는 숙면이 매우 중요하다. 아무리 늦어도 가능하면 밤 12시 이전에 잠들도록 하고, 깊은 잠을 잘 수 있는 환경을 조성하는 게 좋다.

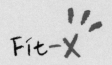

키 크고 마른 체형에서 탈출하는 좋은 방법

마른 사람이 건강하게 체중을 늘리는 가장 좋은 방법은 중량을 드는 근력 운동을 하는 것이다. 우선 대근육을 발달시키는 운동에 집중하는 것이 좋은데, 우리 몸에서 가장 큰 근육인 가슴과 복부, 등 부위의 큰 근육, 그리고 엉덩이, 허벅지 부위의 큰 근육을 키우는 것을 목표로 한다.

운동 후에는 운동으로 소비한 열량을 충분한 음식 섭취를 통해 채운다. 특히 근육을 키우려면 하루에 필요한 단백질량은 충족시키는 것이 좋다.

8 | IT 세대의 숙명,
거북목과 상지교차증후군

현대인은 대체로 오랜 시간 책상 앞에 앉아서 공부하거나 업무를 본다. 많은 직장인이 업무 중 내내 몇 시간이고 상체를 앞으로 구부정하게 내민 상태로 컴퓨터를 들여다보며 앉아 있다. 그러한 자세로 장기간 지내다 보면 가슴 부위의 작은가슴근^{소흉근}이나 큰가슴근^{대흉근}이 그 자세에 적응하여 짧아지면서 어깨뼈^{견갑골}가 앞쪽으로 당겨진다. 그로 인해 어깨가 앞으로 둥그렇게 말리고 등이 굽어지며 머리가 앞으로 내밀어진 상태로 굳어지는 경우가 많다. 이른바 '거북목 또는 일자목forward head posture'과 '둥근 어깨round shoulder' 모양이 되는 것이다.

이런 자세로 인해 상체 앞면과 뒷면 근육이 과하게 긴장하거나 약화하는 현상이 교차로 나타나는 것을 '상지교차증후군UCS, upper crossed syndrome'이라고 한다. 가슴 앞면의 작은 가슴근과 큰가슴근은 짧아져서 경직되고, 등과 어깨의 등세모근^{승모근}과 어깨올림근^{견갑거근}도 과도하게 긴장된다. 반대로 어깨뼈를 안정화시키는 마름근^{능형근}이나 목 앞쪽 깊은 곳에 있는 근육들은 위축되는 현상을 볼 수 있다.

이런 경우 보통 턱을 가슴 쪽으로 당기고 허리를 펴도록 권유한다. 그런데 이는 일시적으로 도움이 될 수는 있지만 근본적인 해결책은 되기 어렵다. 특히 근육의 불균형 상태가 많이 진행된 상태에서 턱만 당기라고 강조하면 오히려 등허리 부위에 더 큰 부담을 주어 허리 불편감이나 통증을 악화시킬 수 있다. 허리나 골반을 안정화하는 코어근육이 이미 무너진 상태이기 때문이다. 따라서 가장 근본적이고 확실한 해결책은 코어근육을 강화하고, 아래로는 골반 주변의 근육과 위로는 어깨뼈 부위, 목과 어깨 부위 근육을 다시 활성화하는 운동이다.

컴퓨터나 스마트폰을 장시간 들여다볼 때 일을 가장 많이 하는 근육은 머리를 뒤에서 잡아주는 머리와 목 뒤편의 속근육들이다. 이 속근육들은 지구력이 좋아서 머리를 지속적으로 중립 위치에 있도록 잡아준다. 이들 근육은 주로 지근섬유로 구성되어 있는데, 산소를 이용하여 에너지를 만들어내는 능력이 뛰어난 장거리달리기 선수들이 지닌 특징과 비슷하다. 그래서 좀처럼 피로해지지 않고 하루 종일 앞으로 숙인 무거운 머리를 목 뒤편에서 잡아주는 역할을 한다. 하지만 이 장거리 달리기 선수들도 온종일 앞으로 내민 머리를 계속해서 붙잡고 있다 보면 녹초가 된다. 마침내 한계에 도달하면, 상부 등세모근^{상부 승모근}에게 도움을 청한다.

상부 등세모근은 목과 어깨 표면을 덮고 있는 커다란 근육으로, 심부의 작은 근육들보다는 더 큰 힘을 내지만 지구력이 떨어진다. 속근섬유 구성비가 상대적으로 높기 때문이다. 말하자면 단거리달리기 선수인 셈이다. 이 단거리달리기 선수까지 나섰지만, 인류가 시작된 이래 처음 부과된 극한의 임무(하루 종일 숙인 머리를 붙드는 임무)에 단거리달리기 선수도 금세 지치고 만다. 힘은 세지만 지구력이 떨어지기 때문이다.

이러면 목과 위쪽 등 부위 여기저기에서 통증 신호를 보낸다. 근육이 과도하게 긴장한 탓에 여기저기에서 '통증유발점 trigger point'이 활성화하기 시작하는 것이다. 일부 근섬유들이 뭉친 부위가 미세혈관을 압박하고, 혈액 흐름이 막혀서 저산소 상태가 된다. 그러면 인접한 통증 감각신경에서 통증을 자극하는 물질을 분비한다.

통증이란 산소 공급이 끊기면서 뇌로 보내는 일종의 SOS 신호인 셈이다. 이때 통증유발점에서 발생하는 직접적인 통증뿐만 아니라 척수로 들어가는 감각신경절에 인접한 감각신경에 영향을 주어 머리나 얼굴 부위에서도 연관통이 생기기도 한다. 어깨나 목 부위의 근육 경직은 추골동맥 등 뇌바닥^{뇌저}에 혈액을 공급하는 혈관을 압박하여 두통을 일으키는 원인이 된다.

통증이 일어났을 때 그 부분을 문지르거나 마사지하는 방법이 일시적으로는 도움이 되지만, 근본적으로는 통증유발점이 형성된 근육의 질적 수준을 회복시켜야 한다. 근육에 실제적인 저항을 주어 근력을 회복하고, 근육조직 상태를 원상태로 회복시켜야 하는 것이다. 이 책 뒤쪽에 나오는 '굳은 목과 등을 푸는 스트레칭 8종 세트'를 따라 하면 통증 완화와 근기능 회복에 도움이 된다.

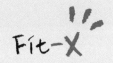

코어근육, 겉근육, 속근육이 뭐예요?

코어근육core muscle은 몸통 전체에 걸쳐 척주와 골반의 안정화에 기여하는 근육으로 그중에서 심부 코어근육은 횡격막, 배가로근, 다열근(척추 주위 근육), 골반바닥근을 말한다. 이들 근육은 몸의 심부에서 척추와 골반 주변 골격들을 붙잡아 우리 몸의 자세와 호흡을 유지시켜주는 역할을 한다.

겉근육global muscle은 몸에서 보이는 큰 근육들로, 가슴근육, 등근육, 허벅지근육, 팔근육 등 몸의 움직임을 돕는 근육이다.

속근육local muscle은 몸 심부에서 몸을 안정화하는 근육들로, 심부 코어 근육을 포함하여 목과 척추, 골반을 잡아주는 몸 안쪽의 근육들을 말한다..

9 | 굳어진 몸으로 배우는 골프 스윙

사십 대 중반인 석주 씨는 골프를 배우기 시작한 지 두 달 남짓이 되었다. 건강관리의 필요를 느끼던 중 친구의 권유로 시작했다. 비록 거북목에 등이 약간 굽었지만, 운동신경이 남보다 떨어지지는 않는다고 생각했기에 골프를 배우는 것이 어렵게 느껴지지 않았다. 하지만 요즘에는 그것이 착각이었음을 느끼고 있다. 가만히 서 있는 공 맞히기가 제일 어렵다는 말이 실감 난다. 어쩌면 자신이 골프와는 맞지 않는 것은 아닐지 하는 생각마저 든다.

비교적 늦은 나이에 어떤 운동을 배우기 시작하면 누구라도 석주 씨와 같은 생각을 할 수 있다. 특히 운동을 배워본 경험이 없고, 주로 앉아서 생활해온 사람이라면 더 그럴 것이다.

왜 그럴까? 그 이유는 '좋은 움직임을 위한 몸'을 갖추지 못했기 때문이다. 일상생활에서는 몸을 대부분 앞뒤로, 또는 좌우로 움직일 뿐 몸통을 회전시키는 움직임은 거의 하지 않는다. 몸통을 회전시키는 움직임은 대체로 스포츠에서만 경험할 수 있다.

예를 들어 골프 스윙은 몸을 회전시키는 동작이다. 더 구체적으로 표현하면 몸통과 팔과 골프 클럽의 회전을 통해 얻은 에너지를 공에 전달하는 운동이다. 몸의 중심축을 중심으로 몸통이 회전하고, 몸통에 연결된 팔과 골프 클럽이 회전하면서 골프 클럽 헤드가 공을 때리는 순간 원심력이 최대에 도달해야 공을 제대로 멀리 보낼 수 있다.

그런데 몸통 회전에서 가장 중요한 요소는 몸통 가슴 부위흉부의 가동성과 허리 부위요부의 안정성이다. 주로 사무실에서 앉아서 생활하는 사람일수록 가슴 부위 가동성이 떨어져 있는 경우가 많다. 또 가슴 부위 가동성은 허리 부위의 안정성을 바탕으로 발휘되는데, 앉아만 있었으니 그것도 떨어진 상태일 가능성이 높다. 그래서 허리 부위 안정성을 바탕으로 삼아 몸통 회전운동으로 시작된 에너지를 공에 전달하는 골프 스윙이 부드럽게 이루어지지 못한다. 허리 부위 안정성이 떨어지면 스윙의 가장 중요한 축을 이루는 골반의 회전 움직임도 어려워진다. 그뿐만 아니라 반복적인 스윙 동작을 하다가 척추가 손상되고 통증이 발생할 위험도 높아진다.

허리 부위 안정성에는 큰볼기근^{대둔근}이나 넓은등근^{광근}처럼 인체 표면에 있는 커다란 근육뿐만 아니라, 몸 안쪽에 있는 배가로근이나 척추세움근, 그리고 허리네모근 같은 속근육이 중요한 역할을 한다. 또 등허리에 있는 등허리근막이라는 커다란 근막도 허리 부위 안정성에 기여한다.

허리 부위 안정성을 바탕으로 몸통을 회전할 때, 그 회전을 도와주는 가장 중요한 근육들이 있다. 백스윙을 할 때 어깨세모근, 등세모근, 넓은등근과 같이 표면의 큰 근육들이 늘어나면서 탄성에너지를 갖게 되고, 이어서 앞으로 스윙할 때는 수축하면서 더 큰 힘으로 몸통 회전을 일으킨다.

이 몸통 회전이 팔이나 골프 클럽의 회전과 연동되어 제때 이루어져야만 에너지를 공에 제대로 전달할 수 있다. 이 과정에서 겨드랑이와 옆구리에 있는 앞톱니근이나 어깨뼈 안쪽에서 척추 사이에 있는 마름근^{능형근}과 같은 근육이 중요하다. 이들은 어깨뼈를 움직이는 역할을 하기 때문이다. 즉 부드럽고 강력한 스윙을 하려면 몸통 회전과 함께 어깨뼈 움직임에 의한 팔과 골프 클럽의 회전이 조화를 이루어야 한다. 구체적으로 앞톱니근은 백스윙할 때 어깨뼈를 앞으로 당겨서 몸통과 팔의 회전에 가담시키고, 백스윙할 때 늘어났던 마름근은 탄성에너지를 간직한 채로 이어진 전방 스윙에 관여한다.

그런데 이 근육들은 거북목이나 등이 굽은 사람에게는 대표적인 '잊힌 근육'이다. 잊힌 근육이란 오랜 시간 사용하지 않다 보니 자신의 의지대로 잘 움직여지지 않는 근육이라고 할 수 있다. 의지대로 움직인다는 것은 우리의 중추신경이 운동신경을 통해 기능적으로 근육과 잘 연결되어 있음을 의미한다.

결국 '좋은 골프 스윙을 하기 위한 몸'을 먼저 만들지 못하면, 아무리 좋은 운동 자세나 기술을 연습해도 한계가 있다. 그러므로 나이가 들어서 굳은 몸으로 골프를 배울 때는 무작정 스윙 동작만을 반복하기보다는 코어근육의 안정성과 가슴 부위 및 골반의 가동성, 그리고 전체적인 몸의 밸런스를 좋게 만드는 '기능적인 몸을 갖기 위한 운동'을 병행할 것을 권한다.

어떤 운동 기술을 배우든지 '좋은 움직임을 위한 몸'을 만들기 위한 노력을 함께 하는 것이 효과적이다. 굳은 몸으로 골프나 탁구 등 운동을 새롭게 배울 때는 좋은 움직임에 필요한 몸만들기를 병행하는 것이 좋다. 그래야 부상 위험을 줄이고, 건강을 덤으로 얻을 수 있다.

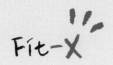

좋은 골프 스윙은 좋은 골프 스윙을 위한 몸에서 나온다

평소 오랜 시간 사용하지 않다 보면 자신의 의지대로 잘 움직이지 않는 근육들이 생기는데 이를 '잊힌 근육'이라고 부른다. 이 잊힌 근육으로는 좋은 골프 스윙처럼 새로 배우는 운동을 뜻대로 잘하기 힘들다. 어떤 운동을 배우든지 '좋은 움직임을 위한 몸'을 만들려는 노력을 병행하는 것이 좋다.

10 | 임신 중 운동, 해야 할까?

예전부터 임신한 여성이 자주 듣는 말이 있다. "작게 낳아서 크게 키우라"는 말이다. 아기를 가졌을 때 되도록 몸을 부지런히 움직이라는 뜻이다. 임신기 운동과 출산 시 신생아 체중에 어떤 관계가 있는지에 관해서는 아직 명확하게 결론이 난 상황은 아니다.

그렇지만 자주 운동하는 여성이 체중이 더 적은 아기를 낳는 경향이 있다고 보고하는 연구들이 있다. 임신 중에 계속해서 운동한 여성의 경우, 출산하기까지의 기간이 더 짧았으며 아기 체중도 더 적었다. 물론 그렇다고 해서 체중 2.5kg 이하의 저체중 아이를 출산할 가능성은 없다.

미 산부인과학회ACOG, The American College of Obstetricians and Gynecologists와 미 스포츠의학회는 임신 중 운동이 매우 유익하다고 주장한다. 의학적인 문제나 산부인과 합병증이 없는 건강한 임산부라면, 매일 30분 이상 중간 정도의 강도로 운동할 것을 권장한다. 이 학회들의 적극적인 권유대로 미국의 많은 대학 스포츠 선수나 프로 선수들은 물론, 취미로 운동하는 여성들이 임신 초기부터 계속해서 스포츠 활동을 하는 것을 흔히 볼 수 있다. 이러한 모습은 임산부가 운동을 하는 것에 대해 더 보수적으로 생각하는 우리나라와는 다른 점이라 할 수 있다.

연구 결과들에 따르면, 임신 중에 꾸준히 운동하는 여성은 전자간증前子癎症, 임신중독증 발생률이 현저히 낮다. 전자간증이란 임신성 고혈압과 함께 소변에 단백이 검출되는 단백뇨가 나타나는 증세로 일명 임신중독증으로 알려져 있다. 아울러 운동은 임신기 여성에게 자주 나타나는 요실금이나 산후우울증 위험을 낮춘다. 특히 임신기에 매우 자주 나타나는 임신성 당뇨병의 발생 위험을 낮춘다. 이미 임신성 당뇨가 있는 여성이 운동을 하면 공복 시 혈당과 식후 혈당이 현저히 낮아지는 효과가 있는 것으로 보고되었다. 무엇보다 지속적으로 운동하면 임신기 여성 역시 다른 사람들과 마찬가지로 심혈관계 건강에 큰 도움을 받을 수 있다.

여러 연구에서 임신기에 운동할 때 나타날 수 있는 의학적 문제들에 대해서 다루고 있다. 특히 운동할 때 산모의 체온이 상승하거나 태반의 혈류에 부정적인 영향을 미칠 가능성에 대해서 많은 연구가 이루어졌다. 그러한 연구들에서 보고한 결과는, 임신기에 운동한 여성은 태아의 비정상적인 심박수나 태변흡입증후군(태아가 숨을 쉬면서 배내똥을 빨아들여 폐렴이나 기관지 폐쇄 등을 일으키는 것) 같은 사례가 발생하는 빈도가 낮으며, 더 높은 아프가점수apga score를 보여주었다. 아프가점수는 신생아 상태를 평가하는 방법으로 출생 후 1분과 5분 뒤의 심장박동, 호흡, 근육 긴장, 반사의 민감성, 피부 등 5가지 영역을 평가하는 것이다.

연구들은 임신기에 운동을 할 때 심부 체온이 휴식할 때보다 1.5℃ 이상 올라가거나 38.9℃ 이상이면 위험하다고 제시한다. 하지만 실제로 중간 정도의 강도로 운동하는 여성의 심부 체온은 위의 수준에 많이 미치지 못하는 것으로 드러났다. 또 운동으로 인한 비장 혈류의 감소가 자궁이나 태아와 태반을 연결하는 제동맥의 혈류를 감소시킬 이론적인 가능성에 대해서는 도플러초음파 검사 결과 별다른 변화가 없는 것으로 밝혀졌다.

물론 임산부는 의사의 허락 없이 새롭거나 격렬한 운동을 하지 말아야 한다. 그뿐만 아니라 양수 누출이나 부종, 골반이나 등 아래쪽 경련, 비정상적인 태아 움직임 등이 있을 때는 운동을 해서는 안 된다는 것도 사전에 잘 파악하고 있어야 한다. 또 임신 초기 3개월 동안은 더운 환경에서 운동하는 것을 피해야 한다.

임신 초기 4개월이 지나면 바닥에 눕는 동작이 요구되는 운동^{supine position exercise}을 하지 않아야 하는데, 이러한 자세를 하면 심장으로 가는 혈류가 감소하고 자궁과 태아로 가는 혈류가 제한될 수 있기 때문이다. 즉 눕는 자세에서는 불러 오른 복부의 압력이 척추(바닥) 방향으로 가해지므로, 운동할 때 등과 척추에 추가적인 무게가 가해지고, 이는 태아에게 가는 자궁 주변 혈관을 압박할 수 있다. 그로 인해 산모는 간혹 가벼운 어지럼증을 느끼거나 저혈압 증세를 경험할 수 있는데, 혈압이 현저히 떨어져 실신이나 좋지 않은 느낌을 일으킬 수도 있다.

또 자궁으로 가는 혈류와 산소 공급이 감소하여 태아에게 심장서맥^{bradycardia}(심박수가 비정상적으로 느려진 상태)을 일으킬 수 있다. 이는 태아의 움직임을 줄이거나 비정상적으로 움직이게 할 수도 있다. 물론 누운 자세로 운동할 때 일어나는 태아의 이러한 반응이 태아의 저체중이나 유산 등과는 전혀 관계없음이 밝혀졌지만, 안전 차원에서 피하는 것이 좋다.

이러한 상황은 매우 드물게 일어나기에 35주까지는 한 번에 2~3분 정도 누운 자세로 하는 가벼운 운동이라면 문제가 되지 않으며, 이때 수시로 자세를 바꾸어주면 위험을 최소화할 수 있다. 눕더라도 되도록 심장으로 가는 대정맥이 눌리지 않도록(대정맥은 오른편에 있음) 왼쪽으로 눕는 것이 좋다. 그렇게 하면 심장으로 되돌아가는 정맥 환류를 방해하지 않고, 이 혈류가 눌릴 때 생기는 저혈압과 뇌빈혈 위험을 줄일 수 있기 때문이다.

무언가 기댈 수 있는 물체를 이용하여 약 30° 이상 몸을 일으킨 자세로 운동하면, 척주에 가해지는 부하를 줄일 수 있어 전혀 위험하지 않다.

임신기에는 여성호르몬의 영향으로 관절 부위 인대가 많이 느슨해져서 관절의 불안정성이 높아지므로 과도한 동작을 해야 하는 스포츠는 피하는 것이 바람직하다.

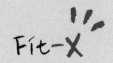

임신 중 운동 지침

- 의사의 허락 없이 새롭거나 격렬한 운동을 하지 않아야 한다.
- 운동 강도는 '꽤 약함'에서 '다소 강함' 사이의 수준을 유지하며, 그 이상의 강도로 운동하는 것을 피한다.
- 체중부하 운동이나 상대와 접촉하는 운동은 체중부하가 되지 않는 운동으로 바꾸어서 한다. 고정 자전거 타기, 수영, 수중 에어로빅 등.
- 1,800m 이상의 고도에서 하는 운동이나 스쿠버다이빙 등은 피한다.
- 탈수가 되지 않도록 운동 20~30분 전에 수분을 섭취하고, 운동 중에는 매 15~20분마다 수분을 섭취한다.
- 임신 중에는 체중 감량을 목적으로 운동하지 않는다.
- 절대로 지칠 때까지 운동하지 않는다. 피곤하다면 운동을 하루 정도 쉬고, 양수 누출이나 부종 등 운동을 해서는 안 되는 상황이 발생하는지 유의해서 살펴본다.
- 임신 초기 3개월 동안은 특히 더운 환경에서 운동하지 않는다.
- 초기 4개월이 지나면 바닥에 눕는 동작이 요구되는 운동을 하지 않는다. 이러한 자세를 취하면 자궁과 태아로 가는 혈류가 차단될 수 있기 때문이다.

11 | 아침에 일어나서 하는 골반 교정 4종 세트

현대인들은 온종일 직장 사무실에서 앉아서 일하다 집에 돌아오면 지친 몸을 다시 소파에 맡기곤 한다. 이렇게 잘 때까지 줄곧 앉아서만 생활하는 날들이 많다. 하루 내내 앉아서 생활하다 보면 근육 불균형이 특히 골반을 중심으로 많이 나타난다. 그로 인해 나타나는 대표적인 증상이 '하지교차증후군lower crossed syndrome'이다. 골반을 앞과 뒤, 위와 아래에서 잡아주는 주 근육들이 불균형한 상태가 되어 나타나는 증세다. 과도하게 긴장된 근육과 약해진 근육이 골반의 회전축을 중심으로 교차되어 나타나므로 하지교차증후군이라고 한다.

하지교차증후군으로 골반은 앞쪽으로 기울어지기도 하고, 반대로 뒤쪽으로 돌아가기도 하는데, 서 있거나 걸어가는 자세가 반듯하지 않으며 부자연스럽고 틀어진 모습을 보인다.

예를 들어, 골반이 앞으로 기울어진 전방경사가 있으면 허리가 정상일 때보다 매우 크게 휘어진다. 일명 C자 허리라고 부르며, 오리 엉덩이 같은 모습이다. 반면에 골반이 뒤로 돌아가는 후방경사가 되면 엉덩이가 아래로 처진 민짜 엉덩이가 되고, 심하면 허리 만곡이 거의 없어지고 상체가 뒤로 젖혀진 자세를 보인다. 두 경우 모두 허리에 과도한 부담을 주어 요통을 일으키는 주된 원인이 된다. 그뿐만 아니라 무릎이나 허리, 척추 부위 관절에도 부담을 준다.

사실 골반경사는 엑스레이를 통해서 정확히 진단할 수 있다. 그렇지만 골반 주변 근육의 불균형한 과긴장과 약화가 요통이나 골반부 통증을 일으키는 원인인 경우가 많으므로, 골반 주변 근육들을 적절하게 강화하거나 이완하여 골반경사를 교정하기도 한다.

가장 바람직한 것은 앉아 있는 시간을 줄이고, 틈틈이 일어나 몸을 스트레칭하고 관절을 돌려주는 체조를 하는 것이다. 아침에 침대에서 일어나면서 하는 네 가지 스트레칭은 골반을 교정하는 데 매우 효과적이다. 매일 5분만 시간을 내어 이 네 가지 스트레칭을 하면, 허리나 골반 주변 통증이 사라지는 것을 경험할 수 있다.

exercise_ON

I. 엉덩허리근(장요근) 늘리기 스트레칭

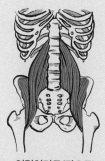

엉덩허리근(장요근)

① 그림 1과 같이 한 발을 침대 위에 뒤로 뻗어서 올려놓고 한 손은 침대를, 다른 한 손으로 딛는 다리의 무릎 위를 짚는다.

② 올려놓은 허벅지를 지그시 누르고 상체를 세운다.

③ 허벅지 안쪽과 서혜부 부분이 늘어나는 느낌을 유지한다.

④ 약 20초간 유지하고, 반대편 다리로 바꾸어 실시한다.

⑤ 상체 기울이기를 약간씩 좌우로 조절하여 허벅지와 서혜부에서 늘어나는 부위의 변화를 느껴본다.

⑥ 그림 2와 같이 양손을 침대에 짚고 상체를 세워서 약간 바깥쪽 허벅지와 서혜부를 스트레칭할 수 있다.

※ 상체를 세울 때 허리를 무리하게 젖히지 않도록 한다. 허리가 아니라 허벅지와 골반 위가 늘어나는 느낌이 들어야 한다.

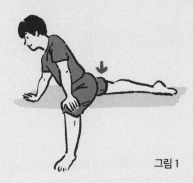

그림 1

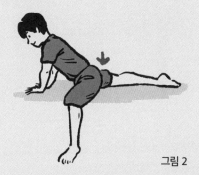

그림 2

2. 햄스트링스(허벅지 뒤편 근육) 늘리기 스트레칭

① 침대에 그림 1과 같이 한 발을 앞으로 뻗고 앉아서 한 손은 침대 아래 딛
는 다리의 무릎 위를 짚는다.

② 허리를 세운 채 상체를 약간 앞과 옆쪽으로 숙인다.

③ 허벅지 뒤쪽이 늘어나는 느낌을 유지한다.

④ 약 20초간 유지하고, 반대편 다리로 바꾸어 실시한다.

⑤ 상체를 그림처럼 약간 좌우로 각도를 바꾸어 허벅지 뒤편 근육의 안쪽과
바깥쪽이 늘어나는 느낌이 들 때까지 숙인다.

⑥ 그림 2와 같이 두 손을 다리 위에 가볍게 올리고 상체를 숙이면 햄스트
링스와 등 부위를 함께 스트레칭할 수 있다.

※ 상체를 숙일 때 허리 부위가 둥그렇게 말리지 않고, 허리가 세워진 중립
자세를 유지하면서 숙여야 한다. 이때 허벅지 뒤편에 약간의 긴장이 느
껴질 정도까지만 상체를 숙인다.

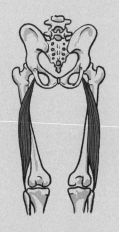
햄스트링스(대퇴이두근)

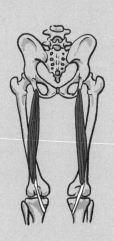
햄스트링스(반건양근)

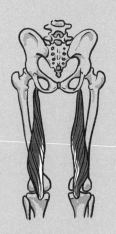
햄스트링스(반막양근)

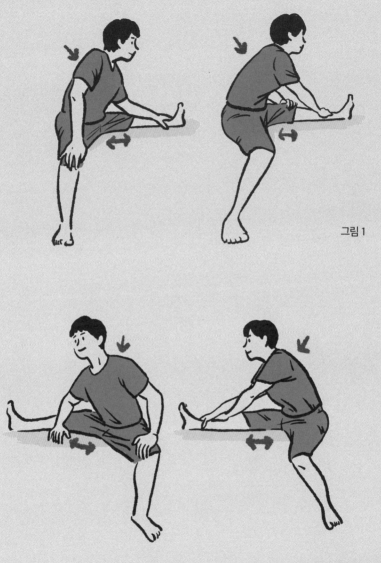

그림 1

그림 2

3. 허리네모근(요방형근) 늘리기 스트레칭

① 한 발은 구부려서 침대 위에 올린 채 그림과 같이 앉는다.

② 상체를 숙이고 한 팔을 그림 1과 같은 방향으로 내민다.

③ 등과 옆구리 쪽이 늘어나는 느낌을 유지한다.

④ 약 20초간 유지하고, 반대편으로 바꾸어 실시한다.

⑤ 그림 2와 같이 내미는 팔의 방향을 바꾸어 상체를
   숙이면 등 부위가 좀 더 늘어나는 느낌이 들 수 있다.

※ 숙이는 방향을 그림과 같이 바꾸어 등
   뒤편이 골고루 늘어나는 느낌을 느껴본다.

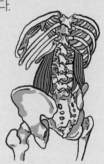

허리네모근(요방형근)

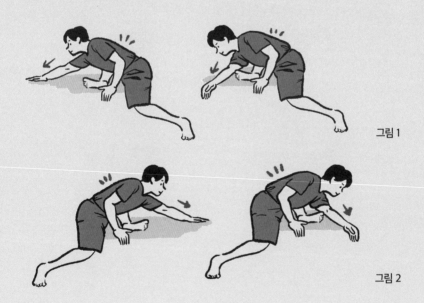

그림 1

그림 2

4. 뭇갈래근(다열근)과 가슴근육 늘리기 스트레칭

① 침대의 한쪽 모서리에 그림과 같이 앉는다.

② 한 팔로 허벅지를 잡고, 몸을 뒤로 돌려 다른 한 팔로 다른 쪽 침대 모서리를 잡는다.

③ 한쪽 등허리와 가슴 윗부분이 함께 늘어나는 느낌을 유지한다.

④ 약 20초간 유지하고, 다른 편 모서리에 앉아서 반대편을 스트레칭한다.

※ 무릎을 짚은 손을 가볍게 당기고, 고개를 반대 방향으로 돌리면 목과 가슴이 더 늘어나는 느낌이 든다.

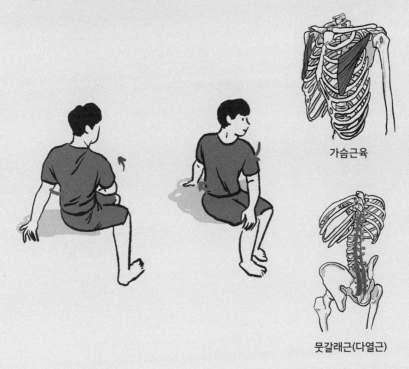

가슴근육

뭇갈래근(다열근)

이러한 스트레칭과 함께 골반 안정성에 특히 중요한 두 가지 근육을 활성화하는 운동을 병행할 것을 추천한다. 그것은 허벅지 안쪽 근육인 내전 근육(안쪽넓은근, 큰모음근, 긴모음근, 짧은모음근, 넓다리빗근)을 활성화하는 운동이다. 또 하나는 엉덩이와 허벅지 바깥 근육인 외전 근육(중간볼기근, 가쪽넓은근, 넙다리근막긴장근)을 활성화하는 운동이다.

다음 그림에서와 같이 집에서 피구 공처럼 탄성이 있는 공을 이용하여 내전 근육을 활성화하는 운동과 탄성 밴드를 이용해 외전근을 활성화하는 운동을 할 수 있다. 짐에는 이 두 운동을 하는 힙어덕션머신hip adduction machine(다리를 오므리며 허벅지 안쪽 근육을 운동하는 머신)과 힙애브덕션머신hip abduction machine(다리를 벌리며 허벅지 바깥쪽 근육을 운동하는 머신)이 대부분 갖추어져 있다.

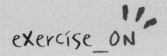
1. 허벅지 내전근(모음근) 활성화 운동

① 그림과 같이 의자에 앉아 허벅지 사이에 탄성이 있는 공을 끼운다.

② 허리는 바르게 편 자세로 힘을 주어 허벅지 안쪽의 공을 압박한다.

③ 최대, 또는 최대에 가까운 힘으로 5초간 공을 누르는 힘을 유지한다.

④ 다시 힘을 풀고 원래 상태로 돌아온다.

⑤ 위의 과정을 15회 반복하는 것을 1세트로 하여 2~3세트를 한다.

※ 공은 힘을 주어 누를 때 쉽게 들어갈 정도의 공기압력을 넣어 피구 공 정
   도의 탄성을 갖도록 하는 것이 적절하다. 허리에 지나치게 힘을 주거나
   허리를 젖히지 않도록 한다.

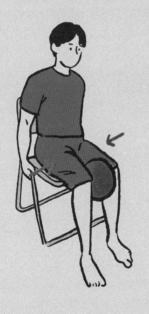
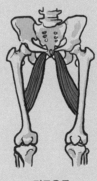
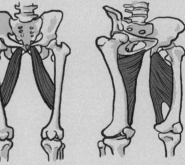

긴모음근   큰모음근

2. 허벅지 외전근(벌림근) 활성화 운동

① 그림과 같이 의자에 앉아 허벅지에 탄성 밴드를 끼운다.

② 허리는 바르게 편 자세로 힘을 주어 허벅지를 벌린다.

③ 5초 동안 허벅지를 벌린 상태로 유지한 후 원래 상태로 돌아온다.

④ 위의 과정을 15회 반복하는 것을 1세트로 하여 2~3세트를 한다.

⑤ 자신의 근력 수준에 맞는 탄성 밴드를 선택해서 한다.

※ 허리에 지나치게 힘을 주거나 허리를 젖히지 않도록 한다.

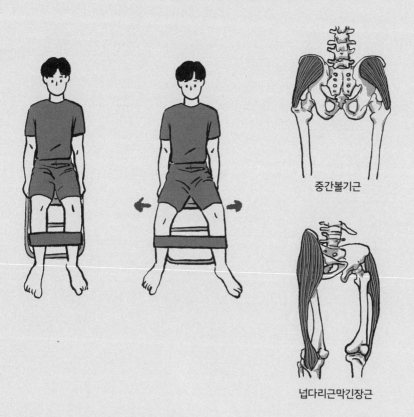

중간볼기근

넙다리근막긴장근

12 | 굳은 목과 등을 푸는 스트레칭 6종 세트

　　인류 문명의 긴 역사 속에서 인간이 오늘날처럼 겸손(?)하게 고개를 숙이며 산 적은 없을 것이다. 물론 마음이 겸손하다는 뜻은 아니다. 요즈음 지하철이나 카페 등에서 허리를 앞으로 굽히고 고개는 떨군 채 스마트폰이나 노트북 모니터를 보는 사람들을 흔히 볼 수 있다. 심지어 거리에서도 고개를 푹 숙이고 스마트폰에 온통 정신을 뺏기고 걸어가는 사람들을 자주 볼 수 있다. 그래서 '수구리족'이니 '스몸비^{스마트폰 좀비}'라는 신조어까지 생겨났다.

　　이런 자세는 '상지교차증후군'을 유발한다. 이 증후군은 가슴 앞부위 근육뿐만 아니라 그 근육들과 대각선으로 교차하여 목 뒤편과 등 위편에 있는 등세모근^{승모근}이나 어깨올림근^{견갑거근}의 과도한 긴장 때문에 나타난다. 그 결과 등 부위에 견딜 수 없는 통증이나 두통, 불면증, 우울증 같은 증세가 나타난다.

    등과 목 부위 근육의 과도한 경직 상태는 주변 혈관을 눌러 혈류를 차단하거나 신경을 직접 압박하여 직접 그 부위에 통증이 일어나거나, 그보다 좀 떨어진 머리나 팔에 두통과 저림 증세를 일으키기도 한다. 어깨는 인체에서 운동 범위가 가장 넓어서 360° 회전이 가능한 유일한 관절이다. 이렇게 가동 범위가 넓기에 그만큼 그 운동성을 뒷받침할 안정성도 중요하다.

    그런데 우리가 일상생활에서 어깨관절의 전체 운동 범위를 모두 이용해서 팔을 쓰는 일은 거의 없다. 어쩌다 지하철 손잡이를 잡느라 팔을 어깨 위로 올릴 뿐이다. 또 두 손을 몸 뒤로 돌려 맞잡는 것 같은 동작은 더더욱 하지 않는다. 이러다 보니 어깨관절 부위의 힘줄이나 인대, 연골조직의 유착이 일어난다.

    사실 팔을 들어 올리는 동작은 간단한 것 같지만, 실제로는 어깨뼈^{견갑골}에 붙어 있는 많은 근육이 순차적으로 서로 협응하며 이루어진다. 그런데 오랜 기간 팔을 들어 올리는 동작을 하지 않으면 신경과 근육의 부드러운 협응 작용을 잊어버리게 된다.

설상가상으로 잘못된 자세로 인해 '라운드 숄더rounded shoulder, 말린 어깨'가 되면 탈이 난다. 라운드 숄더에서는 어깨 관절에서 날개뼈와 위팔뼈가 수평면에서 이루는 각도가 정상 상태를 벗어나게 된다. 그 상태에서 팔을 올리면 날개뼈의 견봉肩峰(어깨관절 상부에 돌출된 뼈)과 위팔뼈 사이의 공간이 좁아지고, 그 사이를 지나는 회전근개 같은 힘줄이 뼈와 반복해서 닿으면서 상처가 나고, 염증을 일으키거나 끊어지기도 한다. 이것이 요즘 흔히 나타나는 '어깨충돌증후군shoulder impingement syndrome(어깨를 움직일 때 어깨 관절 내부에서 힘줄이나 점액낭이 뼈와 부딪히면서 염증과 통증이 발생하는 질환)'의 원인 중 하나다.

한 시간 이상 앉아 있었다면, 다음과 같이 간단한 스트레칭을 하는 습관을 들이자. 그러면 대부분 어깨통증은 예방하고 회복할 수 있다.

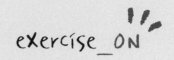
1. 가슴 부위 작은가슴근(소흉근) 스트레칭

① 두 팔을 몸 뒤로 돌려 의자를 잡는다.

② 가슴을 편 채 상체를 앞으로 서서히 기울인다.

③ 턱을 약간 들고 정면을 바라보는 자세로 숙인다.

④ 가슴과 어깨 전면이 늘어나는 것을 느끼면서 10초간 유지하고 되돌아온다.

⑤ 5~6회 반복한다.

※ 일상생활에서 경직되고 짧아지기 쉬운 작은가슴근을 스트레칭하는 동
작이다. 상체를 숙일 때 가슴을 젖히고 등 뒤의 양쪽 어깨뼈가 모아지는
느낌이 들게 한다.

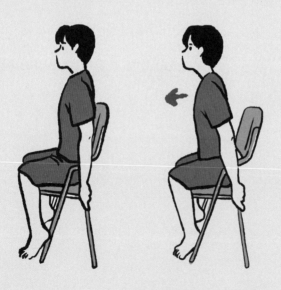

2. 어깨올림근(견갑거근) 스트레칭

① 한 팔을 열중쉬어 자세로 등에 댄다.

② 다른 한 팔은 머리 뒤편에 댄다.

③ 머리를 30° 앞으로 숙이면서 목 뒤편이 늘어나는 것을 느낀다.

④ 머리에 올린 손으로는 아주 가벼운 힘만을 사용하여 당긴다.

⑤ 15~20초 유지하고, 반대편도 같은 요령으로 한다.

※ 머리에 댄 손에는 절대 힘을 주지 않고, 다만 머리에 얹어놓기만 했다는
   느낌으로 동작한다.

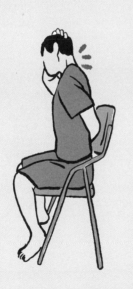
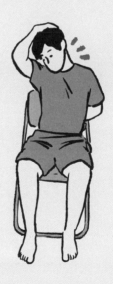

3. 목빗근(흉쇄유돌근), 목갈비근(전사각근) 스트레칭

① 두 손을 모아 빗장뼈(쇄골) 부위에 대고 가볍게 누른다.

② 머리를 반대편 뒤로 30° 숙이면서 목 한쪽 면이 늘어나는 것을 느낀다.

③ 이때 무리한 힘으로 목을 젖히지 않도록 주의한다.

④ 15~20초 유지하고, 반대편도 같은 요령으로 한다.

※ 목의 옆과 전면, 가슴 상부가 부드럽게 늘어나는 느낌으로 충분하며 목
　에 무리한 힘을 주어 뒤로 젖히지 않도록 한다.

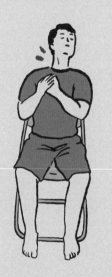 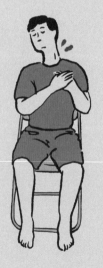 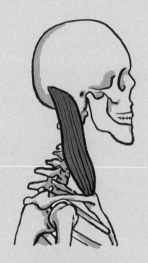

목빗근(흉쇄유돌근)

4. 목갈비근(사각근) 스트레칭

① 한쪽 손으로 의자의 같은 쪽 아랫부분을 잡는다.

② 머리를 다른 쪽으로 약간 숙이고, 상체도 함께 가볍게 기울인다.

③ 의자를 짚은 손과 같은 쪽의 어깨와 목 옆면이 늘어나는 느낌이 들도록
　15초간 유지한다.

④ 반대편도 같은 요령으로 2~3차례 반복한다.

※ 과도하게 힘을 주어 몸을 기울이지 않고 목과 어깨에 약간의 늘어남을
　느낄 정도로만 한다.

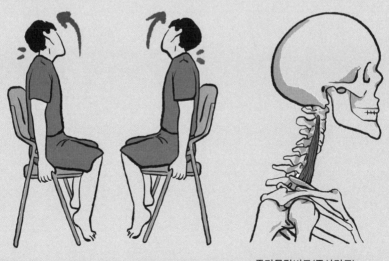

중간목갈비근(중사각근)

5. 마름모근(능형근) 스트레칭

동작 1: 마름모근, 앞톱니근(전거근) 스트레칭

① 두 손을 앞으로 올려서 맞잡는다.

② 맞잡은 두 손을 앞으로 찌르듯이 내민다.

③ 팔을 앞으로 내미는 동시에 이어서 가슴을 굽혀 고개를 숙인다.

④ 등 부위가 늘어나는 느낌으로 5초간 유지하고, 다시 가슴을 세워 원래
   상태로 돌아오는 것을 5회 반복한다.

※ 가슴을 굽힐 때는 허리 부위까지 굽히지 않고, 등 상부만 둥그렇게 말려
   서 어깨뼈가 양옆으로 벌어지는 느낌이 들게 한다.

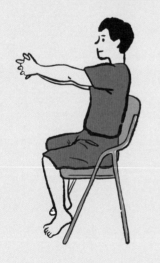 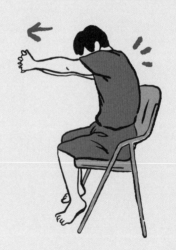

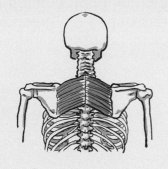
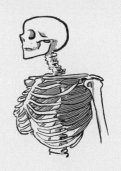

동작 2: 마름모근, 허리네모근 스트레칭

① 그림처럼 오른팔을 펴서 왼쪽 허벅지에 대고 상체를 숙인다.

② 오른팔의 팔꿈치로 허벅지를 밀어내는 힘을 준다.

③ 이때 오른쪽 등 부위가 늘어나는 것을 느낀다.

④ 15~20초 유지하고, 반대편도 같은 요령으로 한다.

※ 상체를 숙일 때 허리 부위는 굽히지 않고, 중립 자세를 유지한다.

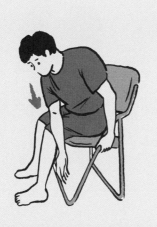
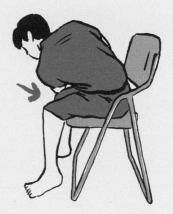

6. W자 동작으로 하부 등세모근(승모근) 활성화

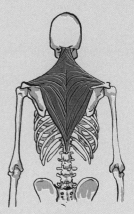

등세모근(승모근)

① 두 손을 그림과 같이 올려서 W자를 만든다.

② 어깨뼈(견갑골)를 안쪽으로 모으면서 아래로 당긴다.

③ 어깨뼈 안쪽과 아래쪽에 힘이 들어가는 것을 느낀다.

④ 약 5초간 유지하고 힘을 푸는 동작을 5~6회 반복한다.

⑤ 만세 동작에서 다시 W자 동작으로 돌아가는 것을
   10회 반복한다.

※ 어깨뼈를 모으는 동작에서 안쪽과 아래쪽에 힘이 들어가는 것을 느끼는
   것이 중요하다. 이때 어깨뼈의 바깥 회전과 안쪽 회전 움직임까지 느낄
   수 있다면 만점이다.

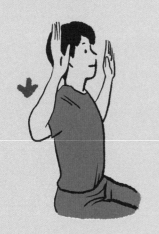
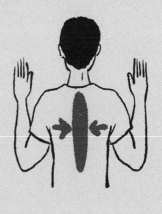

13 | 코어운동 제대로 하기: 플랭크운동

넓은 의미의 코어근육은 위치상 몸통과 골반뿐만 아니라 하체에 걸쳐 있어서 몸통과 골반 안정화에 기여하는 심부 및 표층의 모든 근육을 의미한다.

좁은 의미로 보면 코어근육은 주로 척추와 골반을 연결하여 안정시키는 역할을 하는 근육으로, 주로 몸 안쪽 깊은 곳에 있는 심부 근육들을 말한다. 심부 근육 중에서도 복부 안 공간에서 압력을 형성하는 횡격막, 골반바닥근, 배가로근 그리고 뭇갈래근이 매우 중요하다. 이 근육들과 척추 주변 근육들이 등 쪽 등허리근막으로 연결되어 복강내압을 형성하기 때문이다.

코어근육 훈련은 일상에서 자주 발생하는 요통 같은 문제를 예방하거나 완화해준다. 원래 정상이라면 허리 부위가 적절한 만곡, 즉 완만한 굴곡을 유지해야 하지만, 척추를 둘러싼 코어근육이 약해지면 허리 만곡이 무너지면서 특정 허리 뼈^{요추} 부위에 과도한 힘이 가해져 추간원판탈출증(일명 디스크)이나 요통이 일어날 위험이 커진다.

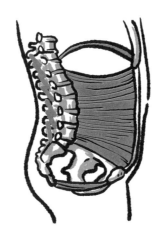

복강내압을 형성하는 심부코어근육들

코어근육을 강화하는 대표 운동으로 플랭크^{plank} 운동이 있다. 이 자세에서는 앞서 설명한 코어근육들이 마치 하나의 근육처럼 긴장을 유지한다. 플랭크 운동 효과를 제대로 보려면, 단순히 동작만 따라 하기보다는 그 원리와 방법을 잘 이해할 필요가 있다. 예를 들어서 척추 주변 근육이 약해진 상태이거나 척추디스크에 이미 문제가 있는 사람이 플랭크나 스쾃 운동 동작을 따라 하다가 통증이 더 심해지기도 한다. 플랭크 운동은 대체로 잘 알려져 있으나 더 정확한 방법은 아래 운동법을 참고하면 된다.

　이미 허리가 아픈 경험이 있었다면, 허리에 좋은 운동이라고 무조건 동작을 따라 하기보다는 단계적으로 허리나 엉덩이 근육을 강화하는 운동을 해야 한다. 예를 들어, 올바른 호흡법과 함께 누운 자세에서 엉덩이를 들어 올리는 브릿지bridge나 데드 버그dead bug(누운 상태에서 손발을 벌리고 움직이는 동작) 등의 운동을 먼저 배울 필요가 있다. 따라서 처음에는 횡격막의 정확한 움직임을 스스로 인지하고 배가로근을 긴장시켜 복부 내압을 형성하는 과정부터 익혀야 한다.

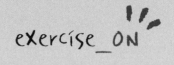

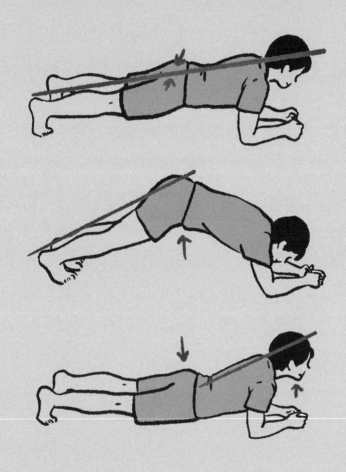

플랭크 운동

① 엎드린 상태에서 머리-몸통-엉덩이-다리가 일직선을 이루는 자세를 만든다. 왼쪽 아래의 두 그림처럼 엉덩이가 일직선에서 벗어나 너무 올라가거나 내려가게 하거나, 턱을 지나치게 당기거나 올려서는 안 된다.

② 이때 몸통과 엉덩이, 그리고 허벅지까지 하나의 단위로 통조림 캔처럼 견고하게 유지해야 한다.

③ 턱은 들리지 않게 하고, 지면에 닿은 팔꿈치는 어깨와 수직이 되게 하며, 팔이 지면에 닿는 부위 전체로 지면을 누른다.

④ 이와 함께 엉덩이는 조이면서 동작을 유지한다.

⑤ 동작 중 호흡은 자연스럽게 유지한다.

⑥ 무조건 오래 하는 것은 코어근육이 아니라 그 밖의 근육을 불필요하게 긴장시킬 위험이 크다. 그러므로 플랭크 자세는 1분 이내로 해야 한다. 혹시 심부 코어근육을 좀 더 단련시키고 싶다면 쉬었다 반복하는 것이 좋다.

14 | 허리 통증 방지를 위한 최고의 운동: 힙힌지 운동

　적어도 80%가 넘는 사람이 평생 한 번 이상 허리 통증을 경험한다고 한다. 허리 통증을 예방하거나 재활하는 데는 '힙힌지hip hinge 운동'이 매우 효과가 있다. 만일 주운동에 들어가기 전에 해야 할 준비운동으로 한 가지 운동만 꼽으라면 바로 힙힌지 운동이다.

　힙힌지 운동은 많은 사람에게 매우 생소할 것이다. 힙힌지 운동을 쉽게 설명하자면, 서서 윗몸을 앞으로 굽히는 동작을 연상하면 된다. 그런데 힙힌지 운동이 윗몸 앞으로 굽히기와 다른 점은 상체를 앞으로 굽힐 때 척추의 중립 자세를 유지하면서 엉덩이관절이 경첩처럼 접힌다는 점이다. 즉 등허리가 둥그렇게 말리지 않도록 허리의 굴곡을 유지하면서 상체를 앞으로 숙이는 운동이다. 다음 그림처럼 두 손으로 긴 바bar를 등 뒤로 잡고 허리의 중립자세를 유지하며 앞으로 굽히는

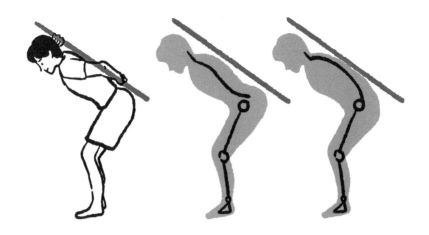

자세를 취한다.

무척 간단해 보이는 동작이지만 정확한 자세로 하기는 쉽지 않다. 힙힌지 운동은 인체 뒷면을 구성하는 엉덩이 근육, 허벅지 뒤편의 햄스트링hamstring, 그리고 허리 근육을 목표로 고안된 운동이다. 이 근육들은 함께 움직이며 일련의 패턴을 만들어내며, 이 근육들을 후방사슬posterior chain이라고 한다. 힙힌지 운동을 할 때는 후방사슬 근육 외에도 복부 근육과 코어근육이 함께 작동한다. 따라서 힙힌지 운동은 요통 예방이나 치료 단계에서 효과적인 동작으로 알려져 있다.

요통 환자는 의자에 앉거나 일어설 때 엉덩관절의 움직임을 감소시키고 허리 굴곡을 증가시키는 전형적인 움직임을 보인다. 맨 오른쪽 그림처럼 상체를 숙일 때 등허리가 구부정하게 말리는 좋지 않은 자세가 흔히 나타난다.

요통 환자는 허벅지 뒤편의 햄스트링 근육이 꽤 경직된 상태인 경우가 많다. 햄스트링 근육이 과도하게 긴장한 근본 원인은 엉덩이 근육이 약해지거나 엉덩관절의 유연성이 저하되었기 때문이다. 하루 종일 앉아서 생활하는 사람일수록 엉덩관절은 장시간 동안 굽은 상태로 경직되어 있고, 엉덩이 근육도 약해지기 쉽다.

그러므로 요통이 있을 때 허벅지 뒤편 근육을 늘려주는 스트레칭만으로는 한계가 있다. 이런 경우에는 햄스트링 근육과 큰볼기근^{대둔근}으로 이루어진 후방사슬 근육을 동시에 강화하면서도 허리 주변 근육에 과부하가 걸리지 않게 해야한다. 힙힌지 운동은 그러한 운동으로서 매우 좋다.

세계적인 척추 전문가 스튜어트 맥길^{Stuart McGill} 박사는 허리뼈^{요추} 손상을 최소화하면서 부하를 감당할 수 있는 최선의 자세는 척추 중립 자세, 즉 자연적으로 허리뼈 커브가 유지되는 자세라고 했다. 힙힌지 운동의 정확한 동작은 다음과 같다.

힙힌지 운동

① 발을 어깨너비로 벌리고 발끝은 약간 바깥쪽을 향하게 하여 선다.

② 가슴은 펴고 몸을 똑바로 세운 다음, 숨을 깊게 복부까지 마셔서 힘을 주어 코어를 단단히 하는 브레이싱bracing을 한다. 브레이싱이란 복부에 펀치를 맞는 순간, 배에 힘을 주는 것을 연상하면 된다.

③ 엉덩관절(고관절)을 접어서 가슴이 바닥을 향하도록 상체를 내린다. 이때 엉덩이를 뒤로 보내고, 무릎은 힘을 빼고 살짝 굽힌 상태를 유지한다.

④ 상체를 내리는 동안 등을 편평하게 유지한다. 즉 척추 중립 자세를 유지한다.

⑤ 상체가 바닥과 평행이 될 때 멈춘다. 이때 허벅지 뒤편 근육, 즉 햄스트링이 깊게 늘어나는 느낌을 유지한다.

⑥ 원래 선 자세로 서기 위해서 가슴은 편평한 채로 엉덩관절을 앞으로 밀면서 일어난다.

힙힌지 운동을 할 때 피해야 할 자세

첫째, 등이 둥그렇게 말리는 자세가 되는 것이다. 이렇게 되는 이유는 유연성이 부족해서인데, 허벅지 뒤편의 햄스트링이 너무 경직되어 있거나 엉덩관절의 가동성이 떨어지기 때문일 가능성이 높다.

둘째, 무릎을 너무 많이 굽히는 것이다. 이렇게 되면 힙힌지 운동이 스쿼트 운동으로 바뀌므로 무릎에 부담을 줄 수 있고, 큰볼기근을 충분히 자극하지 못하게 된다. 그러므로 무릎에서 힘을 빼고 오직 살짝 구부러진 상태를 유지하며, 엉덩이는 상대적으로 높은 위치로 유지해야 한다. 또 엉덩이를 뒤로 밀어낸 상태로 상체를 내려야 한다. 만일 상체를 내리는 도중에 무릎이 더 구부러진다면 이는 엉덩이를 충분히 뒤로 밀어내지 않았기 때문이니, 엉덩이를 좀 더 뒤로 빼도록 한다.

운동으로 질병에서 탈출하기

1 | 암 환자에게는 숨이 좀 가쁜 운동이 좋다

암을 진단받으면 의료진이 암종이나 암의 진행 단계 등을 고려하여 치료 계획을 결정하게 된다. 그리고 '어떻게 먹을 것인가' 하는 것도 사실 대부분 암 환우들의 유튜브나 그 밖의 정보원을 통해서 많은 정보를 얻을 수 있다. 그런데 '암 환자로서 어떻게 운동할 것인가?' 하는 문제에 관해서는 별로 알려진 것이 없다. 필자의 생각엔 이것만큼 중요한 것이 없는데도 말이다.

암을 진단받고 운동이 필요하다는 말을 들었을 때 당장 떠오르는 생각은 무엇일까? 아마 1만 걸음 이상 걷기가 목표인 '만보걷기' 아닐까? 여기에 더하여 '맨발걷기'는 이제 하나의 거대한 트렌드가 된 듯하다.

우선 필자는 오해의 소지를 없애기 위해 암을 극복하고자 '만보걷기'나 '맨발걷기'를 하는 것에도 찬성한다는 견해를 밝힌다. 걷기, 그리고 만보걷기라는 구체적인 목표를 세우고 걷는 것은 암 치료에 당연히 도움이 된다고 생각하기 때문이다. 맨발걷기도 자율신경과 내분비계통, 면역계 등에 미치는 효과와 심리적인 측면을 고려할 때 충분히 건강에 도움이 될 수 있다고 생각한다.

2010년 이전까지만 해도 걷기가 암 예방에 도움을 주며, 암 치료 과정에서 자주 나타나는 피로를 줄여준다는 내용에 국한된 연구들이 많았다. 특히 걷기가 항암치료에 따른 부작용을 감소시킨다는 역학 연구나 기전 연구(질병의 생리적 작용 등 내적 요인에 대한 연구)들이 대부분이었다. 운동이 암의 재발이나 암으로 인한 사망률과 관련 있음을 밝히는 연구나 특히 운동 강도와 관련해서 발표된 연구 결과는 찾아보기 어려웠다. 그런데 2010년 이후부터 운동 강도와 암의 재발, 그리고 사망률의 관계에 대해 장기간 조사한 대규모 연구 결과들이 발표되기 시작했다.

대표적으로 2011년 발표한 하버드대 에린 리치먼Erin L. Richman 교수팀의 역학 연구(리치먼Richman 외, 2011)는 매우 충격적인 결과를 보고했다. 운동량이 많아도 운동 강도가 높지 않은 운동만으로는 전립선암의 진행에 영향을 주지 못했다는 것이다. 반면 운동 강도 6MET^{metabolic equivalent of task,}

신진대사 해당치 이상의 운동은 암의 진행을 57%나 감소시켰다고 보고하였다. 여기에서 6MET 이상의 운동이란 휴식할 때보다 6배 높은 에너지 소비를 요구하는 운동을 의미한다. 참고로 산책 정도의 운동은 3MET 이하의 운동이라 할 수 있으며, 6MET 수준의 운동은 매우 빠르게 걷거나 달려서 숨이 차는 운동으로 옆 사람과의 대화는 가능하지만 노래하기는 어려운 운동에 해당한다.

운동처방 분야에서 6MET 이상의 운동은 '활기찬 운동vigorous exercise'이라 표현하며, 3~5.9MET의 운동은 '중간 정도 운동moderate exercise'으로 정해놓았다. 따라서 6MET 이상의 운동은 '중간 정도 이상의 운동'이라고도 표현할 수 있겠다.

아무튼 6MET 이상의 운동이 암의 재발과 사망률 감소에 영향을 준다는 연구 결과들이 2010년대 중반 이후 꾸준히 발표되고 있다(레이 로페즈Rey Lopez 외, 2019; 무함마드 아시Mohamad Assi 외, 2022; 에마누엘 스타마타키스Emmanuel Stamatakis 외, 2023). 또한 심폐 순환계를 자극하는 운동에 더하여 근력과 근지구력을 향상하는 저항운동을 병행할 때 암의 재발률을 떨어뜨리는 데 효과적이라는 연구들도 발표되고 있다.

이러한 연구 결과들은 현재 대부분 암 환자가 암을 진단받은 후 실천하는 걷기운동에 대해 다시 생각해볼 필요가 있음을 시사한다. 암 수술이나 항암치료로 체력이 떨어져 있고 부작용을 경험하는 상황에서 걷기운동은 사실상 최선의 방법임을 부인할 수 없다. 그러나 재발 위험을 낮추기 위해서는 그 수준의 운동에서 멈추지 말아야 한다는 점을 최근 연구들은 강조하고 있다.

암이 진행될 때 나타나는 가장 전형적인 현상은 근육이 위축되는 것인데, 그러한 근육 소실을 초래하는 원인은 암세포 자체에서 방출되는 피티에이치알피PTHrP, parathyroid hormone-related peptide(부갑상선 호르몬 관련 단백질)나 마이오스타틴myostatin(근세포에서 생성되어 근육 성장을 억제하는 인자) 같은 물질들이다. 이러한 물질들의 작용에 더하여 항암치료로 인한 식욕 감퇴와 활동 저하로 근단백질은 더욱 빠르게 분해된다. 이러한 근육 손실에 적극적으로 대처하지 않으면 결국 면역기능을 떨어뜨리는 직접적인 원인이 된다.

근육에서는 암의 성장을 억제하는 스파크SPARC, secreted

protein acidic and rich in cysteine(기질세포 당단백질), 온코스타틴 M$^{OSM, Oncostatin M}$(면역 신호 분자), 인터류킨6 $^{IL-6}$(면역 반응 관련 단백질)와 같은 마이오카인^{myokines}(운동할 때 근육에서 발생하는 물질)이 분비된다는 것이 최근 연구들로 밝혀지고 있다(스즈키Suzuki H, 2022;, 2019; 무함마드Mohamad A, 2020).

암 환자의 근육이 사라지고 있다는 것은 예후가 좋지 않음을 나타내는 가장 뚜렷한 증거이며, 근육이 점차 손실되어 전체 근육의 40% 이상이 사라지면 사망할 확률이 매우 높아진다. 따라서 과거 암 환자에게 주로 권장하던 유산소 형태의 운동에 더하여 근력과 근육량을 유지하고 증가시키기 위한 저항운동이 암 환자를 위한 운동 프로그램에 필수적으로 들어가도록 해야 한다.

사실 6MET라는 기준은 암 환자의 개별적인 상태를 고려하지 않은 절대적인 기준이다. 이 기준에 맞추어 운동하는지에 따라 암 환자 개인의 암 재발 여부가 결정된다는 의미가 아니라 역학조사에서 나타난 통계적 확률이 그렇다는 것이다. 따라서 위에서 설명한 내용은 암 치료를 위한 운동처방의 궁극 목표를 제시하는 것일 뿐, 어떤 획일적 기준을 따라야 한다고 주장하는 것은 아니다. 당연히 암의 종류나 병기, 환자의 상태에 따라 운동처방에서 고려해야 할 변수들이 매우 많다.

그렇지만 최근 연구들이 시사하는 것은 운동이 암 치료 과정에서 나타나는 부작용을 줄여주는 정도에 그치지 않고 실제로 재발을 막는 암 치료 수단이라는 관점으로 보아야 한다는 것이다. 암 환자에게 필요한 운동은 단순히 걷는 것만으로는 부족하며, 그 이상의 운동을 권유해야 한다는 점이다.

걷기는 하나의 과정이며, 궁극적으로는 6MET 이상의 운동을 충분히 달성할 수 있을 정도로 체력을 끌어올리고 실천해야 하며, 여기에 더하여 근육량 증대를 목표로 해야 한다.

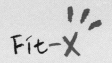

운동 강도가 암의 재발률과 사망률에 영향을 미치는가?

그렇다. 암 환자의 개별적인 상태를 고려하지 않은 절대적인 기준이긴 하지만, 연구 결과에서 나타난 통계적 확률로는 중간 정도 이상의 운동이 암 재발과 사망률을 낮추는 효과가 있다.

절대적 운동 강도란 개인의 심폐기능이나 산소 이용 능력을 고려하지 않고 운동 중 소비되는 에너지의 양만 표시한 것이며, 대개 신진대사 해당치 MET로 표시한다. 1MET는 깨어서 조용히 앉아 있을 때의 대사율과 에너지 소비량을 나타내며, 3~5.9MET는 중간 정도 운동, 6MET 이상은 활기찬 운동이다.

최근 연구들은 6MET나 그 이상의 운동이 암의 재발률과 사망률을 낮추는 데 더욱 효과적임을 보여준다. 그러므로 암을 극복하기 위해서는 궁극적으로 6MET 이상의 운동을 소화할 수 있을 정도의 체력을 기르는 것을 목표로 해야 한다.

2 | 운동은 당뇨 환자에게
가장 좋은 생활 습관이다

　우리나라에서 가장 빠르게 증가하는 질병 중 하나가 당뇨병이다. 1970년대에 1% 미만이던 당뇨병은 2013년에는 19세 이상 성인 남자의 경우 열 배가 넘는 12%를 기록했고, 2020년에는 13%로 계속 증가하는 추세다. 이는 미국이나 서구의 당뇨병 유병률과 거의 비슷하거나 오히려 앞서는 숫자다. 더욱 심각한 것은 당뇨 환자로 진단받은 사람은 수면 위 빙산의 일각에 불과하고, 당뇨병전증이나 자신이 당뇨병인지 모르는 사람들을 수면 아래 빙산에 비유할 정도로 그 수가 많다는 점이다.

　당뇨병은 크게 제1형과 제2형, 임신성 당뇨병으로 나눈다. 제1형 당뇨는 전체 당뇨 환자의 약 5%이며 주로 18세 이전에 발생하는데, 자가면역질환이나 바이러스, 감염 등으로 생긴다. 즉 자가면역질환 등으로 인슐린을 분비하는 췌장 베타세포가 파괴되어 인슐린 자체를 만들어내지 못하는 당뇨병이다.

제2형 당뇨는 제1형을 제외한 당뇨병 대부분을 차지하며 주로 성인기에 발생한다. 제2형 당뇨는 췌장 베타세포에서 인슐린을 분비하지만, 인슐린이 혈당을 세포 안으로 넣어주는 작용을 하지 못해 생긴다. 인슐린이 분비되면 인체의 모든 세포막에 있는 인슐린 수용체와 결합하고, 그로 인해 혈당이 세포 안으로 들어가는 당 수송 단백체라는 문이 열린다. 그러므로 인슐린 수용체는 그 문에 달린 자물쇠, 인슐린은 열쇠로 비유된다.

운동이 당뇨 개선에 큰 도움을 줄 수 있는 이유는 크게 두 가지다. 첫째는 혈당을 조절하게 해주며, 둘째는 당뇨로 인한 합병증 위험을 낮추어주기 때문이다.

위에서 당 수송 단백체, 즉 혈당이 들어가는 문이 열리는 것은 인슐린이라는 열쇠가 인슐린 수용체라는 자물쇠를 열었기 때문이라고 했다. 그런데 혈당이 들어가는 문을 여는 방법이 한 가지 더 있는데, 바로 운동이다. 근육수축 작용으로 인슐린이라는 열쇠 없이도 당 수송 단백체라는 문이 열린다. 정기적으로 운동하면 세포에서 더 많은 당 수송 단백체를 생산하며, 이 당 수송 단백체가 세포막에서 혈당을 받아들이는 기능이 더욱 향상된다. 이처럼 운동은 혈당을 안정적으로 조절하는 것을 도와 장기적으로 나타날 수 있는 합병증의 위험을 낮추어준다.

당뇨 환자의 지난 3개월 동안의 혈당 조절 상태를 알 수 있는 지표는 당화혈색소^{HbA1c}다. 당화혈색소는 고혈당이 지속될 때 당과 결합한 상태의 헤모글로빈을 뜻한다. 즉 당화혈색소 수치가 6%를 넘으면, 지난 수개월 동안 혈당이 잘 조절되지 않고 높은 수준이었던 것으로 추측할 수 있다. 정기적인 운동은 혈당을 안정적으로 관리하는 가장 좋은 생활 습관이며, 그로 인해 당화혈색소도 낮은 상태로 유지할 수 있다.

그 밖에도 운동은 저밀도지단백 콜레스테롤$^{LDL-C}$을 낮추고 고밀도지단백 콜레스테롤$^{HDL-C}$을 높이는 등 혈중지질 상태를 개선하여 혈관 건강을 유지하고, 혈액 점성도를 낮추어 혈전 생성 위험을 낮추며, 고혈압 위험도 낮추어 합병증의 위험을 줄인다. 또 운동은 경구혈당강하제를 복용하거나 인슐린 주사를 맞는 환자에게도 그 복용량을 낮출 수 있도록 해준다.

비만하지 않고 약물 복용 없이 식사 조절만 하는 당뇨 환자라면 식전이나 식후 어느 때나 운동을 해도 괜찮다. 그러나 혈당강하제나 인슐린을 이용하는 환자는 식사 후 30분 정도 지난 다음 운동하여 저혈당 위험을 피하는 게 좋다. 특히 40세 이상의 당뇨 환자는 본격적인 운동을 시작하기 전 운동부하검사로 심장 상태를 체크하길 권한다. 당뇨 환자의 경우, 심장근육이 피와 산소를 잘 공급받지 못하고 있는 허혈 상태인데도 신경 손상으로 인해 가슴통증이나 압박감 같은 것을 잘 자각하지 못해 운동 중 큰 사고로 이어질 수 있기 때문이다. 이것을 '침묵의 허혈'이라고 부르기도 한다.

또한 운동 후엔 반드시 발에 물집이 잡히지 않았는지 확인하고 발 상처가 너 심한 괴저로 진행되지 않게 조심해야 한다. 특히 제1형 당뇨라면, 공복 상태로는 절대로 운동하면 안 된다. 운동 전 혈당이 250㎎/㎗ 이상이라면 운동하지 말아야 한다.

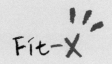

당뇨 환자가 운동해야 하는 이유가 있다

운동은 혈당을 안정적으로 관리하는 가장 좋은 생활 습관이며, 당뇨 합병증 발생 위험을 낮춘다. 경구혈당강하제를 복용하거나 인슐린주사를 맞는 환자도 운동으로 복용량을 낮출 수 있다. 그 외에도 혈중지질 상태를 개선하여 혈관 건강을 유지하고 혈액 점성도를 낮추어 혈전 생성 위험을 낮추며 고혈압 위험도 줄인다.

3 | 운동 후 혈당이 올라갔다고?

　중년 남성인 경호 씨는 50대에 들어서면서 당뇨 진단을 받았다. 그래서 혈당 관리에 무척 신경 쓰면서 몇 년째 꾸준히 운동하고 있다. 이와 함께 혈당측정기를 이용해 집에서 수시로 혈당을 체크한다. 운동을 하게 된 이유는 의사에게서 혈당을 관리하지 않으면 혈관이 손상되어 여러 심 뇌혈관계 합병증이 생기며 혈당 관리에는 운동이 필수라는 설명을 들었기 때문이다.

　경호 씨는 운동을 계속하다 보니 체력 수준도 좋아지고 공복 혈당도 평균 110㎎/㎗ 정도로 높은 편이기는 하지만, 당뇨병에서 벗어난 것으로 생각하고 있었다. 그러던 어느 날, 오전에 달리기 운동을 30분 넘게 열심히 하고 나서 바로 혈당을 측정해보고는 깜짝 놀랐다. 운동 전 110㎎/㎗이던 혈당이 운동하고 난 직후 120㎎/㎗로 오히려 증가했기 때문이다.

이런 일은 왜 생기는 것일까? 보통은 식사하고 혈당이 높아진 상태에서 운동하면 혈당이 낮아진다. 운동하는 동안 혈당이 근육으로 활발하게 유입되어 에너지원으로 사용되기 때문이다.

그러나 때로는 경호 씨처럼 운동 직후에 혈당이 떨어지지 않고 오히려 높아지는 현상이 나타나기도 한다. 특히 당뇨 환자가 인슐린주사를 맞거나 혈당강하제를 복용하지 않았다면 운동 중이나 직후에 혈당이 일시적으로 다소 증가하는 현상이 나타날 수 있다.

이렇게 혈당이 증가한 이유는 무엇일까? 운동하면서 간에 저장된 탄수화물인 글리코겐이 포도당으로 분해되어 혈액 중으로 나오기 때문이다. 이렇게 간에서 포도당으로 방출되는 속도가 근육으로 들어가는 속도보다 더 빨라지면 일시적으로 혈당이 높아지는 현상이 나타난다. 또 운동을 멈추면 근육으로 유입되는 혈당은 급격히 감소하는 데 반해서 간에서는 한동안 포도당이 혈액으로 나오므로 일시적으로는 혈당이 높아질 수 있다.

이것은 매우 일반적인 현상이므로 걱정할 필요가 없다. 운동에 따른 혈당 반응은 운동 강도와 지속 시간, 운동 전 식사

여부와 혈당 수준, 그리고 개인에 따라서 증가하기도 하고 감소하기도 한다. 예를 들어 혈당이 높은 상태에서 중간 강도나 그 이하의 강도로 한 시간이나 그 이상을 계속해서 운동하면 근육으로 유입되는 혈당이 증가하면서 결국에는 혈당이 떨어진다.

경호 씨같이 혈당이 높지 않은 상태에서 운동하면 간에서 포도당을 만들어내는 작용이 활발해지고, 간에 저장된 탄수화물이 분해되어 혈액으로 나오므로 일시적으로 혈당을 높이는 것이다. 그러므로 운동하면서 일시적으로 혈당이 약간 감소하거나 증가하는 현상보다는 운동 전, 운동 중, 그리고 운동 후 혈당이 어느 정도 범위 내에서 유지되는지 체크하는 것이 더 중요하다.

당뇨 환자는 지나치게 고혈당 상태에서 운동하는 것을 피해야 한다. 운동 시작 전 혈당이 250㎎/㎗ 이상이라면 운동을 연기해야 한다. 특히 지나치게 혈당이 높은 제1형 당뇨 환자가 운동을 하면 당뇨병성 케톤산증이 발생할 위험이 있다. 이 경우 인슐린 결핍과 함께 간에서는 급격하게 지방을 대사시켜 케톤체를 만들어내는데, 혈액 속에 케톤체가 비정상적으로 빠르게 늘어나면 혈액이 산성화하여 당뇨병성 케톤산증으로 인한 혼수상태 등을 일으킬 수 있다.

반대로 운동하는 동안 일어날 수 있는 저혈당 쇼크에도 주의해야 한다. 특히 인슐린주사를 맞거나 혈당강하제를 먹은 상태에서 운동할 때는 예상치 못하게 혈당이 정상 이하로 떨어질 수 있다. 그러므로 오랜 시간 지속적으로 운동할 때는 중간에 혈당을 체크하는 것이 좋다. 또한 비상시에 대비하여 혈당을 빨리 올릴 수 있는 스낵이나 사탕을 준비하는 것이 바람직하다.

인슐린을 사용하는 환자라면 아침 식전이나 늦은 밤에 운동하는 것은 피하는 것이 좋다. 운동하기 가장 좋은 시간대는 대체로 아침 식후로 볼 수 있다.

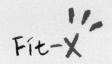

당뇨 환자가 운동할 때 주의해야 할 점은 무엇일까?

먼저, 지나친 고혈당 상태에서 운동하는 것을 피해야 한다. 특히 운동 시작 전 혈당이 250mg/dℓ 이상이라면 운동을 연기해야 한다. 제1형 당뇨 환자라면 당뇨병성 케톤산증을 일으킬 수도 있다.

또 운동하는 동안 일어날 수 있는 저혈당 쇼크에도 주의해야 한다. 오랜 시간 운동한다면 중간에 혈당을 체크하고, 비상시를 대비해 사탕 같은 식품을 준비한다.

인슐린을 사용하는 환자라면 아침 식전이나 늦은 밤 운동은 피하고, 되도록 아침 식후에 운동하는 것이 좋다.

4 | 운동 후 혈압이 한동안 떨어지는 이유는?

    수영강습을 받는 회사원 현지 씨는 운동이 끝난 후 수영장 로비에 설치된 자동 혈압측정기로 혈압을 재보고는 깜짝 선물을 받은 느낌이 들었다. 평소 최고혈압이 140㎜Hg 정도였는데, 거의 정상 수준인 120㎜Hg에 가깝게 떨어진 것이 아닌가? 현지 씨는 혈압이 조금 높다 보니 화장이 조금만 잘 안 받아도 혈압 때문이 아닌가 하고 걱정할 정도로 혈압에 예민한 편이었다.

    운동 후 혈압이 떨어지는 것은 매우 일반적인 현상이다. 현지 씨처럼 혈압이 높은 사람뿐만 아니라 정상 혈압인 사람도 운동 후 혈압이 안정 상태 이하로 떨어지는 경우가 많다. 특히 심폐계를 자극하는 전신운동을 할 때 이러한 현상이 두드러지게 나타난다.

    이처럼 운동 후 혈압이 떨어지는 현상을 '운동 유발성 저혈압exercise-induced hypotension'이라고 한다. 이렇게 떨어진 혈압은 대부분 한두 시간 안에 원래 수준으로 돌아가지만 때로는 수 시간 혹은 20여 시간 동안 지속되기도 한다.

그렇다면 이 현상은 고혈압인 사람에게는 장기적으로 어떻게 작용할까? 매우 반가운 소식은 이 현상이 일시적인 것이 아니라 장기적으로도 혈압 조절에 매우 유익하게 작용한다는 점이다.

이러한 현상은 왜 일어나는 것일까? 사실 운동하는 동안에는 당연히 혈압이 상승한다. 그 이유는 심장이 더 빨리 더 많은 혈액을 박출하기 때문이다. 그런데 최대로 운동하더라도 최고혈압이 200㎜Hg를 크게 넘어서지 않아야 정상이다. 왜냐하면 운동하는 동안에 근육에 분포된 혈관이 크게 확장되기 때문이다. 이렇게 근육혈관이 확장하는 이유는 더 많은 혈액을 받아들이기 위해서다. 그래야 근육이 산소를 더 많이 이용할 수 있다.

운동할 때 전체적으로 혈관이 확장되므로 혈압이 200㎜Hg를 크게 넘을 정도로 상승하지는 않는 것이다. 만일 혈관이 딱딱하게 굳어져 있어 잘 늘어나지 않으면 운동하면서 혈압이 더욱 크게 올라갈 수 있으니 조심해야 한다.

혈관을 확장시키는 가장 강력한 물질은 혈관 스스로 생산해낸다. 즉 혈관 내벽을 이루는 세포를 혈관내피세포라고 하는데, 이 세포들은 압력을 받으면 산화질소$^{NO, nitric oxide}$ 가스를 생산해서 분비한다. 이 가스는 혈관을 이루는 근육을 이완시켜 혈관 내경을 확장하는 역할을 한다.

고혈압인 사람들 가운데는 이 산화질소를 생산해내는 혈관내피세포의 기능이 떨어진 경우가 많다. 고혈압뿐만 아니라 당뇨병이나 고지혈증, 동맥경화증이 있는 사람들에게서도 이 혈관내피세포 기능이 떨어진 경우를 흔히 발견할 수 있다.

고혈압은 그대로 방치하면 악순환으로 혈압이 더욱 상승할 위험이 높아진다. 만성적으로 혈압이 높은 상태가 지속되면 활성산소 같은 해로운 물질이 과도하게 분비되면서 혈관내피세포의 기능이 떨어지고, 그로 인해 산화질소 생성 능력이 줄어들면서 혈관의 탄성 역시 줄어든다. 그래서 시간이 갈수록 혈압이 더욱 높아진다.

최근 연구들은 운동과 순환내피기원세포$^{EPCs, endothelial progenitor cells}$라는 희귀한 세포와의 관련성에 주목하고 있다. 순환내피기원세포는 골수에서 만들어지는데, 혈액을 순환하면서 혈관을 새롭게 생성시키는 데 도움을 줄 뿐만 아니라 내피세포의 손상을 복구하고, 내피세포로 분화하는 특성이 있다. 운동은 산화질소의 생성을 촉진할 뿐만 아니라 연쇄적으로 골수에서 순환내피기원세포의 이동과 증식을 늘리는 작용을 한다.

이처럼 운동 후에 혈압이 떨어지는 현상은 일시적 현상이 아니라 장기적으로도 고혈압인 사람의 혈압을 낮추는 데 도움이 된다. 단지 한 주나 몇 달만 운동을 해도 이러한 효과가 나타난다. 높은 혈압은 혈관을 빠르게 손상시키므로 우선 약물을 통해 혈압을 조절할 필요가 있다. 그렇지만 더욱 근본적으로는 운동을 통해서 혈관내피세포의 기능을 개선하는 것이 중요하다.

그렇다면 저혈압인 사람은 어떠할까? 혹시 운동 후 혈압이 더 떨어지는 것은 아닐지 걱정하지 않아도 된다. 운동은 서로 다른 방향으로 정상화하는 기능도 갖고 있는데, 이를 운동의 적응소효과adaptogen effect라고 한다. 운동은 무조건 한 방향으로 작용하는 것이 아니라, 신체의 항상성을 유지하거나 균형을 잡도록 도움을 준다. 이것이 바로 운동의 좋은 점이다.

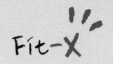

운동을 하면 혈압을 낮출 수 있다?

운동 후 혈압이 떨어지는 '운동 유발성 저혈압' 현상이 일어나기도 하는데, 운동할 때는 온몸의 혈관이 확장되기 때문이다. 혈관 내벽을 이루는 혈관내피세포가 운동으로 압력을 받으면 산화질소 가스를 생산해서 분비하는데, 이 가스가 혈관을 이루는 근육을 이완시켜 혈관 내경을 확장한다. 그뿐만 아니라 운동은 혈관 생성과 내피세포 손상을 복구하는 데 도움을 주고 내피세포로 분화하는 특성이 있는 순환내피세포의 이동과 증식을 돕는다. 꾸준한 운동은 혈압이 높은 사람의 혈압을 낮추는 데 도움이 된다.

5 | 근감소증에 도움이 되는 운동법

나이 들면서 일상생활을 하기 어려울 정도로 근육이 감소하는 것을 '근감소증' 또는 '사르코페니아^sarcopenia'라고 한다. 과거에는 나이 들면 노화 과정에서 근육이 자연스럽게 감소한다고 생각하여 근감소증을 질병으로 여기지 않았다. 지금은 일상생활을 매우 힘들게 하고, 심혈관계 질환이나 당뇨 같은 질병과의 인과관계가 뚜렷해짐에 따라 근감소증을 노화의 자연스러운 과정이 아니라 적극적으로 치료해야 할 질병으로 인식하고 있다.

미국은 2016년 근감소증에 질병 코드를 부여하였고, 2017년에는 세계보건기구^WHO에서 근감소증의 정식 질병 코드를 등재했다. 일본은 2018년에, 우리나라는 2021년 1월 한국표준질병사인분류^KCD 8차 개정을 통해 근감소증에 질병 코드를 부여함으로써 적극적인 진단과 치료의 길이 열리게 되었다.

근육은 20대, 30대에 가장 높은 수치를 찍고 점점 줄어들며, 50대에 이르면 1년에 0.5~1%씩 줄어든다. 70대가 되면 젊은 시절에 비해 20~40%의 근육이 줄어 80세 이후에는 근육이 절반 정도밖에 남지 않게 된다. 우리나라의 근감소증 통계를 보면, 70대 이하에서는 20% 정도이지만 80대가 넘어가면 40~50% 정도로 조사되었다.

근육이 감소하는 양상을 보면, 지근(지구력 근육)보다는 속근(순발력 근육) 감소가 뚜렷하게 나타나는 것을 볼 수 있다. 속근은 단시간에 더 큰 힘을 내는 특성이 있어 신체기능 측면에서는 순발력이 가장 먼저 감소하는 현상이 나타난다. 특히 근육과 비교할 때 인대나 힘줄 같은 관절 부위 연부조직이 더 일찍 노화되므로, 신체를 빠르고 강하게 움직이는 것에 점차 부담을 느끼게 된다.

근육이 더 일찍 감소하는 부위는 엉덩이나 허벅지 같은 하체 근육이다. 하체 부위에는 전체 근육의 약 70%가 몰려 있어서 이 근육들이 빠지면 혈당을 받아들이는 근육량이 적어져 인슐린 저항성이 높아지고 당뇨나 치매에 걸릴 위험이 커진다. 더구나 이들 근육은 신체가 균형을 잡고 움직여 이동하는 데 큰 역할을 하므로, 근감소증이 진행되면 스스로 움직일 수 없게 되어 생활의 질이 매우 나빠진다.

또한 허벅지나 종아리 근육이 감소하면 이들 근육에서 하는 혈액 펌핑 작용muscle pump, 근육펌프이 줄어든다. 즉 하지 부위 혈액을 심장으로 보내는 힘이 약해지는데, 이것은 기립성저혈압orthostatic hypotension이 생기는 원인 중 하나다. 그래서 일어설 때 쉽게 어지럼증을 느끼고 넘어지거나 떨어져 다칠 위험도 높아진다. 근육량 감소는 또한 골밀도 감소로 인한 골다공증 진행과 관련이 높아서, 자칫 넘어지기라도 하면 약해진 뼈가 부러지는 사고가 일어나기 쉽다.

적정량의 근육을 유지하는 것은 노년기 삶의 질을 결정하는 매우 중요한 요소다. 특히 엉덩이나 허벅지 근육이 중요하다. 일정하게 근력을 유지하는 것은 다른 사람의 도움을 받지 않고 스스로 이동할 수 있는 능력을 결정하므로 삶의 질에 직접적인 영향을 미친다.

그뿐만 아니다. 근육은 인슐린 저항성이 발생할 위험을 낮추고 휴식하면서도 에너지 소비량을 유지하는 데도 필요하다. 최근에는 근육이 단순히 몸을 움직이게 하는 기관일 뿐만 아니라 각종 염증 조절과 관련된 물질, 즉 면역기능에 관여하는 신호 물질이나 신경보호 작용을 하는 호르몬도 분비하는 기관이라는 것이 하나둘씩 밝혀지고 있다.

노년기에 근력운동을 할 때는 다음 근육에 더 집중해서 운동하는 것이 효과적이다.

첫째, 큰볼기근이나 중간볼기근 같은 엉덩이 근육이다. 엉덩이 부위의 근육은 척추와 골반을 강하게 붙들어주므로 허리의 안정성을 확보하도록 해준다. 하루 대부분을 앉아서 생활하는 습관이 있다면, 엉덩이 근육을 방석으로만 쓰는 셈이다. 엉덩이 근육의 가장 중요한 역할은 앉은 자세에서 일어날 때 허리를 펴게 해주는 것이다. 만일 엉덩이 근육을 제대로 쓰지 못한다면 대신에 척추세움근 같은 허리 부위 근육들이 대신 과도한 힘을 쓰게 되어 허리 통증을 유발하는 원인이 된다.

둘째, 넙다리네갈래근^{대퇴사두근}이나 햄스트링 같은 허벅지 부위 근육이다. 특히 넙다리네갈래근은 어르신들이 가장 부담스러워하는 무릎 통증을 줄이고 무릎을 보호하는 작용을 한다. 넙다리네갈래근이 튼튼하면 무릎은 그만큼 퇴행성 관절염의 위험에서 벗어나게 된다. 그리고 허벅지 뒤편의 햄스트링도 함께 강화해 근력이 균형 잡혀야 관절 안정성이 높아진다.

셋째, 배가로근과 횡격막처럼 호흡 조절에 관여하는 심부 코어근육이다. 이들 근육은 척추를 안정시키는 동시에 깊고 정상적인 호흡을 가능하게 한다. 특히 여성들은 임신, 출산 등을 겪으면서 이 근육들이 약해진 경우가 많다.

노년기에 근육을 발달시키고자 근력운동을 시작할 때, 특히 평소에 운동 경험이 없다면 매우 조심해야 한다. 운동으로 근육 크기가 커지는 것은 근기저막과 근초(근세포를 감싸는 얇은 결합조직층) 사이에 존재하는 위성세포의 작용 덕분이다. 위성세포는 평소에는 휴면 상태이나 근섬유에 기계적인 자극이 가해지면 활성화하여 증식하면서 근세포핵으로 전환된다. 그로 인해 근단백질 합성이 활발하게 일어나면서 근육이 성장하게 된다. 즉 근육 성장은 운동으로 근육의 초미세구조에 일종의 손상이 발생하고 이 손상을 복구하는 과정이 반복되면서 일어나는데, 이때 위성세포의 역할은 필수다.

문제는 노인은 이 위성세포의 기능이 떨어진 경우가 많다는 점이다. 위성세포의 기능이 많이 저하된 상태에서는 근력운동을 해도 근육이 잘 발달하지 않는다. 더구나 근육 감소증이 심한 상태에서 처음부터 무거운 중량을 사용하여 근력

운동을 하면 근섬유 손상이 쉽게 복구되지 않고 심하면 영구 손상이 초래될 수도 있다.

최근 연구들은 근육이 발달하기 위한 전제조건으로 근섬유당 분포된 모세혈관 수가 최소한 어느 수준 이상은 되어야 한다는 점을 지적하며(모로Moro, 2019), 이를 근 비대를 위한 '모세혈관역치capillarization threshold'라고 한다. 결국 각각의 근섬유는 모세혈관을 통해서 필요한 에너지원과 산소를 공급받기 때문이다. 근육에 분포한 모세혈관 수를 증가시키는 데는 심폐계를 자극하는 지구성 운동이 근력운동보다 효과적이다.

따라서 근감소증 때문에 근 기능이 많이 떨어진 사람이라면 근육 발달을 위해 운동할 때도 처음부터 본격적인 저항운동에 들어가지 않는 것이 좋다. 그 전에 한동안 걷기와 같은 심폐 지구성 운동을 먼저 하거나 아주 가벼운 저항운동부터 시작하거나 이 두 가지 운동을 적절히 섞어서 하는 것이 바람직하다.

노년기에는 식사할 때 단백질 섭취가 부족한 경우가 많은데, 적정 근육량을 유지하기 위해서는 양질의 단백질을 섭취하는 데 주의를 기울여야 한다. 즉 일반 성인에게 권장되는 하루 단백질 섭취량은 체중 1kg당 0.8g이지만, 노년기에는 약 1.2g을 권장한다.

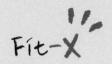

근감소증도 병이다, 근육 강화 운동이 필요

근감소증은 일상생활을 매우 힘들게 하고 심혈관계 질환이나 당뇨 등을 일으킬 수 있다. 특히 노년기에 근력운동을 할 때는 큰볼기근이나 중간볼기근 같은 엉덩이 근육, 넙다리네갈래근이나 햄스트링과 같은 허벅지 부위 근육, 배가로근과 횡격막처럼 호흡 조절에 관여하는 심부 코어근육 등에 집중해 운동하는 것이 좋다.

6 | 부딪친 적도 없는데 어깨충돌증후군이라고?

민영 씨는 배드민턴 동호회에서 몇 년째 운동해왔는데, 어느 날부터 손을 들어 올릴 때 어깨에 통증을 느끼기 시작했다. 점점 심해져서 밤에 잘 때도 통증을 느끼게 되었다. 병원에 가니 어깨충돌증후군이라고 해서 물리치료를 받고 약도 먹고 있다. 특별히 다친 적이 없는데, 어깨충돌증후군이 왜 생긴 것일까?

어깨충돌증후군shoulder impingement syndrome은 수영하는 사람이나 공을 던지는 사람에게 자주 나타나서 '수영하는 사람의 어깨swimmer's shoulder' 또는 '던지는 사람의 어깨thrower's shoulder'라는 별칭으로 불리기도 한다. 이들뿐만 아니라 어깨를 잘 사용하지 않는 사람들에게도 일반적으로 잘 나타나는 어깨 통증의 주된 원인이다.

어깨충돌증후군은 어깨뼈견갑골에서 어깨 쪽으로 튀어나

온 견봉의 아래 공간과 어깨관절 사이를 지나는 힘줄, 인대, 활액낭 등의 조직이 손상되면서 일어난다.

어깨관절의 바로 위 공간을 회전근개[어깨관절을 감싼 4개의 근육(가시위근, 가시아래근, 어깨밑근, 작은원근) 및 힘줄로 팔을 들어 올리거나 회전하게 하는 근육]가 지나가는데, 팔을 올리는 동작을 할 때 이 공간이 좁아지면서 회전근개가 주변 구조물과 마찰을 일으킨다. 이 공간을 견봉하공간이라고 하는데, 교통사고로 생긴 부상, 반복적인 운동이나 작업 등이 이 공간을 더욱 좁아지게 만들 수 있다. 그렇지만 더 일반적으로는 라운드 숄더^{말린어깨} 같은 자세 이상이 더해질 때 이러한 현상이 쉽게 나타난다.

사람 팔은 로봇과 달리 몸통에 직접 붙어 있지 않다. 로봇의 경우에는 팔이 몸통에 직접 연결되어 있다. 그러나 사람 팔뼈에는 어깨뼈^{견갑골}라는 별도의 특별한 뼈에 붙어 있으며, 어깨뼈는 등 뒤 늑골에 고정되어 붙어 있는 것이 아니라 그 위에 얹혀 있다. 그러므로 어깨뼈에는 많은 근육이 붙어 있어서 어깨뼈를 단단히 붙잡고 있으며, 여러 방향으로 움직이도록 한다.

어깨뼈는 팔 움직임에 따라 함께 움직인다. 정상적이라면 팔을 들어 올릴 때 거기에 맞춰 어깨뼈도 적절하게 상방 회전(위쪽을 회전하는 운동)과 거상 운동(특정 관절이나 뼈가 수직 방향으로 움직이는 동작)을 하는데, 어깨뼈의 이러한 움직임으로 회전근개가 지나가는 공간이 넓어지므로 충돌이 일어나지 않는다. 그런데 어깨뼈가 적절하게 움직이지 못하면, 팔을 올릴 때 견봉하공간이 좁아져 회전근개 같은 연부조직이 견봉과 서로 마찰하거나 충돌하는 일이 생긴다.

이러한 문제는 장시간 앉아서 일하는 사람에게서 특히 잘 나타난다. 컴퓨터 앞에서 구부정한 자세로 오랜 시간 일하는 동안 가슴 부위 근육들은 과도하게 긴장되고, 반면에 하부 등세모근^{승모근}이나 앞톱니근^{전거근} 같은 근육들은 약해진다. 그로 인해 팔을 들어 올릴 때 어깨뼈가 적절한 움직임을 만들어내지 못해서 견봉하공간이 좁아진다.

어깨충돌증후군의 전형적인 증세는 팔을 들어 올리거나 등 뒤로 돌릴 때 심한 통증을 느끼는 것으로, 옷을 입을 때도 통증이 나타난다. 특히 밤에 아픈 어깨 쪽으로 누우면 통증이 심해진다. 어깨의 운동 범위는 통증으로 인해 제한되는데, 팔을 앞으로 올릴 때 약 60~120°의 각도에서 통증이 나타난다.

어깨충돌증후군은 대부분 비수술적 요법으로 치료하는

데, 휴식하면서 물리치료를 한다. 물리치료와 약물치료로 통증을 줄여가면서 관절의 가동 범위를 넓히고 자세를 교정하기도 한다.

우선 선 채로 손을 뻗어 허리 높이의 책상을 짚고 몸통을 숙여서 스트레칭하는 것도 한 가지 방법이다. 통증이 심하지 않으면 따뜻한 물로 샤워하면서 스트레칭하거나 엄지손가락을 펴서 등 뒤에서 맞잡는 동작을 무리하지 않는 선에서 한다.

또 발로 지면을 디딘 채 철봉 같은 것에 매달리는 방법도 도움이 된다. 물론 팔을 어깨 위로 올릴 때 통증 구간인 60~120°에서는 통증이 나타나지만, 그 구간을 넘기며 팔을 올리면 통증은 사라지므로 어깨 위로 올려서 철봉을 잡을 수 있다. 발이 땅에 닿은 채로 팔을 위로 뻗었을 때 쉽게 닿을 수 있는 높이의 봉에 서서히 매달린다. 아래로 매달릴 때는 체중을 이용하되 완전히 매달리지는 말고 발은 지면에 닿은 채로 지지하면서 옆구리와 등이 가볍게 스트레칭되는 정도로만 매달린다. 등을 댈 수 있는 벽이 있다면 더욱 바람직하다.

증상에 따라서는 활액낭 안으로 리도카인^{lidocaine}(국소마취제와 항부정맥제로 사용되는 흰색이나 연노란색의 결정)과 스테로이드를 함께 주사하기도 하는데, 반복해서 사용하면 힘줄과 근육이 약해질 수 있으므로 자주 사용하면 안 된다.

수술적 요법으로는 손상된 회전근개를 수술하거나 충돌이 일어나는 구조물을 제거하여 견봉 아래 공간을 넓혀주는 방법을 사용한다. 이때 원위쇄골(쇄골의 바깥 끝부분)을 절제하거나 견쇄관절(견봉과 쇄골이 이루는 관절)의 아래 표면에서 골증식체를 제거하는 등의 방법이 있다.

가장 바람직한 예방책은 수시로 등 부위의 어깨뼈 주변 근육들을 균형 있게 자극하여 활성화하는 운동을 하는 것이다. 예를 들어 양팔을 올려서 등 뒤 어깨뼈 아래쪽이 모이는 느낌으로 당기는 동작을 하는 것이다. 피트니스센터에서는 머신을 이용하여 등 부위를 단련시키는 운동(시티드로우^{seated row}나 암풀다운^{arm pull down} 등)이 하부 등세모근이나 앞톱니근 등을 활성화하는 좋은 운동이다.

이미 어깨 통증이 있는 상태라면, 먼저 통증 치료를 하고 나서 재활 개념으로 아주 적은 무게를 사용해서 조심스럽게 운동해야 한다.

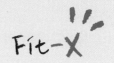

옷을 입으려고 팔을 들어 올리거나 뒤로 젖히는 데도

어깨가 아프다?

자가 진단 방법으로 한 손을 다른 편 어깨에 올리고, 다른 쪽 손으로 어깨에 올린 팔의 팔꿈치를 잡고 위로 들어 올린다. 이때 주로 60~120° 각도에서 통증을 느낀다면 어깨충돌증후군을 의심할 수 있다. 통증이 있으면 통증 치료부터 받는다. 가벼운 상태일 때는 쉬면서 물리치료를 받고 자세를 교정하는 운동을 하면 되지만, 심하면 수술을 받아야 한다. 근본적으로는 어깨뼈의 움직임을 담당하는 근육들의 기능을 다시 회복해야 한다.

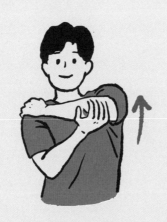

7 | 다리에 퍼런 정맥이 두드러지는 하지정맥류

운동을 조금만 심하게 해도 다리 혈관이 퍼렇게 두드러지면서 통증을 느끼는 경우가 있다. 이러한 현상을 하지정맥류라고 한다. 정맥에는 동맥과는 달리 혈액 역류를 방지하기 위해 정맥판막이라는 특수한 구조가 있다. 정맥판막은 혈액을 한 방향으로만, 즉 심장 쪽으로만 흐르도록 하는 밸브 역할을 한다. 이 판막에 결함이 생겨 혈액이 심장 쪽으로 잘 흐르지 못하고 정맥 내에 고여서 발생하는 것이 하지정맥류다. 주부, 판매원 등 서 있는 시간이 많은 사람이 흔히 걸리는데, 연구에 따르면 여성호르몬의 영향으로 인해 여성이 남성보다 하지정맥류에 걸릴 확률이 2~3배 높다.

심하면 판막이 고장 난 부위의 정맥혈관에 혈액이 고이면서 혈관이 부풀어 오르기도 한다. 특히 오랫동안 선 자세로 있을 때처럼 중력의 영향을 계속 받으면 주로 다리 부위의 표재정맥에 혈액이 고인다. 표재정맥은 피부 표면 가까이에 있는 정맥이어서 주변 조직으로부터 받는 압력이 적어서 심장 쪽으로 혈액을 밀어 올리는 힘을 적게 받기 때문이다. 결국 판막 이상이 발생한 부위에 혈액이 고이면, 그 부위가 부풀어 오르고 점점 범위가 커지면서 고통을 느끼게 된다. 심한 경우 정맥벽이 감염되어 점점 악화하는 정맥염이 나타날 수 있다.

하지정맥류로 인한 통증 때문에 운동을 하지 않으면, 정맥류는 더욱 악화하고 심장 순환계를 비롯한 전반적인 인체 기능이 저하된다. 운동으로 하지정맥류를 고칠 수는 없지만, 운동은 하지정맥류를 예방하고 증세를 완화하며, 건강을 증진하는 유익한 효과가 있다.

하지정맥류가 있으면 아침에 일어나자마자 압박 스타킹을 바로 착용하거나 운동할 때 착용하면 좋다. 압박 스타킹은 탄성이 있는 소재로 된 것으로 당기면 약간 늘어나고 놓으면 다리에 압박감이 적절하게 느껴지는 강도가 좋다.

하지정맥류 개선을 위한 운동으로는 정적인 근수축이 지속되는 운동보다는 되도록 리드미컬한 동작이 포함되는 걷기, 요가, 체조 등이 좋다. 또 중력의 영향을 적게 받는 수영이나 자전거 타기 같은 운동은 근육 펌프 작용으로 인한 정맥 환류(정맥을 통해 심장 우심방으로 되돌아가는 혈액)를 촉진하는 효과가 있다.

하지정맥류가 있는 사람에게는 대체로 걷기를 추천한다. 그 이유는 하지 부위의 정맥에 큰 부담을 주지 않으면서 종아리 근육을 리드미컬하게 자극하여 하지의 혈액순환을 촉진하는 작용을 하기 때문이다. 또 자전거나 일립티컬 머신elliptical machine을 이용한 운동도 걷기와 마찬가지로 충격을 적게 주면서 하지 순환을 도와주는 효과를 기대할 수 있다. 특히 리컴번트 자전거recummbent bike(뒤로 약간 누운 자세로 타는 자전거)는 다리를 심장과 같거나 높은 위치에 두고 운동할 수 있어 순환을 더욱 촉진하는 장점이 있다.

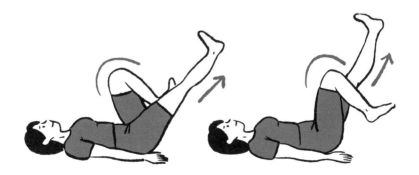

기구 없이 간단히 할 수 있는 운동도 있는데, 누운 자세와 선 자세, 앉은 자세로 할 수 있는 운동을 소개한다.

우선 바닥에 누운 자세로 하는 하체 운동으로, 공중에서 자전거를 타는 동작은 하지정맥류를 개선하는 데 효과적인 운동이다. 이때 무릎을 90°로 굽히고 페달을 밟듯이 공중에서 발을 구르며 쭉 뻗는다. 또 누운 자세에서 무릎을 굽힌 다리를 두 손으로 잡아 가슴 쪽으로 끌어당기면서 스트레칭 하기나 옆으로 누운 자세에서 발을 옆으로 들어 올리기도 좋다.

선 자세로 하는 운동으로는 발뒤꿈치를 들면서 발끝으로 서는 동작이 효과적인데, 두 손은 테이블이나 기구를 붙잡고 하도록 한다. 이 동작을 카프레이즈^{calf raise}라고 하는데 종아리 근육을 자극하고 강화하는 효과를 거둘 수 있다. 그리고 의자에서 서서히 앉았다 일어서는 동작을 반복하거나 폼롤러를 이용해 종아리와 허벅지를 자극하는 운동이 있다.

만일 업무로 인해 장시간 의자에 앉아 있어야 하는 상황이라면, 발꿈치를 바닥에 대고 발의 나머지 부분을 들어서 발목을 시계방향으로 15초간 돌렸다가 시계 반대 방향으로 15초간 돌리는 동작을 반복하는 운동도 효과가 있다. 또 발꿈치를 바닥에 댄 채 발끝을 들어 3초간 유지하고 그다음 발꿈치를 들고 발끝으로 바닥을 3초간 누르는 동작을 반복하는 것도 좋다.

심한 하지정맥류로 정맥염이 있는 사람이 주의해야 할 운동도 있다. 무거운 중량으로 스쾃하는 형태의 운동은 매우 주의해서 해야 하며, 증세가 심할 땐 피해야 한다. 지속적인 정적 근수축은 근육 펌프 작용을 방해하며, 가슴안과 배안의 압력을 증가시켜 오히려 정맥 환류를 어렵게 하기 때문이다. 이는 다리 정맥에 혈액을 가두게 하여 정맥류를 오히려 악화시킬 수 있으므로 주의해야 한다.

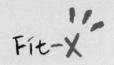

하지정맥류에 좋은 운동: 걷기

기구 운동: 자전거, 일립티컬 머신, 리컴번트 자전거

누운 자세: 공중 자전거 타기, 옆으로 누워 발 들어 올리기, 두 다리 가슴으로 잡아당기기 등

선 자세: 발끝으로 서기, 의자에 서서히 앉았다 일어서기 등

앉은 자세: 발꿈치만 바닥에 붙이고 나머지 부분을 약 15초씩 오른쪽 왼쪽으로 반복하여 돌리기, 발꿈치와 발끝 3초씩 번갈아 들기 등

8 | 잘 낫지 않는 족저근막염,
   운동으로 치유하기

    가정주부인 주연 씨는 발바닥 통증으로 고생하고 있다. 발바닥에 기분 나쁜 통증이 나타난 지 벌써 2년이 되었다. 되돌아보면 스페인으로 단체 여행을 갔을 때 많이 걸은 것이 통증의 시작이었다. 매일 걸어 다니며 관광하느라 일주일 동안 꽤 긴 거리를 걸었는데, 당시에는 발바닥이 약간 타는 듯하고 쑤시고 아픈 느낌을 받았다. 그때는 대수롭지 않게 생각했는데, 여행 후 돌아와서 본격적으로 아프기 시작했다. 지금 생각해보니 운동화가 아닌 굽이 없고 바닥이 딱딱한 플랫슈즈를 신고 장시간을 걸어 다닌 것이 문제였던 것 같다.

    발바닥이 아프니 여간 성가시고 힘든 것이 아니었다. 아침에 일어나서 침대에서 내려와 첫발을 디딜 때 발바닥에서 찌릿하며 찌르는 듯한 통증이 전해져 오니, 얼굴을 저절로 찌푸리며 하루를 시작했다. 오늘은 또 얼마나 아플까 노심초사하면서 걸음을 딛는 것이 아침 루틴이 되었다. 무심코 걷다가 발바닥에서 전해 오는 기분 나쁜 쓰라림이나 갑작스럽게 찌릿한 통증에 신경이 날카롭게 곤두서기도 했다. 병원에서 족저근막염 진단을 받고 소염제 처방과 물리치료를 받았지만 조금 나아지는 듯하다가도 다시 예전과 같은 상태로 되돌아가는 일이 반복되었다.

족저근막염은 주연 씨처럼 중년기 여성에게 잘 생긴다. 중년기에 접어들면서 발바닥 지방층이 감소한 상태에서 딱딱한 신발을 신고 평소보다 많이 걸으면 생길 수 있다. 그 외에도 굽이 높은 신발을 신거나 과체중 상태이거나 다리 근력이 떨어진 상태로 장시간 서 있거나 많이 걷는 때에도 잘 생긴다. 또 축구 선수나 육상 선수처럼 과도하게 발을 사용하여 족저근막염이 발생하는 경우도 흔히 있다.

족저근막염은 발바닥에서 족궁(발바닥의 움푹 들어간 부분)을 유지하도록 받쳐주는 근막에 염증이 발생하여 통증을 일으키는 질병이다. 염증과 통증이 가장 많이 발생하는 부위는 발뒤꿈치의 두툼한 부위가 끝나는 지점, 즉 발뒤꿈치에서 3분의 1 지점이다. 만성적인 염증 상태로 시간이 많이 흐르면 낫기 어려운데, 그 이유는 발이 항상 체중을 지탱하느라 자극받는 부위인 데다가 만성적인 염증으로 주변 조직이 변성되고 인대가 붙어 있는 부위의 뼈가 튀어나와 지속적으로 자극하기 때문이다.

족저근막염이 있다면 병원에서 처방한 소염제를 복용하거나 물리치료, 체외충격파 등의 치료를 받으면서 환자 자신이 할 수 있는 여러 가지 방법을 적극적으로 해보는 것이 좋다. 그래야 치료 효과를 높이고 완치를 기대할 수 있다.

스스로 할 수 있는 방법 중 우선해야 할 일은 아침에 일어나서 가장 먼저 발바닥을 마사지하거나 스트레칭하는 것이다. 자신이 직접 손으로 통증 부위를 주무르거나 폼롤러 위에 발을 올리고 폼롤러를 굴리면서 마사지해도 된다. 스트레칭은 수건을 이용해서 발을 발등 쪽으로 젖히거나 선 자세에서 발목을 앞으로 굽혀서 종아리 부위가 늘어나도록 하는 동작이 좋다.

이처럼 발바닥만 집중적으로 자극하는 것이 아니라 종아리나 발목 부위를 함께 마사지하거나 스트레칭하는 것이 좋은데, 그 이유는 아킬레스건과 종아리 근육을 자극함으로써 연결된 발바닥 근막을 자극하고 혈류 순환도 촉진할 수 있기 때문이다. 저녁에 마사지를 할 때는 온열기나 족욕기를 사용하여 발을 따뜻하게 한 후 하는 것이 좋다.

더욱 효과가 뛰어난 방법은 근본적으로 발바닥 내재근^{foot} intrinsic muscle을 활성화하는 운동이다. 내재근은 발의 족궁을 유지하는 역할을 하는데, 신발 속에서 하루 종일 움직임이 제한되다 보니 이 근육이 약해진다. 내재근을 활성화하기 위해서는 발가락을 움직이는 운동이 좋다. 엄지발가락과 나머지 발가락들을 따로 펴거나 굽히거나 서로 벌리는 것이다. 아마 처음에는 엄지발가락과 나머지 발가락을 따로 굽히거나 벌리는 것이 어렵게 느껴지겠지만, 자꾸 연습하면 쉽게 움직일 수 있다. 또 발가락을 이용해서 수건을 집어서 옮기는 것도 내재근을 활성화하는 좋은 운동이다. 이렇게 개인이 할 수 있는 처치를 매일 꾸준히 하면 대부분 치료 효과가 뚜렷이 나타난다.

또 무엇보다 신발을 잘 선택해서 신을 필요가 있다. 밑창 두께와 재질이 충격을 잘 완화해주는 신발을 선택해야 하며, 특히 족저근막염에 맞도록 설계된 깔창을 사용하면 도움이 된다. 집 안에서도 맨발로 걸어 다니기보다는 발바닥 지압용 돌기가 있는 적절한 쿠션이 있는 실내화를 신으면 도움이 된다.

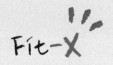

족저근막염을 치료하는 자가 운동법

아침에 일어났을 때 발바닥을 마사지하거나 스트레칭해준다. 마사지는 직접 손으로 통증 부위를 주무르거나 폼롤러를 이용한다. 수건으로 발을 발등 쪽으로 젖히는 스트레칭이나 선 자세에서 발목을 앞으로 굽혀서 종아리 부위가 늘어나게 한다. 저녁에는 온열기나 족욕기를 사용하여 발을 따뜻하게 한 후 마사지한다. 발바닥 지압용 돌기가 있는 실내화를 신으면 도움이 된다.

발바닥 내재근을 활성화하는 발가락 운동을 한다. 엄지발가락과 나머지 발가락들을 따로 펴거나 굽히거나 서로 벌려준다. 발가락으로 가벼운 물건을 집어서 옮기는 동작도 좋다.

9 운동하며 무릎이나 발목을 다쳤을 때 할 일

스포츠 활동에 참여하는 인구가 늘어나면서 운동하다 다쳐서 병원을 찾는 사람도 늘고 있다. 특히 스포츠 활동은 체중을 이동시키는 형태의 운동이 대부분이어서 무릎이나 발목에서 인대나 연골이 손상되는 사례가 많다. 하체 관절의 손상은 곧바로 이동과 일상생활에 지장을 주므로 매우 곤혹스러운 일이다.

다치지 않고 안전하게 운동하는 것이 무엇보다 중요하지만, 불행하게도 다쳤다면 꼭 기억해야 할 말이 있다. 바로 '기능 회복'이란 말이다. 많은 사람이 어딘가를 다치면 통증에서 벗어나는 것을 치료의 목적으로 받아들인다. 완전한 기능을 회복하는 것을 치료의 궁극적인 목적으로 인식하는 사람은 많지 않다.

부상이 커서 수술이 필요한 경우에는 의사의 판단에 따라 수술받는 것을 당연하게 받아들인다. 하지만 아직도 수술 후 기능 회복의 관점에서 통합적으로 접근하거나 단계적인 재활의 중요성을 잘 알지 못해 기능적으로 완전해지지 못한 상태로 일상으로 복귀하는 이들이 많아 매우 안타깝다. 수술로 손상을 치료하더라도 이후 기능적으로 완전히 회복하기까지 오랜 시간이 걸리고, 단계적이고 전문적인 손길이 필요하다. 그렇지만 안타깝게도 재활과 기능 회복에 대한 환자의 인식 수준은 여전히 낮다. 수술 후 재활의 중요성과 방법에 대한 안내도 아직은 미흡한 수준으로 보인다.

다음 이야기는 기능 회복을 위한 전문적인 재활 운동의 필요성을 말해주는 한 사례다.

현석 씨는 30대 후반의 회사원이다. 직장의 테니스 동아리에 가입해서 4년째 테니스를 즐기고 있다. 그런데 2년 전 무릎이 시큰거리는 증상이 처음 나타났다. 이 증세가 가끔 나타나더니 급기야 몇 개월 전부터는 무릎 안쪽이 아파서 걷기도 힘들고, 다리를 완전히 펴기도 어려운 상태가 되었다. 병원에 가서 MRI를 찍었더니 무릎 안쪽의 내측측부인대가 조금 손상되었으며, 반월판도 부분적으로 찢어진 상태라고 했다.

이처럼 운동하다가 다치는 사례를 우리는 주변에서 매우

흔히 본다. 특히 체중을 이동하거나 점프하면서 체중이 실린 채 지면과 반복적으로 충돌하는 형태의 운동을 할 때 자주 일어난다.

움직임이 많은 관절일수록 관절을 안정시키고 충격을 완화하는 인대나 힘줄, 연골판, 관절주머니 같은 연부 조직의 역할이 커진다. 특히 발목과 무릎관절은 체중을 급격히 이동하거나 방향을 전환할 때 커다란 물리적 하중을 버텨내야 한다. 그만큼 인대와 힘줄·연골과 같은 연부조직이 손상될 위험도 많다.

관절은 지나치게 많이 사용해도 문제가 생기고, 너무 사용하지 않아도 고장 난다. 너무 사용하지 않으면 관절이 경직되어 관절 가동 범위가 제한되고, 관절을 안정되게 붙잡아주는 근육이나 주변 조직이 위축된다.

가장 중요한 것은 관절 부위에 처음 통증이 발생했을 때의 대처다. 이 통증을 가볍게 여겨서는 절대 안 된다. 현석 씨는 처음 통증이 나타났을 때 이를 가볍게 보고 제대로 치료하지 않은 탓에 결국 퇴행성 관절염처럼 만성적인 통증이나 기능 장애로 이어진 것이다.

관절 부위를 처음 다쳤을 때, 그로 인해 나타나는 통증이 줄어들거나 걷는 등 일상생활에 지장이 없으면 그 부위가 나았다고 생각하여 기능 회복을 위한 재활을 등한시하기도 한다. 그렇게 다친 걸 잊고 지내다가 다시 운동하게 되었을 때 예전에 다친 부위를 또 다치는 경우가 대부분이다. 부상 이후에 시간이 지나서 통증이 사라졌거나 걷는 데 지장이 없다고 해서 완전히 회복된 것은 아니기 때문이다. 손상으로 인한 통증이 사라지더라도 완전히 회복되지 않으면 그 조직은 취약하고 약해진 상태다.

같은 부위가 반복적으로 손상되면 그 조직은 변성되어 탄성이나 강도 등 물리적 특성도 변한다. 이러한 조직 변성은 결국 만성적인 부상과 통증의 원인이 될 수 있다. 관절의 안정성을 유지하는 데 중요한 인대·힘줄이나 충격 완충 역할을 하는 연골판 등이 손상되면 관절의 만성적인 퇴행성 변화를 일으키기도 한다.

운동선수가 부상을 당하면, 다음 훈련이나 경기에 복귀하기 위해 완전히 기능을 회복하기까지는 상당 기간 매우 계획적인 재활 과정이 필요하다. 일반인도 마찬가지다. 첫 부상 후 완전하게 기능을 회복하기까지 체계적인 재활이 필요한 점에서는 선수와 다를 바 없다.

이제 백세시대를 맞이하여 백 세까지 몸을 움직이는 데 가장 큰 장애가 될 수 있는 취약 부위는 하체 관절이다. 이미 무릎이나 발목관절에 문제가 있다면, 지금부터라도 체계적으로 재활을 시작해야 한다. 실제로 건강 면에서 고장 난 관절을 백세까지 사용할 수 있게 회복하는 일보다 중요한 일은 없다.

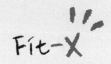

무릎이나 발목을 다치면 통증이 가라앉을 때까지만 쉬면 된다?

그렇지 않다. 얼마 후 통증이 줄거나 일상생활에 지장이 없다 해도 기능이 회복된 것은 아니다. 손상으로 인한 통증이 사라지더라도 기능이 완전히 회복되지 않으면 그 조직은 취약하고 약해진 상태다. 다시 다칠 가능성이 높다. 통증이 나타났을 때 이를 가볍게 보고 제대로 치료하지 않으면 결국 퇴행성 관절염처럼 만성적인 통증이나 기능 장애로 이어질 수 있다.

10 | 운동 중 어지럽다면
운동성 빈혈을 의심하자

　30대 중반의 프리랜서 디자이너인 효민 씨는 4개월 전부터 다이어트를 시작했다. 다이어트를 결심하면서 외식을 줄이고 점심에는 손수 마련한 샐러드를 먹었다. 또 저녁은 평소 식사량을 절반으로 줄여서 먹기 시작했다. 프리랜서여서 비교적 원하는 시간에 원하는 식단대로 실천하기가 쉬웠다. 달리기도 시작했는데, 처음에는 조금만 달려도 숨이 차올라 걸어야 했지만 지금은 매일 4km를 쉬지 않고 달릴 정도로 체력이 좋아졌다. 물론 체중도 59kg에서 54kg으로 줄어서 매우 만족스럽고 좀 더 체중을 줄일 생각이다.

　그런데 보름 전부터 가끔 어지럼증이 나타나고, 달리고 난 후에 평소보다 더 지치고 맥이 풀린 느낌이 들었다. 식사량도 그대로고 생활 방식에 특별한 변화가 없는데도 힘이 없고 어지러운 상태가 지속되어서 병원에서 검사를 받아보았다. 혈중 헤모글로빈 농도가 10.5㎎/㎗이고 평균적혈구혈색소농도 MCHC, mean corpuscular hemoglobin concentration도 정상 범위 아래로, 경계성 빈혈이라는 진단을 받았다.

효민 씨가 겪은 일은 실제로 매우 자주 목격할 수 있다. 다이어트와 함께 운동을 시작할 때 가장 염두에 두어야 할 상황이기도 하다. 평소 운동하지 않던 사람이 달리기 같은 운동을 시작하면 혈관 내에서 적혈구가 파괴되는 비율이 증가할 수 있다. 적혈구는 혈액 중에 350만~500만 개/㎣가 있어 혈액 총부피의 40~50%를 차지할 정도로 많다. 전체 수는 인체 세포의 절반인 약 15조 개에 달한다.

달리기 중 적혈구가 파괴되는 주된 이유는 기계적인 압박 때문이다. 적혈구의 지름은 모세혈관 지름보다 조금 더 크기 때문에 모세혈관을 통과할 때 조금 눌린 상태로 지나가게 된다. 달리기를 하면 발바닥으로 지면을 디딜 때마다 발바닥에 분포된 모세혈관이 반복적으로 압박을 받게 된다. 이때 모세혈관을 지나는 적혈구도 충격을 받는다. 그로 인해 적혈구 막이 약해져 수명을 거의 다한 적혈구들이 압박을 이기지 못하고 터지게 된다. 이를 발바닥 충격 용혈foot-strike hemolysis이라고 한다.

적혈구는 뼈의 적색골수에서 처음 만들어져 약 120일의 수명 동안 혈액에서 산소를 운반하는 임무를 수행한다. 젊고 싱싱한 적혈구는 압박을 받아도 모세혈관을 통과한다. 그러나 오래되어 막이 약해진 적혈구는 기계적 충격을 받으면 쉽게 막이 터져 헤모글로빈이 혈구 밖으로 빠져나가는 용혈 현상이 일어난다. 적혈구 막이 터져 방출된 헤모글로빈을 비롯한 내용물은 간이나 비장 등으로 보내 재처리되고, 적색골수에서는 새 적혈구를 만들게 된다.

이처럼 운동하면서 일어난 일시적인 적혈구 용혈溶血은 새로운 적혈구를 생성하도록 자극하고, 장기적으로는 혈액량이 더 증가하는 적응 현상이 일어난다. 운동은 콩팥에서 에리트로포이에틴erythropoietin 호르몬 분비를 자극하고, 이 호르몬은 뼈의 적색골수에 있는 조혈세포에서 새로운 적혈구를 생산하도록 촉진한다.

그러나 일시에 너무 많은 적혈구 용혈이 일어나 새 적혈구가 만들어지는 속도를 앞지르면 문제가 발생한다. 그러면 적혈구 수나 헤모글로빈 농도가 낮아지는 빈혈이 나타날 수 있다. 더구나 적색골수에서 피를 만드는 조혈 영양소가 제대로 공급되지 못하면 빈혈이 일어날 위험은 더 커진다.

효민 씨는 다이어트로 채식 위주의 식사를 하면서 단백질을 충분히 섭취하지 못한 것이 문제였다. 단백질은 헤모글로빈을 만드는 가장 중요한 재료이기 때문이다. 또 채식 위주로 식사하면서 상대적으로 철분 섭취도 부족했다. 평소 운동 습관이 없는 사람이 갑자기 운동을 많이 하면서 필요한 만큼 영양을 적절하게 섭취하지 않을 때 이러한 운동성 빈혈sports anemia이 나타날 수 있다.

특히 효민 씨처럼 가임기 여성은 월경으로 인한 주기적 철분 손실로 철분 권장량이 남자와 비교하면 더 높다. 그러므로 균형 잡힌 식단에 붉은색 고기 같은 식품을 추가해 적혈구를 생성하는 재료가 되는 철분과 비타민 B_{12} 등을 충분히 섭취해야 한다. 또 다이어트와 운동을 병행하는 가임기 여성이라면 빈혈이 아니더라도 혈청 철분이나 총철결합능TIBC, total iron binding capacity(혈액에서 단백질과 결합하여 운반될 수 있는 철의 총량), 트랜스페린 포화도transferrin saturation(트랜스페린은 혈액 중 철과 결합하여 철의 운반을 매개하는 당단백으로, 트랜스페린 포화도는 트랜스페린이 철과 얼마나 결합되어 있는지 나타냄), 혈청 페리틴 농도(페리틴ferritin은 철의 체내 저장 형태로 혈중에도 존재하며 체내 철분 저장량을 나타내는 지표) 등을 검사하여 체내 철분 저장량 상태를 점검하는 것도 바람직하다.

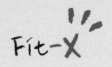

달리기를 하면서 운동성 빈혈이 일어나는 이유

평소 운동하지 않던 사람이 달리기 같은 운동을 하면 혈관 내 적혈구가 파괴되는 비율이 증가할 수 있다. 발바닥이 지면을 디딜 때마다 받는 충격으로 오래되어 막이 약해진 적혈구가 터지며 헤모글로빈이 빠져나가 빈혈이 나타나는 것이다. 하지만 운동을 하면서 일어난 일시적인 적혈구 용혈은 새로운 적혈구를 생성하도록 자극하고, 장기적으로는 혈액량이 더 증가하는 적응 현상이 일어난다.

11 | 스트레스호르몬, 무조건 나쁠까?

건강을 위해서는 평소에 아드레날린을 분출하는 것이 좋다. 바로 운동을 통해서 아드레날린을 분비하는 것이 건강에 좋다는 의미다. 그렇지만 아무 때나 아드레날린이 분출된다면, 그 사람은 사회생활을 정상적으로 하기 어렵거나 건강을 잃게 된다.

흔히 '아드레날린이 분출되었다'는 표현은 정서적으로 매우 흥분된 상태를 나타낼 때 쓴다. 아드레날린 분출은 인류가 생존하는 데 필수 불가결한 생리적 반응이다. 부신에서 아드레날린을 분비하는 이유는 인체가 위험한 상황에 부닥쳐 다량의 에너지를 동원해야 할 필요가 생겼기 때문이다. 이러한 작용을 하는 아드레날린은 코르티솔과 함께 '스트레스 호르몬'이라는 악명을 얻게 되었다.

오래전 인류가 수렵과 채취로 살아가던 시절에는 수시로

아드레날린이 분비되는 것이 생존과 직결된 반응이었다. 예를 들어 맹수를 만나거나 적대적인 이웃 부족이 침입했을 때, 싸우거나 도망치기 위해서는 팔다리를 비롯한 온몸 근육에 다량의 에너지가 필요하다. 이처럼 에너지 총동원 체제를 갖추게 해주는 호르몬이 아드레날린이다.

아드레날린이 분비되면 심장이 빨리 뛰어 혈액의 순환 속도를 높인다. 움직이는 근육에 더 많은 혈액과 산소, 그리고 에너지원을 보내야 하기 때문이다. 팔다리 근육의 혈관도 확장되어 더 많은 혈액을 받아들인다. 반면에 내장 부분에 있는 혈관은 수축시켜 더 많은 혈액을 근육으로 배분한다. 또 기관지를 확장해 더 많은 공기를 받아들일 수 있게 하고, 궁극적으로는 더 많은 산소를 들이마시게 한다.

그뿐만이 아니다. 아드레날린은 뒤이어 분비되는 코르티솔과 협력해 간에 저장된 탄수화물을 혈액으로 방출하여 혈당을 상승시킨다. 한편 지방조직에서는 저장된 지방을 분해하여 혈액으로 나오게 한다. 이렇게 함으로써 탄수화물과 지방이라는 에너지원이 근육으로 더 많이 보내진다. 이처럼 아드레날린은 우리 몸을 전투를 앞둔 전사처럼 준비시켜 준다. 그러므로 그 옛날 우리 조상들에게 아드레날린이 분출되는 것은 위급한 상황에서 생명을 지키기 위한 긴요한 반응이었다.

그렇지만 21세기를 살아가는 우리에게는 이러한 스트레스 반응이 건강을 위협하는 가장 강력한 원인이 되었다. 스트레스는 심장질환, 뇌졸중, 고혈압, 당뇨병, 암과 같은 질병의 주된 요인이라는 점이 명백하게 밝혀졌다.

현대인은 과거와는 성격이 다른 스트레스에 노출되어 있다. 우리가 접하는 스트레스는 대부분 간접적이고 만성적이며 반복적인 성격을 띤다. 이런 새로운 형태의 스트레스에 잘 대처하는 방법을 인류는 아직 찾아내지 못하고 있다.

사소한 일에 쉽게 냉정을 잃고 화내는 사람이 있다. 이러한 성격을 H형 성격이라고 하며, H는 적개심hostality을 뜻한다. H형 성격을 가진 사람은 심장병에 걸릴 위험이 크다고 알려져 있다. 아드레날린이 쉽게 분비되는 성격인 셈이다.

그뿐 아니라 반복되는 스트레스는 뇌에서 부신피질자극호르몬을 분비하도록 자극해 부신피질에서 코르티솔이 더 많이 나오게 한다. 그 결과 혈액 중 코르티솔 수준이 만성적으로 높아지면 장기적으로는 인체의 면역기능이 떨어진다. 우리 몸이 여러 질병에 매우 취약한 상태가 되는 것이다.

운동할 때 아드레날린이 분비되는 것도 위에 설명한 것

과 똑같은 스트레스 반응으로 나타난다. 그런데 운동으로 일어난 이러한 생리적 반응은 결국 인체에 유익하게 작용하여 건강을 증진하는 반대 결과로 나타난다. 스트레스는 심장병과 당뇨병을 초래하고 암을 유발한다. 반대로 운동은 이들 질병을 예방하는 작용을 한다.

이러한 차이를 만드는 이유는 무엇일까? 운동과 스트레스 모두 인체가 막대한 에너지 동원 체계를 갖추도록 하지만, 가장 결정적인 차이는 운동은 실제로 그 에너지를 쓰는 반면 스트레스는 아무런 에너지도 쓰지 않는다는 점이다. 여기서 한 가지 고려할 점은 자신의 의지로 자발적으로 운동하는 것과 어쩔 수 없이 강압적으로 하는 운동에는 차이가 있다는 것이다.

운동이 뇌의 신경 생성에 어떠한 영향을 미치는지는 주로 동물을 이용한 실험을 통해 연구한다. 자발적으로 운동하는 실험 쥐는 주로 러닝휠running wheel을 이용한다. 실험 쥐는 야행성이어서 대체로 야간에 4~6시간 동안 여러 차례 러닝휠에 접근하여 2분 정도씩 운동을 한다. 이런 행동은 자연스러운 운동 패턴으로 사람이 하는 운동 패턴과 비슷하고, 운동 자체로 인한 스트레스가 없다는 장점이 있다.

강제로 하는 운동을 실험할 때는 실험 쥐로 하여금 동물 트레드밀animal treadmill에서 달리게 하거나 물을 채운 수조 안에서 헤엄치게 한다. 트레드밀 뒤편에서 실험 쥐에게 전기 자극이나 공기 충격air burst을 주어 일정하게 세팅된 트레드 밀의 속도에 맞추어 실험 쥐가 억지로 달리게 하는 것이다. 실험 초기, 전기자극으로 학습된 쥐들은 이후에 트레드밀 속도에 맞추어 운동하게 된다. 수조에서 수영할 때는 체중의 10분의 1 정도 무게의 추를 꼬리에 매단 채 운동하게 한다.

이러한 실험 방법으로 자발적 운동과 강제적 운동에 따른 뇌의 변화를 비교한 연구 결과를 소개하면, 뇌 해마는 자발적 운동을 했을 때나 강제적 운동을 했을 때 모두 신경가지 돌기의 분지分枝, branching가 증가하고, 편도체에서 시냅스 단백질이 증가하는 변화를 보였다. 이러한 변화와 함께 뇌유래 신경영양인자BDNF, brain-derived neurotrophic factor가 증가하고 공간학습 및 기억력 과제 성적이 향상하는 것으로 보고되었다(알로마리Alomari 등, 2013).

그런데 이 두 가지 형태의 운동 가운데 자발적 운동을 한 쥐들에서 뇌신경 생성과 관련해 더 긍정적인 변화가 나타났다. 하루에 각각 0시간, 1시간, 3시간 러닝휠에 접근한 집단을 비교해보면, 해마에서 세포증식과 생존, 분화는 달린 거리와 양의 상관관계가 있었다(홈즈Holmes 외, 2004). 또 3~7일간 자발적으로 운동하게 했을 때, 뇌유래신경영양인자를 비롯해 신경성장인자NGF, neurotrophic growth factor(신경세포와 조직 분화와 성장에 작용하는 펩타이드) 등이 현저히 증가한 것을 발견할 수 있었다(몰테니Molteni 외, 2002).

한편 운동 강도에 따른 해마 가소성의 변화를 살펴본 결과, 고강도 운동에 비해 대체로 저·중강도 운동이 해마의 가소성을 개선하는 데 효과적이었다. 예를 들어 저·중강도 운동을 한 쥐들에게서 뇌유래신경영양인자나 티로신인산화효소 수용체 BTRK B, tropomyosin receptor kinase B(뇌유래신경영양인자 등과 결합하는 수용체로, 신경세포의 분화와 생존에 관여하는 다양한 작용을 조절)와 같은 해마의 신경성장 인자가 증가했지만, 고강도 운동을 한 쥐들에게서는 그러한 변화가 나타나지 않았다(이노우에Inoue 외, 2015).

앞에서도 이야기했듯이, 고강도 운동과 저·중강도 운동, 또는 유산소운동과 무산소운동을 구분하는 가장 중요한 지표는 젖산 역치다. 젖산 역치는 운동 강도를 점진적으로 높여 나갈 때, 유산소적인 방법만으로는 더는 에너지를 충당할 수 없어서 무산소적으로 에너지를 생산하는 비율이 높아지면서 젖산 농도가 급격히 높아지는 시점을 말한다. 젖산 역치는 코르티솔 수준과 양적인 상관관계가 있는데, 이는 운동 강도가 젖산 역치에 도달할 때 스트레스 반응축인 시상하부-뇌하수체-부신축HPA axis, hypothalamic-pituitary-adrenal axis이 본격적으로 활성화된다는 것을 의미한다.

운동 강도에 따라 얻을 수 있는 이점의 차이는 특히 신경이 손상된 실험 쥐에서 더 크게 나타난다. 뇌경색을 유발시킨 실험 쥐를 대상으로 러닝머신에서 달리게 했을 때, 빠른 속도의 고강도 운동보다는 저강도 운동을 한 집단에서 해마 가지돌기 수나 뇌유래신경영양인자 수준이 더욱 증가했다. 그리고 공간 기억 과제를 수행하는 능력도 더 높은 것으로 나타났다(시마다Shimada 외, 2013).

이러한 결과는 고강도 운동 집단이 스트레스 반응축인 시상하부-뇌하수체-부신축 활성화된 결과로 더 높은 코르티솔 수준을 보이는 것과 관련 있다고 해석된다. 뇌가 손상된 쥐가 가볍게 운동하는 것은 뇌 해마에서 이루어지는 공간학습과 기억에 효과적인 반면, 고강도로 운동하는 것은 스트레스를 유발해 이런 효과를 줄이는 것으로도 볼 수 있다.

물론 실험 쥐가 고강도 운동에 보이는 반응과 사람이 고강도 운동에 보이는 반응은 분명히 다를 것이다. 실험을 위해서 쥐에게는 고강도 운동을 하는 동안 전기자극 장치 등으로 강압적인 스트레스 환경을 조성했다. 그러나 사람은 자발적 동기로 고강도 운동을 선택하기 때문이다. 또 고강도 운동이라도 지속적인 훈련으로 적응하면, 똑같은 운동에 대한 교감신경의 반응이 감소하며 코르티솔 분비도 줄어들고 스트레스 반응도 낮아진다. 따라서 사람의 경우 자발적 운동이라면 고강도 운동이라도 뇌 가소성, 즉 뇌신경을 생성하는 데 긍정적인 영향을 미치는 것으로 나타난다.

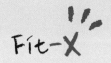

운동할 때 받는 스트레스는 몸에 좋다?

대부분 현대인은 간접적이고 만성적이며 반복적인 스트레스를 받으며 생활한다. 스트레스로 아드레날린이 계속 분비되고 그 결과 혈액 중 코르티솔 수준이 만성적으로 높아지면 장기적으로는 인체의 면역기능이 떨어져 심장질환, 뇌졸중, 고혈압, 당뇨병, 암과 같은 질병에 취약해진다.

운동할 때도 우리 몸에 똑같은 스트레스 반응이 나타난다. 하지만 운동으로 일어난 이러한 생리적 반응은 인체에 유익하게 작용하여 건강을 지킨다. 인체가 막대한 에너지 동원 체계를 갖추도록 하기 때문이다. 특히 자발적으로 운동할 때 뇌 가소성, 즉 뇌신경을 생성하는 데 긍정적인 영향을 미친다.

내게 핏^{fit}한 운동법

필자가 권하는 운동법의 원리는 간단하다. 인체 계통별로 서로 다른 영향을 미치는 운동을 병행하여 실천하는 것이 가장 좋다는 원리다. 건강 유지와 증진, 체중 감량, 질병으로부터의 회복 등과 같은 운동을 하는 목적, 그리고 체력이나 건강 수준, 환경조건, 이전의 운동 경험, 운동에 대한 선호도 등과 같은 여러 요인을 고려해야겠지만, 대체로 인체의 전반적인 계통을 균형 있게 자극하는 운동을 하는 것이 가장 좋다.

이와 같은 관점에서 건강에 가장 큰 영향을 미치는 운동은 크게 세 가지로 분류할 수 있다.

첫째, 심폐 순환계를 자극하는 형태의 운동이다. 심장과 혈관을 주로 강화하는 운동으로 빠르게 걷기, 조깅, 달리기, 사이클, 수영, 노 젓기 그리고 각종 구기 운동이 여기에 해당한다. 이처럼 온몸의 대근육을 동시에 움직여서 신체를 이동시키는 형태의 운동은 심장과 혈관, 호흡계에 변화를 일으키며, 대사 기능을 개선하는 데도 큰 영향을 미친다.

둘째, 근육을 자극하는 형태의 운동이다. 이를 저항운동 또는 근력운동이라고 표현하는데, 저항운동의 목적은 근육을 키우거나 근력과 근육의 지구력을 개선하는 것이다.

근육을 자극하는 방법은 기구를 사용하지 않고 자신의 몸무게를 이용해서 운동하는 방법으로, 풀업pull-up, 턱걸이, 싯업sit-up, 윗몸일으키기, 푸시업push-up, 팔굽혀펴기, 레그레이즈leg-raise, 다리들어올리기, 스쾃, 런지lunge 등이 있다. 아령이나 바벨 등을 이용하는 프리 웨이트 운동과 피트니스센터에서 볼 수 있는 여러 머신을 이용하는 운동도 있다. 이러한 운동을 통해 근력이 개선되고 근육이 커지면 혈당 조절, 뇌신경 발달과 치매 예방 등에 도움이 된다.

셋째, 스트레칭, 필라테스나 요가와 같이 경직된 근육을 풀어주고 관절의 가동 범위를 늘려서 유연성을 개선하며 몸의 바른 정렬을 통해 교정 효과와 통증 완화 등을 주된 목표로 하는 운동이 있다. 이러한 운동과 함께 호흡법이나 명상 등을 하여 마음의 평정과 스트레스 완화를 꾀할 수 있다.

물론 이 세 가지 운동의 효과가 완전히 구분되지는 않으며, 운동 방법과 강도에 따라 인체에 미치는 작용은 서로 연관되어 나타난다. 건강을 위해서는 이 세 가지 운동 형태에서 목표로 삼는 효과를 골고루 달성할 수 있도록 운동하는 것이 좋다.

'걷기'는 질병이 있거나 체력이 많이 저하된 사람이 가장 먼저, 가장 쉽게 실행할 수 있는 운동으로 많이 추천된다. 그러나 걷기가 운동의 전부인 양 받아들여서는 안 된다. 과거 세계보건기구나 미국 질병관리본부CDC에서 운동을 장려하기 위한 캠페인으로 주당 4회, 하루 30~40분 정도를 걷도록 권고하였다. 그런데 이 캠페인은 대중에게 잘못된 인식을 심어준 계기가 되기도 하였다. 하루에 그 정도의 걷기 운동만 해도 건강할 수 있다고 오해하게 만든 것이다.

이 캠페인의 실제 취지는 최소한 그 정도의 운동을 한다면 돌연사나 조기 사망을 예방할 수 있다는 것이며, 건강을 '증진'한다는 의미는 아니다. 미국 질병관리본부에서 1996년에 발표한 『신체활동과 건강: 공중위생국장 보고서*Physical Activity and Health: A Report of the Surgeon General*』는 확실한 건강 유지와 증진 효과를 얻기 위해서는 '더 많이, 더 힘들게, 그리고 가능하면 매일' 운동해야 한다고 제시하고 있다.

필자 역시 당장 할 수 있는 운동으로 걷기를 적극 추천한다. 맨발걷기도 적극적으로 권하고 지지한다. 그러나 대학에서 수행한 당뇨병, 고혈압 등의 대사질환에 대한 실험 연구와 병원에서 암 환자들을 대상으로 한 상담, 그리고 신뢰할 만한 대규모 종단적 연구들을 조사하면서 결론적으로는 중강도 이상의 운동을 하는 것이 질병 예방과 치유에 높은 효과가 있음을 확신하게 되었다.

중강도 이상의 운동이라면 6MET 운동을 말한다. 여기서 1MET는 휴식 상태에서 소비하는 에너지 소비량을 뜻한다. 그러므로 6MET 운동은 휴식 상태보다 6배 높은 에너지 소비량을 요구하는 운동을 의미한다. 휴식할 때의 6배라고 해서 겁먹을 필요는 없다. 매우 활기찬 동작으로 빠르게 걷는 속보나 조깅 정도의 운동이라고 생각하면 된다. 가볍게 숨이 차오르는 상태로 옆 사람과의 대화는 조금 힘들지만 가능하며, 노래 부르기는 어려운 정도의 운동이다.

좀 더 객관적인 지표로는 심박수를 이용하는 방법이 있다. 최근에는 자신의 심박수를 측정할 수 있는 시계형 웨어러블 장비^{wearable device}가 많이 나와 있어 3~4만 원대에서 쉽게 구입할 수 있다. 심박수를 이용하여 운동할 때 자신에게 적절한 심박수 수준을 구하는 구체적인 방법은 부록에서 따로 설명할 것이다.

물론 처음부터 중강도 이상의 운동을 하라는 뜻이 아니다. 체력이 떨어진 상태라면 그 정도의 운동을 할 수 있을 정도의 체력에 도달하는 것을 목표로 운동하라는 의미다. 여기에 근육을 골고루 발달시킬 수 있는 근력운동과 관절 가동성을 높이는 스트레칭을 병행한다면 금상첨화다.

근력운동은 큰 근육과 함께 코어근육을 활성화하는 방식이 좋다. 코어근육은 척추뼈끼리 연결하거나 척추와 골반을 연결하여 척추-골반을 안정화하는 작용을 하는 근육이다. 주로 몸의 깊숙한 곳에 있는 근육들로 횡격막, 배가로근, 척추세움근, 뭇갈래근, 허리네모근 등이다. 이 코어근육을 함께 단련해야 요추나 골반 부위의 부상 위험을 줄이고 더 높은 단계의 운동을 소화할 수 있다.

심폐 순환계 운동, 근력운동, 유연성 운동 이 세 가지는 건강을 위한 기초를 닦는 운동이다. 그런데 운동을 지속 가능한 습관으로 만들고 싶다면 다음 단계로 기술적 요소가 들어 있는 운동을 배우는 것도 고려하기를 권한다. 예를 들면 수영, 탁구, 테니스 같은 운동을 하려면 기초적인 체력뿐만 아니라 단계적으로 운동 기술을 배우는 과정이 필요하다.

기술적 요소가 높은 운동은 운동 경험이 없는 사람에게는 너무 어려워서 그 자체가 스트레스가 될 수도 있다. 이에 관해서는 이 책 가장 뒷부분 "기능적인 몸: 음치가 아니라 몸치에서 탈출하는 법"을 읽어 보기 바란다.

운동을 배우는 초기 단계에서 조금 어려움이 있어도 포기하지 않으면 다음 단계의 운동을 습득하는 데 따르는 성취감과 즐거움을 얻게 되고, 그것은 평생 운동 습관으로 이어질 수 있다. 앞서 강조했듯이 자유롭게 움직일 수 있는 기능적인 몸을 목표로 운동할 것을 권한다. 그것이 운동으로 더욱 많은 건강상의 이득을 얻을 수 있는 길이다.

결론적으로 필자가 생각하는 건강을 위한 운동법은 다음과 같다.

'누워 있다면 걷는 것부터 시작하자. 걷는 사람은 더 빨리 걷자. 빨리 걷는 사람은 근육을 키우자. 그리고 그것을 즐겁게 하자.'

이 말은 현재 건강을 잃고 누워 있는 상태라면 일어나 걷는 것을 목표로 하라는 뜻이다. 그리고 종국에는 빨리 걸을 수 있는 체력을 목표로 하면서 근육을 키우는 운동을 병행하면 운동으로 최선의 이득을 얻을 수 있다. 무엇보다 무슨 운동이든 즐거운 마음으로 하는 것이 중요하다. 몸과 마음은 연결되어 있기 때문이다.

구체적인 운동법에 대해서는 이미 많은 종류의 책들이 출간되어 있다. 또 운동에 관심을 기울이면 유튜브나 SNS, 방송 매체를 통해서도 얼마든지 배울 수 있으며, 피트니스센터 등에서 트레이너를 통해서, 각종 종목의 생활체육 운동지도자, 코치 등을 통해서도 배울 수 있다. 만일 병으로 인해 심한 운동장애가 있다면, 직접 찾아와 운동을 지도해주는 재활운동치료사나 방문 트레이너에게 도움을 얻을 수 있다.

마지막으로 운동할 때 가장 중요한 점은 다치지 않고 안전하게 하는 것이다. 혹시 뜻하지 않게 다치게 되었다면, 기능을 회복하는 데 온 힘을 기울여야 한다. 실제로 운동하다 다치는 사례가 적지 않으며, 결국 그것이 원인이 되어 몸이 건강해지기는커녕 일상생활에 필요한 기본적인 움직임에 장애가 생기기도 한다.

기능적인 몸은 운동선수에게만 필요한 것이 아니라 모든

사람에게 중요하다. 만일 발목이나 무릎관절, 허리 등을 다쳤다면, 단지 통증이 사라지거나 단순히 걸을 수 있게 되었다고 해서 그 부위가 회복된 것이 절대 아니다. 그러한 부상을 겪으면 그 부위 인대나 힘줄, 연골 등과 같은 연부조직(신체를 구성하는 조직 중 뼈와 치아를 제외한 부드러운 조직을 말함)은 더욱 취약한 상태가 된다. 그러므로 마치 운동선수가 부상 후에 필드나 코트에 복귀하려고 준비하는 것처럼 기능적으로 높은 수준을 목표로 체계적인 재활 과정을 거치기를 권한다.

이제 글을 맺으며 혹시 일상의 피로에 시달리는 독자분들, 질병 때문에 어려움을 겪는 독자분들, 그리고 마음이 아픈 독자분들이 있으시다면 운동을 통해 삶을 힘들게 하는 피로와 질병, 심적 괴로움에서 벗어나 밝고 활력 있는 생명을 느끼시길 소원한다.

부록

심폐기능과 근력 향상을 위한 운동

1. 심박수를 이용한 운동 강도의 적용

2. 근력운동 시 RM 개념과 활용법

3. 기능적인 몸: 음치가 아니라 몸치에서 탈출하는 법

1. 심박수를 이용한 운동 강도의 적용

운동을 어느 정도로 하는 것이 좋을까? 내가 지금 하는 운동은 어느 강도에 해당하는 운동일까? 또 나의 체력 수준에 맞는 운동 강도를 알 방법은 무엇일까?

숨이 찰 정도라든지 땀이 날 정도로 운동하라는 말이 쉽게 이해되기는 하지만, 좀 더 구체적인 지표를 이용해서 운동 강도를 결정하고 이에 맞추어 운동하는 방법이 있다.

가장 추천하는 방법은 심박수를 지표로 이용하여 운동하는 것이다. 개개인에게 적합한 '목표 심박수'는 핀란드 생리학자 마르티 카보넨Martti Karvonen 박사가 개발한 공식인 카보넨법Karvonen's Method을 이용하여 구한다.

요즘에는 매우 많은 웨어러블 장비가 보급되어 있어 심박수를 쉽고 간단하게 측정할 수 있다. 간편한 손목 부착형이나 시계형 측정 장비의 경우, 매우 비싼 것도 있지만 5만 원 이내로 충분히 활용성이 높은 장비를 구입할 수 있다. 또 피트니스센터에 설치된 러닝머신이나 자전거 장비에도 대부분 심박수를 측정하는 기능이 탑재되어 있다. 따라서 장비를 활용하면, 자신의 체력 수준에 맞도록 적절하게 조절하며 운동할 수 있다.

가장 신뢰도가 높은 한 가지 방법을 소개하면 다음과 같다. 우선 안정 상태에서 자신의 실제 심박수를 측정하는 것이 중요하다. 안정시심박수는 적어도 20분 이상 휴식을 취한 후에 측정할 수 있다. 그다음 최대심박수를 구하는데, 최대심박수는 안전상의 문제 때문에 추정값을 구한다. 최대심박수는 나이를 이용하여 다음과 같이 구한다.

최대심박수 추정값(회/분)＝210－(나이×0.8)

이렇게 해서 최대심박수와 안정시심박수를 구한 다음에는 여유심박수를 구한다. 여유심박수는 최대심박수에서 안정시심박수를 뺀 값이다.

나이가 40세인 A씨가 자신에게 맞는 심박수 수준에 맞춰 운동하려 할 때 필요한 심박수를 구해보자. 단, 안정시심박수는 특별한 신체활동을 하지 않고 앉은 자세로 휴식하는 상태로 적어도 10분 이상 유지한 다음 실제로 측정해야 하며, 아래 수치는 추정한 것이다.

A씨의 최대심박수＝210 − (40×0.8)＝178회/분
A씨의 안정시심박수＝70회/분
A씨의 여유심박수＝최대심박수 178회/분 − 안정시심박수 70회/분
＝108회/분

이렇게 구한 여유심박수를 이용하여 A씨는 50%나 60%, 65%, 70%, 75%, 80%의 운동 강도에 해당하는 각각의 심박수를 알 수 있다. 이렇게 운동할 때 기준이 되는 심박수를 목표심박수라고 한다.

체력 수준과 건강 상태를 고려하여 속보가 어려운 사람은 목표심박수를 40%나 50% 정도의 낮은 수준으로 정한다. 그러나 빠르게 걷거나 뛸 수 있는 체력이 있다면 목표심박수를 그보다 높은 60~80% 범위에서 정하도록 한다. 이처럼 개인의 체력 수준에 따라 운동 강도의 비율(%)을 선택한다. 목표심박수는 다음과 같은 공식을 이용해서 결정하면 된다.

목표심박수＝안정시심박수＋(여유심박수×%를 100으로 나눈 값*)

* %를 100으로 나눈 값은 운동 강도 50%는 0.5, 75%는 0.75, 80%는 0.8 등

이제 A씨의 목표심박수를 구체적으로 구해보자. 만일 A씨의 체력 수준이 낮은 상태이고 운동 경험이 없어서 최대 능력의 50%로 운동하려고 한다면, 기준이 되는 목표심박수는 다음과 같이 구할 수 있다. 앞서 얻은 A씨의 안정시심박수 70회/분과 여유심박수 108회/분을 이용하였다.

(운동 강도 50%일 때) A씨의 목표심박수
= 안정시심박수 70회/분 + (여유심박수 108회/분 × 0.5) = 124회/분

이처럼 A씨가 최대 능력의 50%로 운동하는 것을 목표로 한다면, 운동 중 124회/분의 심박수를 기준으로 운동하면 된다. 다음은 위의 식들을 정리한 것이다.

운동 시 목표심박수를 구하는 법
◎ 1단계: 최대심박수(추정값) = 210 − (나이 × 0.8)
◎ 2단계: 여유심박수 = 최대심박수(추정값) − 안정 시 심박수(실측값)
◎ 3단계: 자신의 최대 능력을 %로 표시한 운동 강도에서의 목표심박수(예)
   50%에서의 목표심박수 = 안정시심박수 + (여유심박수 × 0.50)

55%에서의 목표심박수 = 안정시심박수 + (여유심박수 × 0.55)

60%에서의 목표심박수 = 안정시심박수 + (여유심박수 × 0.60)

65%에서의 목표심박수 = 안정시심박수 + (여유심박수 × 0.65)

70%에서의 목표심박수 = 안정시심박수 + (여유심박수 × 0.70)

예를 들어, A씨가 이제는 최대 능력의 60% 운동 강도로 운동하려고 한다. 그러면 목표심박수는 다음과 같이 구할 수 있다. 앞서 A씨의 여유심박수는 최대심박수 178회/분에서 안정시심박수 70회/분을 뺀 108회/분으로 결정되었다. 그다음 위의 식을 이용해 목표심박수를 구할 수 있다. 즉 먼저 여유심박수 108회/분에 0.6을 곱하면 65회/분이 된다. 이때 소수점은 반올림한다. 이렇게 얻은 65회/분에 안정시심박수 70회/분을 더하면 목표심박수가 135회/분이다. 즉 A씨의 최대 능력의 60%에 해당하는 목표심박수는 135회/분이다.

또 다른 예를 들어보자. B씨는 60세이고 안정시심박수가 75회/분이다. B씨에게 최대 능력의 50%에 해당하는 목표심박수는 얼마일까?

우선 나이를 이용하여 최대심박수를 추정하는 식 210-(나이×0.8)로 얻은 최대심박수는 162회/분이다. 그러면 B씨의 여유심박수는 최대심박수 162회/분에서 안정시심박수 75회/분을 뺀 87회/분이다. B씨는 50%의 운동 강도로 운동하려고 하므로 여유심박수 87회/분에 0.5를 곱하면 44회/분이 된다. 위의 식에서 얻은 44회/분에 안정시심박수 75회/분을 다시 더하면 목표심박수는 119회/분이다. 즉 나이가 60세인 B씨가 50%의 운동 강도로 운동하려 할 때, 목표로 삼아야 할 심박수는 119회/분이다.

만일 B씨가 최대 능력의 70%로 운동하려고 한다면 마찬가지로 위의 식을 이용해 목표심박수를 구할 수 있다. B씨의 여유심박수 87회/분에 0.7을 곱하여 얻은 61회/분에 안정시심박수 75회/분을 더하여 136회/분이라는 목표심박수를 얻을 수 있다. 이 심박수 136회/분은 B씨의 최대 능력의 70%에 해당한다.

이렇게 심박수를 이용하면 자신이 하는 운동이 어느 수준인지, 즉 40%, 50% 또는 65%, 75% 등 구체적 지표로 확인하면서 운동할 수 있으며, 자신의 체력이나 건강 상태에 맞추어 객관적인 목표를 정하여 운동할 수 있다.

예를 들어 러닝머신이나 고정자전거, 로잉머신 등에서 목표심박수로 운동하려고 한다면, 속도나 강도를 점차 높여가면서 목표심박수에 도달하도록 한다. 속도나 강도를 높일 때는 1분이나 2분 단위로 점차 조금씩 높인다. 마침내 목표심박수에 도달했다면 그 속도를 유지하면서 운동을 지속하도록 한다.

앞서 B씨가 러닝머신에서 점차 속도를 올려서 마침내 최대 능력의 70% 수준인 136회/분의 목표심박수에 도달하면 그 속도를 유지하면서 10분 또는 20분이든 운동하는 것이다. 달리면서 심박수가 목표심박수인 136회/분보다 ±5회/분의 범위에서 벗어나려 하면 속도를 조금 낮추거나 높이면서 달리도록 한다. 예를 들어 심박수가 5회/분 이상 높아져서 141회/분이 넘으려고 하면 속도를 조금 낮추고, 반대로 5회/분 이하로 감소하여 131회/분 이하로 떨어지려고 하면 속도를 조금 높여가면서 운동하면 자신에게 알맞은 운동 강도 범위에서 운동할 수 있다. 또 적절한 심박수 범위 내에서 운동함으로써 운동의 유효한 최소 한계와 안전 한계를 정하여 운동하고, 운동할 때의 흥미나 동기유발 효과도 거둘 수 있다.

중년기 이후에 건강이나 체중을 조절하기 위해 운동한다면 중강도 인터벌 운동을 권한다. 인터벌 운동은 좀 더 빠른 속도나 강도로 운동하는 주운동기와 회복운동기로 나눌 수 있으며, 이 두 가지를 번갈아 하는 것이다. 중강도 인터벌 운동은 달리기와 걷기, 수영, 로잉머신, 실내자전거, 러닝머신, 운동장 트랙 달리기 등 어떠한 형태의 운동에도 다 적용할 수 있다.

심박수 기준을 중강도 인터벌 운동에 적용하면, 주운동기 1~2분 동안 자신의 여유심박수의 70% 수준으로 운동하고, 다음 회복운동기에는 40% 수준으로 목표심박수를 정하여 운동할 수 있다. 이것은 하나의 예일 뿐 자신의 체력 수준에 맞추어 주운동기와 회복운동기의 심박수 수준을 결정해서 운동하면 된다. 이와 같은 방법은 에너지 소모와 심폐 순환기 기능, 대사 기능을 개선하는 데 더 큰 효과를 거둘 수 있다.

중간 정도 이상의 운동으로서 6MET의 에너지 소비량은 개인에 따라 반드시 일치하지 않을 수 있다. 그렇지만 심박수를 이용하는 방식으로는 대체로 최대심박수의 60~70% 정도가 6MET 전후의 운동이라고 할 수 있다.

한 가지 주의해야 할 사항은 심박수 기준이 절대적이지 않다는 점이다. 예를 들어, 당뇨병으로 인한 신경병증으로 자율신경 기능에 손상이 있거나 부정맥이나 고혈압, 자율신경 부조 등의 원인으로 심박수가 정확한 운동 강도를 나타내지 못할 경우가 있음에 주의해야 한다. 무엇보다 중요한 것은 운동할 때 자기 스스로 느끼는 몸 상태와 주관적 느낌에 주목하는 것이다.

2. 근력운동 시 RM 개념과 활용법

　　근력운동은 크게 정적 근력운동과 동적 근력운동 두 가지로 구분할 수 있다. 정적 근력운동은 힘을 주는 동안 관절 각도나 근육 길이가 변하지 않기에 등척성운동이라고도 한다. 예를 들면 철봉에 매달린 채 움직이지 않고 버티거나, 플랭크 동작 같은 운동이다. 동적 근력운동은 관절 움직임이 수반되는 모든 운동으로, 피트니스센터에 설치된 것과 같은 머신을 이용하는 운동, 덤벨이나 바벨 등의 무게를 이용하는 운동(프리 웨이트 운동), 푸시업이나 윗몸일으키기, 스쾃, 런지와 같이 자기 체중을 이용하는 운동이 있다.

　　근력운동을 계획할 때, 운동 강도와 운동량을 결정하기 위해 알아야 할 중요한 개념이 RM이다. RM^{repetition maximum}이란 중량운동을 할 때 최대까지 반복할 수 있는 중량을 의미한다. 예를 들어 어떤 사람이 30kg의 중량을 벤치프레스^{bench press}(누워서 바벨을 들어 올렸다 내리는 운동)로 최대 12번까지 들어 올릴 수 있다면, 그 30kg을 그 사람의

12RM이라고 한다. 만일 레그익스텐션^{leg extension}(앉아서 무릎을 펴서 중량을 올렸다 내리는 운동)으로 25kg의 중량을 8회까지 최대로 수행할 수 있다면, 중량 25kg이 그 사람에게는 8RM이 된다.

1RM이란 최대로 힘을 써서 딱 한 번 들어 올릴 수 있는 최대 중량이며, 자신의 최대 근력을 나타낸다. RM의 숫자가 높아질수록 최대로 반복할 수 있는 횟수가 증가하므로 높은 숫자의 RM은 가벼운 중량을 뜻한다.

예를 들어, 어떤 사람이 랫풀다운^{lat pulldown}(앉은 상태로 팔을 어깨 위로 올려서 바를 잡고 중량을 아래로 당기는 운동)을 하면서 45kg을 최대 15회 반복해서 당길 수 있다면, 그의 15RM은 45kg이다. 그렇지만 그보다 무거운 65kg 중량은 그보다 적은 8회만 최대로 반복해서 당길 수 있을 것이다. 이 경우 이 사람의 8RM은 65kg이다.

그렇다면 근육을 단련하기 위한 중량 운동은 어떤 식으로 해야 할까? 중량을 사용하는 운동은 크게 근력을 높이기 위한 훈련과 근육을 키울 목적으로 하는 운동으로 구분할 수 있다. 근력이란 자신이 한 번에 발휘할 수 있는 최대 근력을 의미한다. 세계적으로 가장 공신력 있는 미국 스포츠의학회나 미국 체력관리협회에서 근력 향상을 위해 제시한 훈련 방법은 되도록 자신의 최대 근력에 가깝게 시뮬레이션하는 운동이다. 그러나 최대 근력이 주목적인 훈련은 역도 선수 같은 엘리트 선수가 특별히 경기력을 향상하기 위한 것이므로 여기에서는 논외로 한다.

건강을 위한 운동은 역시 근육량이 가장 효과적으로 증가하도록 자극하는 훈련 방법을 따라야 한다. 근육량 증가를 목적으로 해도 근력이 당연히 따라서 향상된다.

먼저 미국 스포츠의학회와 미국 체력관리협회 등의 전통적인 가이드라인에서는 근육량 증가를 위한 최적의 운동 강도를 최대 능력의 70~85% 범위로 제시한다. 이는 6~12RM 정도의 중량에 해당한다. 그런데 2010년대에 들어서면서 발표된 여러 연구를 보면, 근육 비대와 훈련 중량에 대한 이러한 가이드라인에 도전하는 결과들이 나타났다. 최근 초음파ultrasound, 핵자기공명MRI, 컴퓨터단층촬영CT 같은 비침습적인 방법(수술이나 절개, 주사 등 신체에 손상을 가하지 않는 방법)으로 근육의 변화를 더 쉽게 관찰할 수 있게 되면서 얻은 결과다.

최근 연구들은 전통적인 가이드라인과는 달리, 근 피로가 유발될 때까지 운동을 수행하면 무거운 중량과 더 가벼운 중량을 이용하는 것에 차이가 나타나지 않았다는 결과를 보고하고 있다. 각각의 세트마다 근 피로에 도달할 때까지 운동하면, 무거운 중량을 사용했을 때와 가벼운 중량을 사용하여 운동했을 때 근육량의 증가에는 차이가 없었다. 다시 말해서 가벼운 중량으로 근 피로에 도달할 때까지 수행하면, 무거운 중량을 사용한 저항운동과 비슷한 근 비대 효과가 나타났다 (노브레가Nobrega SR, 2018; 스테판키Stefanki DGA, 2019; 콜레와 Cholewa JM, 2018).

예를 들어 레그익스텐션으로 50kg 중량을 최대 10회 반복했을 때, 허벅지에 타는 듯한 피로를 느껴서 더는 반복하기 어려운 상태인 반복 불능repetition failure에 도달했다고 가정하자. 그런데 이보다 가벼운 30kg 중량으로 20회를 반복해서 반복 불능에 도달했다면, 전체 수행한 세트 수가 같다면 근육량 변화에는 차이가 없었다는 것이다. 중량을 6회에서 20회 들어서 반복 불능에 이르기까지 수행했을 때를 한 세트라고 하는데, 보통 세트 사이에 1~2분 휴식한 다음 다시 2세트나 5세트까지 하게 된다.

앞서 언급했듯이, 2019년에 캐나다 맥마스터대학의 로버트 모튼 교수와 미국 사우스플로리다대학의 로렌 콜렌소 셈플 박사가 발표한 연구에서도 최대 중량의 75% 이상으로 훈련한 그룹과 최대 중량의 30~50%의 저중량으로 훈련한 그룹을 비교한 결과 근육 비대 효과에 차이가 나타나지 않았다(모튼Morton RW, 2019).

이러한 결과들을 모든 성별과 연령대, 초보자와 숙련자 모두에게 일괄적으로 적용할 수 있는지는 아직 더 많은 연구가 필요하다. 따라서 이러한 결과들이 근육 비대를 위해 1RM의 70~85% 중량이 적절하다는 기존 지침을 폐기해야 한다는 것을 의미하지는 않는다. 고중량을 사용할 때 더 많은 운동단위가 사용되고, 그것이 시간 대비 효율성 측면에서 유리하다는 점에는 변화가 없다.

또 근육량 증대 운동에 관한 기존 견해는 최대 효과를 거두기 위해 반드시 매 세트에 완전한 피로, 즉 반복 불능 상태까지 도달해야 한다는 것이었다. 하지만 최근 연구들은 매 세트 '자발적 중단volitional interruption'에 도달하는 것으로 충분한 근육 비대 효과를 거둘 수 있다는 결과를 보고하고 있다. 자발적 중단이란 완전한 피로가 오는 반복 불능 상태에 도달하기 전에 운동하는 사람이 스스로 멈추는 시점을 뜻한다. 앞으로 2~3차례 더 하면 한계에 도달할 것 같은 시점에서 스스로 운동을 멈추는 것이 자발적 중단이다.

이때 가장 중요한 또 하나의 요소가 '내적 집중internal focus'이다. 내적 집중이란 운동하는 근육에 신경을 집중하며 운동할 때 그 효과가 극대화된다는 것이다. 이때 근육이 늘어나는 신장성수축 국면에 집중하는 것이 근육량 증대에 더 효과적이다. 덤벨을 드는 동작을 예로 들면 덤벨을 팔로 들어 올릴 때뿐만 아니라 덤벨을 내리는 동작에서도 서서히 집중하여 내리는 것이 근육 증대에 효과적이라는 의미다.

또 훈련 효과가 나타나는 훈련량에 한계가 있음을 밝혀냈다. 주당 훈련량이 한 근육군당 15세트 이상을 넘어서면 근육 비대 효과가 추가로 나타나지 않는다는 것이다. 예를 들어 월, 수, 금요일 주 3회 레그익스텐션으로 허벅지 앞 근육인 넙다리네갈래근^{대퇴사두근}의 비대를 목표로 5세트씩 운동했다면 주당 총 15세트를 운동한 것이다. 그런데 마찬가지 방식으로 6세트씩 주 3회 운동하여 주당 총 18세트를 운동했을 때도 주당 총 15세트를 운동했을 때보다 넙다리네갈래근이 더 비대해지는 효과가 나타나지 않았다.

결국 어느 수준 이상에서는 훈련량을 많이 늘릴수록 무조건 근 비대 효과도 커진다는 개념, 즉 다다익선 개념은 맞지 않는다는 것이 연구를 통해 밝혀졌다. 또한 세트 사이의 휴식은 60초 이상으로 하고, 하루 단백질 섭취량은 체중 1kg당 1.6g을 권장하고 있다.

이렇게 저중량으로 많이 반복하는 형태의 훈련이 전통적인 고중량 훈련과 비슷한 근육량 증대 효과를 나타내는 이유는 저중량으로 운동하면 지근섬유가 우선 동원되고 이어서 속근섬유가 동원되면서 대사적인 스트레스가 더 커지고, 근섬유가 '부하 받는 시간time under load'이 늘어나기 때문으로 해석된다.

이러한 결과는 저중량 운동이 부상 등의 위험을 낮추고 효과 면에서도 차이가 없다는 점에서 희소식이라고 할 수 있다. 특히 운동 경험이 없는 초보자나 노인에게는 저중량 운동이 더 바람직한 운동법이라 할 수 있다. 그 이유는 노인은 심혈관계 위험 요소가 있거나, 근육을 둘러싼 위성세포satellite cell(근섬유 재생과 성장 과정을 조절하는 줄기세포)의 활성이 떨어져 근육 재생 능력이 감퇴한 상태이기에 고중량 운동은 부담이 될 수 있기 때문이다.

이상의 내용을 요약하면, 근력 수준이 낮은 초보자를 위한 운동법은 다음과 같다.

첫째, 초보자는 15RM이나 그 이하의 중량을 선택하는 것이 좋다. 자신의 근력 수준에 따라 20RM 정도의 중량을 선택하여 운동하는 것도 나쁘지 않다. 특히 관절 부상 등을 입어 재활을 목적으로 운동하는 것이라면, 그보다 더 가벼운 중량을 선택하는 것이 좋다.

둘째, 일차적인 목표는 15RM을 2~3세트 수행하는 것으로 잡는다. 이러한 목표를 달성할 때까지 수개월이 소요될 수 있다. 만일 15회를 수행하면서 너무 가볍게 느껴진다면, 그때 중량을 2~5kg 늘리도록 한다. 서두르지 말고 점진적으로 중량을 올리며, 12RM까지 단계적으로 중량을 올리는 것을 목표로 한다.

셋째, 10RM 이하로 중량을 올리는 것은 자신의 준비 상태에 따라 다르지만, 필자의 견해로는 중년기 이후에는 적어도 1년 이상의 꾸준한 운동 경력을 쌓은 다음 시도한다. 근력에 자신감이 있더라도 섣부르게 중량을 올리면 관절 부위의 연부조직이 손상을 입을 수 있다.

넷째, 피라미드식 운동 방법을 활용하는 것도 좋다. 원래

12RM을 목표로 한다면, 먼저 20RM의 가벼운 무게로 첫 번째 세트를 하고, 나머지 두 번째와 세 번째 세트는 점차 중량을 높여서 마침내 마지막 네 번째나 다섯 번째 세트는 12RM으로 운동하는 방법도 있다.

다섯째, 무엇보다 정확한 자세로 자신이 목표하는 근육을 인지하며 운동하는 것이 중요하다. 처음에는 정확한 근육의 움직임을 스스로 인지하지 못하고 마구잡이로 운동하다가 다치는 일도 적지 않다. 되도록 전문가의 조언을 따라 운동할 것을 권한다.

3. 기능적인 몸:
음치가 아니라 몸치에서 탈출하는 법

요즘 스포츠를 소재로 하는 연예 프로그램이 많다. 여러 종목의 레전드급 선수들이 팀을 이루어 생활체육 클럽팀들과 대결하는 〈뭉쳐야 쏜다〉, 각 분야의 여자 연예인들이 팀을 이루어 축구 시합을 하는 〈골 때리는 그녀들〉과 〈씨름의 여왕〉 같은 프로그램이다. 처음에는 출연자들이 경기 규칙도 이해하지 못하는 수준에서 시작해 점차 체력과 기술이 늘며 서로 경쟁하는 과정을 그린다.

스포츠는 그 자체가 흥미를 끄는 많은 요소를 담고 있다. 스포츠에는 승리와 패배에 따른 환희와 실망, 팀을 이루어가는 과정에서의 상호작용, 언더독underdog(우승하거나 이길 확률이 적은 팀이나 선수)의 선전에 따른 감동에 땀과 눈물의 스토리가 버무려져 있다. 여기에 대중에게 사랑받는 인기인들이라는 요소가 더해지니 더 큰 흥미를 끌게 마련이다. 때로는 몸을 주체하지 못해서 드러나는 몸 개그를 보는 재미도 있다.

이러한 프로그램들은 운동에 대한 대중의 친밀도를 높여 준다는 점에서 순기능을 한다. 즉 최고 수준의 퍼포먼스를 보여주는 엘리트 스포츠뿐만 아니라 생활체육 수준의 경기도 어떤 맥락 안에서 이루어지는지에 따라 얼마든지 보는 재미를 선사한다. 요즘은 많은 유튜브 채널이 생활체육 영역에 과거의 레전드급 선수나 인기 연예인을 연결하며 성공하고 있는 것도 이를 증명한다.

어떤 운동을 배우고 경기까지 출전하는 생활체육 활동은 신체적인 측면만 아니라 사회적인 연결감과 정서적인 카타르시스를 한 수준 더 높게 경험하게 해준다. 또 생활체육 영역에서는 실패에 따른 좌절감이나 열등감에 함몰되지 않으면서도 각자가 기술적으로 향상되는 것을 경험하면서 성취감을 맛볼 수 있다.

물론 사람들마다 당연히 개인차가 존재한다. 운동 동작을 한두 번 보고 쉽게 따라 하는 천재형이 있는가 하면, 다른 사람보다 배우는 것이 유독 더딘 몸치도 있다. 몸치라고 해서 운동을 배우면서 느끼는 성취의 기쁨과는 거리가 먼 예외적인 사람일까? 그래서 몸치들은 평생 걷는 것 말고는 다른 운동과 거리를 두고 살아가야 하는 걸까?

실제로 자신을 몸치라고 생각하는 사람은 새롭게 운동을 시작하는 것을 두려워하는 경향이 있다. 아마 어린 시절에 같은 또래들과 체육 수업이나 놀이를 하다가 겪은 실패의 경험들이 그 원인일 가능성이 높다. 이러한 경향은 여성에게서 더 잘 나타나는데, 우리나라에서 더 뚜렷한 현상이다. 그 원인이 확실히 밝혀진 것은 아니지만 우리나라의 입시제도, 체육 수업이나 환경의 부실함, 그리고 여성성에 대한 잘못된 관념도 작용하는 것 같다. 지금은 많이 사라졌지만, 과거 흰 피부와 가녀린 몸매를 선망하는 '백설공주 신드롬' 같은 사회문화적 풍조도 운동을 멀리하도록 하는 데 일조하였다.

각설하고 음치는 그대로 살아가도 큰 문제는 없다. 회식 자리에서 노래 부를 사람으로 지목받을 때 빼고는 말이다. 그러나 몸치는 반드시 고쳐야 한다. 몸치인 상태 그대로 살아가면 포기해야 할 것이 너무 많기 때문이다. 열심히 땀을 흘린 후 샤워하면서 느끼는 기분 좋은 피로감, 그리고 그와 함께 찾아오는 행복감, 그리고 건강이다.

그런데 몸치는 고치기 어려운 것일까? 그렇지 않다. 다만 시간문제일 뿐이다. 또 관점과 가치관 문제다. 누군가와 비교하는 것이 아니라 단계별로 작은 성취를 이루어가면 된다. 그러면서 스스로 '몸의 깨달음'을 얻었을 때의 기쁨을 누리기만 하면 된다.

운동 기술을 배울 때는 크게 세 단계를 거치게 된다.

첫 단계는 인지 영역이다. 몸통이나 팔의 각도, 두 발의 위치나 벌린 폭, 힘을 주거나 빼는 것, 동작 순서 등을 머리로 이해하는 단계다.

두 번째 단계는 신경생리 영역이다. 한마디로 명령체계를 형성하는 단계로, 머리가 이해한 대로 운동신경 경로를 통해서 근육을 움직이는 법을 익히는 단계이다.

세 번째는 협응과 근육의 기능적 영역이다. 적절한 움직임을 위해서 지각 및 운동신경 체계를 통합적으로 조화시키고, 이를 실행하는 근육 자체의 기능도 향상되는 단계다.

빠르든 더디든 단계마다 자신만의 성취감을 맛보면 될 일이다. 운동을 배우는 세 단계의 어디에선가 '몸의 깨달음'을 얻게 되며, 그때 큰 희열과 성취감을 맛보게 된다. 앞서 말했듯이 몸치 탈출은 단지 시간문제일 뿐이며 반복적인 연습으로 충분히 극복할 수 있다. 필자가 음치라는 비밀을 여기서 고백한다. 하지만 그래서 음치보다 몸치를 벗어나야 한다고 말하는 것은 아니다. ^^

참고문헌

Alomari MA, Khabour OF, Alzoubi KH, Alzubi MA (2015). "Combining restricted diet with forced or voluntary exercises improves hippocampal BDNF and cognitive function in rats." *Int. J. Neurosci.* 1–8.

Behm DG, Blazevich AJ, Kay AD, and McHugh M (2016). "Acute effects of muscle stretching on physical performance, range of motion, and injury incidence in healthy active individuals: a systematic review." *Appl. Physiol. Nutr. Metab.* 41, 1–11.

Black MA, Green DJ, Cable NT (2008). "Exercise prevents age-related decline in nitric-oxide-mediated vasodilator function in cutaneous microvessels." *J. Physiol.* 2008; 586 (14): 3511–3524.

Chaabene H, et al (2019). "Acute effects of static stretching on muscle strength and power: An attempt to clarify previous caveats." *Frontiers in Physiology 19*: 1468. www.fronteersin.org.

Cholewa JM, et al (2018). "The effects of moderate: versus high-load resistance training on muscle growth body composition, and performance in collegiate women." *J. Strength Cond. Res.* 32: 1511–1524.

Crane JD, MacNeil LG, Lally JS, Ford RJ, Bujak AL, Brar IK, et al (2015). "Exercise-stimulated interleukin-15 is controlled by AMPK and regulates skin metabolism and aging." *Aging Cell.* 14 (4): 625–634.

Cromwell RL, Scott JM, Downs M (2018). "Overview of the NASA 70-day Bed Rest Study. *Med. Sci. Sports Exerc.* 50 (9): 1909–1919.

Dirks ML, Wall BT, Van De Valk B, Holloway TM (2016). "One week of bed rest leads to substantial muscle atrophy and induces whole-body insulin resistance in the absence of skeletal muscle lipid accumulation." *Diabetes* 65: 2862–2875.

Emmanuel Stamatakis, et al (2023). "Vigorous Intermittent Lifestyle Physical Activity and Cancer Incidence Among Nonexercising Adults." *JAMA Oncology.* 9 (9): 1255–1259.

Holmes MM, Galea LAM, Mistlberger RE, Kempermann G (2004). "Adult hippocampal neurogenesis and voluntary running activity: circadian and dose-dependent effects." *J. Neurosci. Res.* 76: 216–222.

Igor de Oliveira Santos, Luana BB and Kelly GM, Manninen S, et al (2017). "Social laughter Triggers Endogenous Opioid Release in Humans." *The Journal of Neuroscience* 37 (25): 6125–6131.

Inoue K, et al (2015). "Long-term mild, rather than intense, exercise enhances adult hippocampal neurogenesis and greatly changes the transcriptomic profile of the hippocampus." *PLoS ONE* 10. e0128720.

Jiang Q, Wang Y, Liu Y, Zhu D, Xie Y, Zhao J, et al (2022). "Prevalence and associated factors of dry skin among older inpatients in hospitals and nursing homes: a multicenter cross-sectional study." *Int. J. Nurs.* 135: 104358.

Lasevicius T, et al (2018). "Effects of different intensities of resistance training with equated volume load on muscle strength and hypertrophy." *Eur. J. Sport. Sci.* 18: 772–780.

LeBlanc A, Rowe R, Evans H, West S (1997). "Muscle atrophy during long duration bed rest." *Int. J. Sports Med.* 18: S283–S285.

Machado SA, Pasquarelli-do-Nascimento G, da Silva DS, Farias GR (2022), "Browning of the white adipose tissue regulation: new insights into nutritional and metabolic relevance in health and diseases." Machado et al. *Nutrition & Metabolism* 19: 61.

Minetto MA, Giannini A, McConnell R, Busso C (2019). "Effects of exercise on skeletal muscles and tendons." *Journal Pre-proof.* S2451-9650(19)30074-2. https://doi.org/10.1016/j.coemr.2019.09.001

Mohamad Assi, et al (2022). "Exercise shapes redox signaling in cancer." *Redox Biology* 35: 101439.

Molteni R, Ying Z, Gómez-Pinilla F (2002). "Differential effects of acute and chronic exercise on plasticity-related genes in the rat hippocampus revealed by microarray." *Eur. J. Neurosci.* 16: 1107–1116.

Moro T, et al (2019). *Low skeletal muscle capillarization limits muscle adaptation to resistance exercise training in older adults.* Volume 127. https://doi.org/10.1016/j.exger.2019.110723

Morton RW, et al (2019). "Training for strength and hypertrophy: an evidence-based approach." *Current Opinion in Physiology* 10: 90–95.

Murgia M, Ciciliot S, Nagaraj N, Reggiani C (2022). "Signatures of muscle disuse in spaceflight and bed rest revealed by single muscle fiber proteomics." *PNAS Nexus.* 1: 1–14.

Nobrega SR, et al (2018). "Effect of resistance training to muscle failure vs. volitional interruption at high- and low-intensities on muscle mass and strength." *J. Strength Cond. Res.* 32: 162–169.

Park IS, Díaz J, Matsumoto S, Iwayama K, et al (2021). "Exercise improves the quality of slow-wave sleep by increasing slow-wave stability." *Scientific Reports.* volume 11. Article number: 4410. https://doi.org/10.1038/s41598-021-83817-6.

Rahimi MA, Symonds ME (2024). "Effect of FTO genotype on exercise training and diet-indued weight loss in overweight and obese adults: a systematic review and meta-analysis." *Critical Reviews in Food Science and Nutrition.* https://dor.org/10.1080/10408398.2024.2382346

Rey Lopez JP, et al (2019). "Associations of vigorous physical activity with all-cause, cardiovascular and cancer mortality among 64913 adults." *BMJ Open Sport Exerc. Med.* 5: e000596.

Richaman, et al (2011). "Physical Activity after Diagnosis and Risk of Prostate Cancer Progression: Data from the Cancer of the Prostate Strategic Urologic Research Endeavo." *Prevention and Epidemiology.* 71 (11): 3889–3895.

Ryosuke O, Sugimoto Y, Aibaral H (2023). "Effects of regular exercise on skin moisturizing function in adults." *Dermatology Reports.* 15: 9711.

Ryosuke O, Yoshie S, Hiromi A (2021). "The association between activity levels and skin moisturising function in adults." *Dermatology Reports.* 13 (1): 8811.

Sawada M, et al (2019). "Beta-aminoiso-butyric acid protects against vascular inflammation through PGC-1beta-induced antioxidative properties." *Biochem. Biophys. Res. Commun.* 516: 963–968.

Schoenfeld BJ, et al (2013). "The effect of protein timing on muscle strength and hypertrophy: a meta-analysis." *Journal of the International Society of Sports Nutrition* 10: 53. http://www.jissn.com/content/10/1/53

Shimada H, Hamakawa M, Ishida A, Tamakoshi K, Nakashima H, Ishida K (2013). "Low-speed treadmill running exercise improves memory function after transient middle cerebral artery occlusion in rats." *Behav. Brain Res.* 243, 21–27.

Stefanaki DGA, et al (2019). "Comparing the effects of low and high load resistance exercise to failure on adaptive responses to resistance exercise in young women." *J. Sport. Sci.* 1–6.

Suzuki H, et al (2022). "Integrated analysis of the endoscopic, pathological and molecular characteristics of colorectal tumorigenesis." Digestion (2019) 99 (1): 33–38.

The American College of Obstetricians and Gynecologists. ACOG Committee Opinion Number 267 (2022). *Exercise During Pregnancy and the Postpartum Period.* January 2002.

Valenti LM, et al (2018). "Effect of sexual intercourse on lower extremity muscle force in strength-trained men." *The Journal of Sexual Medicine.* 15 (6): 888–893.

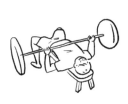

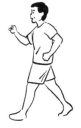

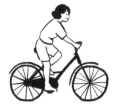